社会格差と健康

社会疫学からのアプローチ

川上憲人／小林廉毅／橋本英樹──［編］

東京大学出版会

Social Disparity and Health:
the Perspective of Social Epidemiology

Norito KAWAKAMI, Yasuki KOBAYASHI and Hideki HASHIMOTO, Editors

University of Tokyo Press, 2006
ISBN 978-4-13-060406-2

社会格差と健康
社会疫学からのアプローチ

目　次

第1章　社会疫学——その起こりと展望　　　　　　　　　　　　川上憲人

1. 社会疫学とは　1
   - 1.1　社会疫学の定義と特徴　1
   - 1.2　疫学の一分野としての社会疫学　2
2. 社会疫学の歴史　3
   - 2.1　社会構造と健康に関する古典的なアプローチ　3
   - 2.2　疫学内部における社会疫学の理論的発展　5
   - 2.3　ストレス科学の進歩　6
   - 2.4　公衆衛生・予防医学における戦略の進歩　6
   - 2.5　社会経済格差に対する社会的関心の高まり　7
3. 社会疫学における重要概念　8
   - 3.1　身体的・心理的・社会的側面を統合した視点　8
   - 3.2　ポピュレーションアプローチ　9
   - 3.3　多重レベル分析と脈絡的変数（contextual variable）　10
   - 3.4　社会学，心理学の理論の応用　10
4. 社会疫学の主要な研究領域　11
   - 4.1　社会階層と健康　11
   - 4.2　経済的水準および経済格差と健康　11
   - 4.3　小児期の経験および生活史と健康　12
   - 4.4　社会的サポートおよび社会関係資本と健康　13
   - 4.5　職業と健康　14
   - 4.6　差別と健康　14
   - 4.7　文化と健康　15
5. 社会疫学における測定　16
6. 社会疫学から健康政策，社会政策へ　17
7. おわりに　19

第I部　経済・社会制度と健康

第2章　貧困と健康　　　　　　　　　　　　　　　　　　　　小林廉毅

1. 貧困と疾病　25
2. 貧困の定義と測定　26

3. 貧困と健康の歴史的研究　28
　3.1　ブラック報告　28
　3.2　日本における乳児死亡の研究　29
　3.3　世界開発報告1993年版　30
4. 貧困の健康影響のメカニズム　32
5. 最近の研究　33

第3章　所得分布と健康　　　　　　　　　　　　　　　　　橋本英樹

1. はじめに：所得水準から所得分布へ　37
2. マクロレベルでの実証研究　39
3. 多重レベルデータでの検討　43
　3.1　米国の先行研究の批判的検討　43
　3.2　日本での検討結果　50
　3.3　時系列研究　54
4. 所得分布と健康をつなぐメカニズム仮説　55
5. まとめ　56

第4章　医療へのアクセスと健康　　　　　　　　　　　　　豊川智之

1. はじめに　61
2. 社会格差と医療へのアクセスに関する研究　62
　2.1　GISを用いた地理的障壁の評価　62
　2.2　英国における子宮頸部がんスクリーニングへのアクセスと社会格差　65
　2.3　保健医療資源の配分評価　69
　2.4　薬剤消費における価格感度と社会格差　70
　2.5　ランド医療保険研究　73
　2.6　タイのAIDS患者と抗HIV多剤療法　77
3. まとめ：医療へのアクセスと公平性　78

第5章　職業階層と健康　　　　　　　　　　　　　　　　　堤　明純

1. 健康問題の職業階層間格差と職業性ストレス　81
　1.1　職業階層と健康問題　81
　1.2　職業階層と冠動脈性心疾患　81
　1.3　心理社会的職業性ストレスモデル　82

    1.4 心理社会的職業性ストレスモデルと職業階層間健康格差の関連　85
  2. 実証研究　86
    2.1 仕事の要求度―コントロールモデル　86
    2.2 努力―報酬不均衡モデル　90
  3. 心理社会的職業性ストレスが職業階層と健康をつなぐメカニズム　94
    3.1 職業階層間における職業性ストレスの分布格差　95
    3.2 職業性ストレスの媒介効果　96
    3.3 職業性ストレスの修飾効果　97
  4. まとめ　98

第Ⅱ部　文化・教育・社会関係と健康

第6章　教育の不平等と健康 ――――――――――杉森裕樹
  1. 教育と健康　105
  2. ヘルスリテラシーの概念　106
  3. ヘルスリテラシーと社会構造　108
    3.1 高齢者　108
    3.2 マイノリティグループ，移民，民族　110
    3.3 教育達成度，教育年数，学歴　110
    3.4 低所得　111
  4. ヘルスリテラシーと健康アウトカム　111
    4.1 疾患の知識，セルフケア，健康リスク回避行動（生活習慣）　116
    4.2 予防ケアと医師へのアクセス　116
    4.3 薬のコンプライアンス　117
    4.4 健康状態　117
    4.5 救急医療，入院医療　117
    4.6 医療費　118
  5. ヘルスリテラシーの評価　118
  6. わが国のヘルスリテラシーの課題　120

第7章　ジェンダーと健康 ――――――――――土井由利子
  1. はじめに　127

2. ジェンダーと性　127
　　2.1　生物学的な性と社会的な性　127
　　2.2　二分法としての性と非二分法としての性　129
　　2.3　社会的な性を決定する要因　131
　　2.4　ヘルス・アウトカムとしての社会的な性　133
　3. 性差と睡眠　134
　　3.1　日本人の睡眠についての性差　135
　　3.2　睡眠を通して見える社会とジェンダー差　141
　4. 今後の展望　142

第8章　文化と健康 ──────────────────────岩田　昇
　1. 文化とは何か　147
　　1.1　文化の定義　147
　　1.2　従来の社会医学・疫学研究における文化の捉え方　148
　2. 社会疫学における文化の捉え方　149
　　2.1　文化の階層的理解　149
　　2.2　マクロ水準　150
　　2.3　メゾ水準　151
　　2.4　ミクロ水準　151
　3. 文化と健康との関連　152
　　3.1　マクロ水準の文化と健康との関連：国際間・異文化間比較の例　152
　　3.2　メゾ水準の文化と健康との関連：民族と移民コミュニティの例　155
　　3.3　メゾ・ミクロ水準の文化と健康との関連：
　　　　　宗教とライフスタイルの例　157
　　3.4　ミクロ水準の文化と健康との関連：青少年のライフスタイルの例　158
　4. グローバリゼーションと社会疫学　159

第9章　社会関係と健康 ─────────────────────近藤克則
　1. はじめに　163
　2. 個人レベルの社会関係に関連する概念　164
　　2.1　家族：配偶者・世帯類型　165
　　2.2　社会的ネットワーク　166
　　2.3　社会的サポート　166

3. 結婚と健康　166
　3.1　非婚者の健康　167
　3.2　配偶者との死別の影響　167
　3.3　婚姻状態・夫婦関係満足感と健康　167
　3.4　なぜ結婚は健康によいのか　169
4. 社会的サポート・ネットワーク　170
　4.1　社会的ネットワーク　170
　4.2　社会的サポート　170
　4.3　なぜ健康に影響するのか　172
　4.4　今後の研究課題　173
5. 環境としての社会のありよう：社会関係資本　174
　5.1　社会関係資本に関連する概念　174
　5.2　注目を集める社会関係資本　175
　5.3　社会関係資本と健康関連指標　176
　5.4　社会関係資本と高齢者虐待　177
　5.5　なぜ社会関係資本が健康に影響するのか　179
　5.6　社会関係資本への批判　180
6. おわりに　182

第Ⅲ部　研究の方法と倫理

第10章　社会経済要因の多重レベル分析　　　　　　　　西　信雄

1. はじめに　189
2. 多重レベル分析の基礎　190
　2.1　階層的レベルの変数のレベル　191
　2.2　変数の種類　192
　2.3　脈絡効果と構成効果　192
　2.4　脈絡効果の種類　193
　2.5　級内相関係数　194
3. 多重レベル分析の理論　194
　3.1　多重レベル分析の意義　195
　3.2　従来の分析モデル　198
　3.3　多重レベルの分析モデル　198

4. 多重レベル分析の実践　199
   4.1　多重レベル分析における留意点　199
   4.2　多重レベル分析の応用　200
   4.3　主要なソフトウェア　201
5. 多重レベル分析の実例：フィンランドでの研究例　201
   5.1　対象と方法　201
   5.2　結果　204
   5.3　方法論的考察　210
6. 多重レベル分析の実例：日本での研究例　211
7. おわりに　212

第 II 章　社会疫学と個人，社会，倫理 ──────────中山健夫

1. はじめに　215
2. CIOMS 指針から日本疫学会倫理問題検討（小）委員会へ
   （1991～1996 年）　216
3. 初期の研究倫理指針策定の取り組み（1997～2000 年）　217
   3.1　疫学研究倫理指針の萌芽と個人情報保護問題　217
   3.2　個人情報保護問題の公衆衛生に対する影響　218
   3.3　社会的アカウンタビリティと研究倫理指針の萌芽　219
4. 丸山班から二省合同委員会，そして倫理指針成立へ
   （2001～2002 年）　221
   4.1　文部科学省・厚生労働省合同委員会の成立　221
   4.2　疫学研究倫理指針の概要　222
5. 疫学研究倫理指針の成立後の動き　223
6. 社会疫学研究における倫理的課題の特性　225
   6.1　公的統計資料を利用する場合　225
   6.2　個人情報を結合する場合　226

あとがき　235
索　引　239
執筆者一覧　244

第 1 章 社会疫学
— その起こりと展望

川上憲人

1. 社会疫学とは

1.1 社会疫学の定義と特徴

　貧困や差別，社会構造や雇用などを含む社会・経済・文化が人の健康に影響を与えることについては，多くの人が賛同するだろう．しかしこれを科学的に立証し分析することは意外に立ち後れている[1]．社会疫学は，社会構造が健康と疾病の分布にどのように影響し，またこれに関係するメカニズムを解明しようとする疫学の新しい一分野である．バークマン（Berkman）とカワチ（Kawachi）[2]は，社会疫学を「健康状態の社会内分布と社会的決定要因を研究する疫学の一分野」"The branch of epidemiology that studies the social distribution and social determinants of states of health" と定義している[1]．有名なタイタニック号沈没の悲劇において，死亡率は船内の上層にあった一等船室の乗客よりも，下層に配置された三等船室の乗客の方に高かった．一等船室に乗船していたか，三等船室に乗船していたかは乗客の社会経済状態によって決定されていた[3]．この例からもわかるように，個々の社会が持っている社会構造はその社会における有利と不利の分布を生じ，この分布が社会における健康と疾病の分布を形成する．社会疫学は，こうした社会構造―個人―健康および疾病の関連を多重レベルからなる相互関係としてとらえようとする点に特色がある（図1）[4]．社会疫学は，従来の疫学が主に注目してきた個人レベルの要因と健康との関係に対して，さらに社会レベルからの視点を付け加える，新しい疫学の展開として注目されている．

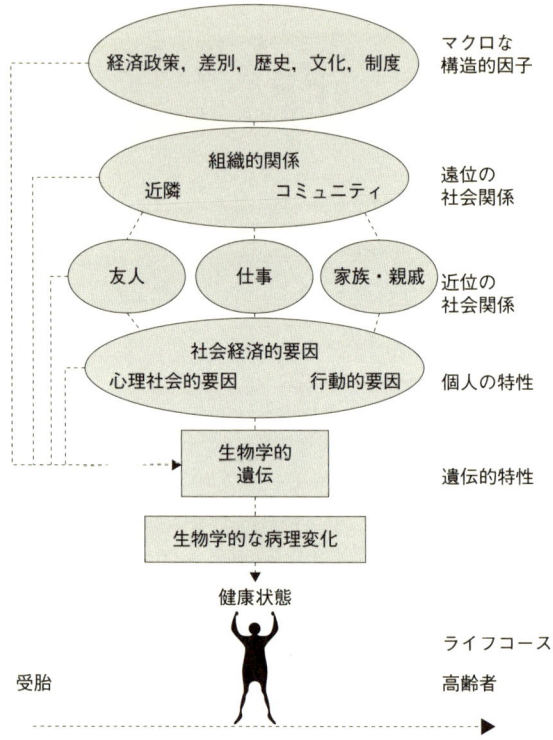

注）社会構造因子がさまざまな媒介変数を経て健康・疾病を生じる．これらのプロセスは生涯を通じて蓄積，影響する．
出典）Kaplan GA : What's wrong with social epidemiology, and how can we make it better ? Epidemiologic Reviews 26 : 124-135, 2004 (pp. 127, figure 4).
図1　社会疫学の視点

1.2　疫学の一分野としての社会疫学

　疫学は，集団における健康や疾病の分布および決定要因を明らかにし，これを活用して健康問題の解決にあたろうとする学術である[5]．社会疫学もこの定義から外れるものではない．疫学の歴史は，その源をたどれば気候と健康との関係を論じたギリシア時代にまでさかのぼることもできる．しかし近代的な疫学研究は19世紀にはじまり，現在の疫学の学問体系は第2次世界大戦後に整備されたと言えよう．疫学は，環境や生活習慣と健康とのかかわ

りを明らかにし，また根拠に基づいた医療を行うための基礎的な方法論となっている．

疫学の主要な目的は，ある要因と疾病または健康状態との因果関係を明らかにすることである．この目的のために疫学は，頻度の指標と研究デザインを洗練してきた．特に疫学研究では，対象者のサンプリングにおける偏り，情報収集の際の偏り，性，年齢などの交絡要因の関与によって研究結果に偏りが生じる場合がある．疫学は，こうした偏り（バイアス）をできる限り排除し，因果関係を正しく推定することに関心を持っている．

今日の疫学は対象とする曝露要因と疾病によってさまざまに分化している．扱う曝露要因によって区別される分野としては，環境保健や栄養疫学がある．また対象とする疾患や健康状態の種類によって区別される分野としては，感染症の疫学，がんの疫学，循環器疾患の疫学などがある．社会疫学は，前者のグループと同様に，特定の曝露要因に注目する疫学の一分野として捉えられる[2]．

社会疫学はしばしば，その名称から「疫学と社会との関係を考える，あるいは社会に影響を与えることに関心を持つ疫学の一分野」と誤解されることもある．他の疫学の諸分野と同様に，社会疫学ではその成果を社会に還元することに強い関心を持っている．しかしこれは社会疫学を他の疫学の分野と区別する特徴ではない．社会疫学を疫学の中で特徴づける点は，社会構造が個人および集団の健康に及ぼす影響に特に関心を持ち，そのメカニズムを社会構造——個人の行動——健康あるいは疾病の重層構造の中で解明しようとする点にある．

2. 社会疫学の歴史

2.1 社会構造と健康に関する古典的なアプローチ

社会的条件や社会構造が人々の健康に影響するという考え方は，産業革命による工業化と都市化の波が急速に広がった19世紀初頭から顕著に見られるようになった[6]．フランスではヴィレルメ（Villerme）が貧困階層と富裕層

表 1 1948年のロンドンにおける社会階層別の死亡状況

社会階層	各階層における全死亡中の感染症による死亡の割合(%)	1歳未満の幼児の死亡率	各階層における全死亡中の10歳未満の子供の死亡の割合(%)	各階層における死亡者の平均年齢	各階層における21歳以上死亡者の平均年齢
紳士,専門的職業,その家族	6.5	1〜10	24.7	44	61
商人,小売店主,その家族	20.5	1〜6	52.4	23	50
賃金労働者,職人,肉体労働者,その家族	22.2	1〜4	54.5	22	49

出典)Hanlon J: Public Health-Sixth ed. C V Mosby Company: 18 (Table 2 1), 1974. Elsevierの許可を得て掲載.

との死亡率を調査し,死亡率の社会経済的格差を改善するために教育と労働条件の改善を提唱した.ドイツでは,シュレジエン(Upper Silesia,現在のポーランドの一部)に派遣されたウイルヒョウ(Virchow)が社会階層にともなう社会的不利がチフスの発生の分布状況に影響していることを分析し,チフスの発生予防のために現地の行政制度の改革,教育の推進,税制や経済的対策など社会制度の改善を求めるレポートをドイツ政府に提出している[7].英国ではチャドウィック(Chadwick)が1948年に「イギリスにおける労働者階級の衛生状態」(サニタリー・レポート)を公表し,都市部において社会階層別の死亡状況に大きな格差が生じていることを指摘した(表1)[8].彼は都市部における劣悪な衛生状態,感染症の蔓延が,労働者階級の間での健康問題と貧困の悪循環の原因となっていると分析した.デュルケム(Durkheim)は社会規範が崩壊した,あるいは社会規範が弛緩したような状態をアノミー(anomie)とよび,これを自殺の発生と関係づけている.デュルケムは,あまりにも急激な社会変動によって社会の秩序が揺らぐと,社会規範の権威が失われ,人々は行動規範を失い,アノミー状態が発生しやすくなると考えた.社会構造が人々の精神健康に影響を与える可能性を指摘していたといえる.社会構造と健康に焦点をあてたこれらの事例は,当時としては先進的なものであったが,その基礎となる理論や方法論の点では荒削りなものであった.

2.2　疫学内部における社会疫学の理論的発展

　感染症が主要な死因であった時代には，コッホによる炭疽菌 (1876)，結核菌 (1882)，コレラ菌 (1883) の発見を皮切りに大きく進展した細菌学の影響を受け，病原体こそが疾病の原因であるという単一要因説が主流となった．この説では，患者において病原体が発見されることが因果関係を決定するための必要条件となる一方で，病原体以外の「原因」は無視されてしまう．しかしながら遺伝，生活習慣，環境などの多様な要因が影響して発症する疾患にはこの考え方はあてはまらない．また病原体の曝露を受けやすくなる要因，宿主の抵抗性を低下させる要因もまた感染症の発症には影響を与える．このため多要因を考慮する新しい因果関係の考え方が発展した．今日の疫学では複数の要因が十分なだけ重なると疾病が発生するという「因果の綾」(web of causation) という考え方が主流となっている[9]．

　さらに，こうした多要因疾患モデルとともに，疾病に対する社会構造の影響を理解することが必要であると考える疫学者がでてきた[2]．例えばグラハム (Graham) は，喫煙，栄養，性行動が疾病の危険因子となるとしても，これらの危険因子は特定の社会階層に集積しやすいことを重視し，社会階層がなぜ人々に危険因子となる行動をとらせるのかを理解することが必要であると考え，社会学と医科学の融合による新しい疫学を提唱した．

　疫学のいくつかの分野では，しだいに社会構造と疾病との関連について焦点をあてた研究が現れるようになった．精神障害の疫学である精神科疫学はその1つである．社会経済階層と精神障害の罹患との関係について，社会階層の低い者が精神障害に罹患しやすい可能性 (social causation) と，自身の精神障害のために低い社会階層に移動する（あるいは精神障害に罹患しやすい遺伝・家族要因が社会階層を低める要因となる）可能性 (social selection) という両方の視点から研究の蓄積がなされた．また，身体疾患に関しても，社会階層，順位の不調和 (status inconsistency)，急速な社会変動，文化変容と移民，社会的支援と家族の絆との関係を論じる疫学研究が蓄積された．こうした研究成果をもとに，例えばサッサー (Susser) は，個人要因にのみ注目する従来の疫学を越えて，多重レベル―生態学的疫学 (multilevel ecoepidemiology) の必

要性を提唱した[10]．彼は「健康状態は人々を離れた真空に存在するわけではない．人々は社会を形成し，人々の属性に関するいかなる研究も社会の形態，構造および社会的な力のプロセスの現れに関する研究である」と述べている．

2.3 ストレス科学の進歩

社会疫学が成立するには，社会構造がいかにして生物学的な存在である人の健康や疾病に影響を与えるのかを説明しなくてはならない．社会構造によって，危険因子に曝露しやすくなったり，あるいは不健康な行動が形成・維持されやすくなることもあり得る．しかし社会変動など急激な変化が生じる状況においても健康問題が発生しやすくなるのはなぜだろうか．セリエ（Selye）は外界からのさまざまな要求に対して副腎皮質の肥大，胸腺・リンパ節の萎縮，胃・十二指腸潰瘍といった共通の（非特異的な）反応が生体に生じることを発見し，これを「ストレス」と名付けた．キャノン（Cannon）は，動物実験において脅威や情緒的反応が副腎髄質から放出されるアドレナリンを介して心拍や血圧の増加，胃腸の運動抑制などの身体的変化がおきることを明らかにした．社会心理的状況と疾病につながる身体の生物学的な変化をつなぐストレス科学の体系の確立は，社会疫学に理論的基盤を与えることになった．

2.4 公衆衛生・予防医学における戦略の進歩

ローズ（Rose）は1992年に「予防医学のストラテジー」という小冊子[11]を発行し，その中で疾病の危険因子はそれを持つハイリスク者とそれ以外の者の2つに区分されるものではなく，多くの場合集団内で危険因子は血圧のように連続的に分布しており，集団の危険因子が平均としてわずかに変化するだけで，集団の健康状態あるいは疾病の罹患は大きく変化することを理論的にしめした．現在では，集団全体に対するアプローチ（ポピュレーションアプローチ）は，ハイリスク者に対するアプローチ（ハイリスクアプローチ）とともに予防医学・公衆衛生学の重要な方法論の1つと位置づけられている．ポピュレーションアプローチを行うとする際には，ある集団と別の集団ではなぜ危険因子の分布に差があるのかを理解し，これに対する対策を考える必要が

ある．この問題の解明には，個々人の持つ危険因子と疾病発生の関係を解明することとは，明らかに異なった視点が必要になる．

先進国における感染症から生活習慣病などの慢性疾患への疾病構造の変化を受けて，WHO は 1986 年のオタワ宣言においてヘルスプロモーション (health promotion) という戦略を提唱した．ヘルスプロモーションとは，人々が自らの健康をコントロールし，改善できるようにすることを目指す戦略である．特にこの戦略の中では，個人の意識や努力だけでなく，社会経済的環境を含めた個人を取り巻くさまざまな環境が人々の健康に関する行動および健康に与える影響が重視されている．個人の生活習慣を好ましいものに改善しようという健康教育的アプローチに加えて，健康的な公共政策づくり，健康を支援する環境づくりなど個人を取り巻く環境へも積極的に働きかけていこうとするアプローチが不可欠である．WHO のヘルスプロモーションの考え方は，わが国における「21 世紀における国民健康づくり運動（健康日本21）」にも取り入れられている．この考え方は，社会構造が人々の健康に影響を与えるという社会疫学の視点と一致している．社会疫学の視点は，ポピュレーションアプローチやヘルスプロモーション戦略の推進に不可欠であると言える．

2.5 社会経済格差に対する社会的関心の高まり

少なくとも先進諸国では産業革命直後の 19 世紀以降，衛生状態の著しい改善，医療技術の進歩，そして平均寿命の延長が進んだ．しかし社会階層による健康状態や疾病，死亡の格差は実は必ずしも縮小していない．むしろ拡大していることを示す報告も多い．例えば，ロンドンの公務員の虚血性心疾患死亡率を含む健康状態の職位による格差は，1960 年代と 1980 年代でほとんど同じであった[12]．米国の労働者の喫煙率は，管理職・専門職などの上位の職種では減少しているが，ブルーカラー労働者では横ばいのままである．また各国間の死亡率の格差は拡大しつつある[13]．こうした健康の社会経済的な格差の持続や拡大には，WHO も強い関心を示している．欧州では社会経済格差について社会的な問題意識が強く，英国，スウェーデンをはじめ各国で健康の社会経済格差に対して施策が打ち出されている．一方，米国では社

会経済格差に対する問題意識は低い[14]．この理由についてはさまざまな解釈があるが，欧州では所得階層間の移動が少なく階層が固定しやすいため所得格差の拡大を問題視する傾向がある．一方米国では所得階層間の移動が多いので，現在貧しくても将来状況が変化する機会があり問題意識が少ない[15]．長い間平等社会と言われてきたわが国でも，近年，日本の所得の不平等度が高くなってきた[16]．親子間の職業継承の度合いが高まり，機会の平等が失われてきていることも示されている[17]．欧州と類似して所得階層の固定化が進みつつあるわが国でも，社会疫学の必要性が高まっていると言えよう．

3. 社会疫学における重要概念

こうした歴史を背景として，1980年代までに，社会構造が健康に与える影響に注目する社会疫学の枠組みが形成されてきた．ここでは，今日の社会疫学を理解するために，その特徴となる重要概念を整理しておく．

3.1 身体的・心理的・社会的側面を統合した視点

社会疫学では，身体的・心理的・社会的な側面を統合した視点 (biopsychosocial paradigm) を重要視する．現代医学が多くは生物学的なメカニズムに注目している．しかし，社会構造が人の健康に影響を与える経路を理解するためには，これに加えて，心理社会学的な視点が不可欠である．すでに述べたようにセリエやキャノンの研究を端緒としたストレス科学の進展にともない，生活上の出来事や日常的な困難などの心理的な刺激（ストレッサー）によって，視床下部―下垂体―副腎を介したアドレナリン放出および交感神経興奮を介したノルアドレナリン放出を通じて，心拍，血圧，血糖値，免疫能などの身体機能に影響が及ぶことが明らかとなっている．また人の行動が学習や社会規範によって影響を受けることは，行動科学・心理学，社会心理学の研究の蓄積から明らかになっている．これらから，社会構造はそれに応じた特徴的な社会環境や労働環境，あるいは物質的環境をその社会内に形成し，これが人の心理および行動に影響を与え，これらが神経内分泌学的な経路を介し，あるいは直接に人の身体に変化を生じると考えられている

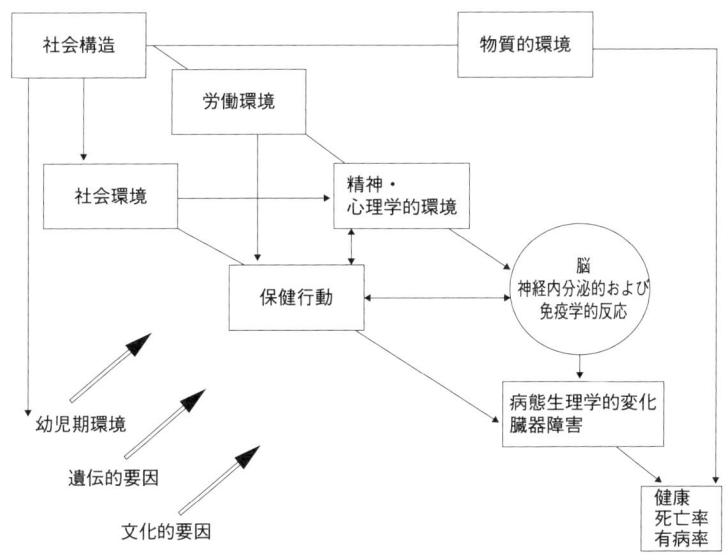

注）社会構造が物質的環境，精神・心理学的，生理学的，保健行動を介して健康や死亡に影響を与える．
出典）マイケル・マーモット，リチャード・G・ウイルキンソン（編），西三郎（総監修），鏡森定信（監修）：21世紀の健康づくり10の提言―社会環境と健康づくり．日本医療企画，18，2002：（図2.2）．

図2 健康の社会的決定要因

（図2）．社会疫学はこうしたモデルに基づいて，社会構造が健康に及ぼす影響を明らかにしようとしている．

また社会疫学では，社会構造が人の生涯のごく初期にもたらす影響や，生涯の期間を通じて蓄積的に作用する生じる影響が，人の健康を決定する要因であるというライフコースの視点も重視している．胎児期や小児期などの重要な時期において低栄養や感染症への曝露の機会は，社会経済状態によって影響を受ける．不利な社会的条件への曝露が長期に持続することで，その蓄積効果は慢性疾患の発症危険度を増加させることになる．

3.2 ポピュレーションアプローチ

すでに述べたように，ポピュレーションアプローチは社会疫学と深い関係にある．地域住民や職場の労働者などを対象として予防活動を行おうとする

3. 社会疫学における重要概念

時，まず思いつくのはある病気の危険の高い人を選んで，この人たちを対象に予防をするハイリスクストラテジーである．しかし，脳血管疾患を例にとって見た場合，血圧という危険因子と脳血管疾患との関係は直線的であり，高血圧人だけが脳血管疾患の危険度が高いわけではない．高血圧の人よりも，それ未満の人の方が数としてはずっと多いため，実際に脳血管疾患になる人の実数は高血圧でない人の方からの方がより多い．これに対してポピュレーションアプローチは，集団全体の危険因子の分布を減少させることで予防を行おうとする．例えば社会全体に働きかけた禁煙・分煙運動によって喫煙率が低下すれば，集団の健康水準は向上する．集団全体の人数が大きければ，その集団における危険因子の平均値がわずかに減少しただけでも，予防効果は大きくなる．社会疫学の視点および研究成果は，集団間の危険因子の分布の差の原因を究明し，これを変化させる方策を探る上で有用である．社会疫学はポピュレーションアプローチを支える方法論の1つである．

3.3　多重レベル分析と脈絡的変数 (contextual variable)

社会疫学でよく使用される解析手法に，多重（マルチ）レベル分析がある．多重レベル分析では，集団レベルおよび個人レベルの曝露情報と，個人レベルの疾病情報を使用する．たとえば個人の収入を調整した上で，低収入地区に居住することが健康指標に与える影響の研究が実施されている．この研究では，低収入地区の居住は集団レベルの曝露要因であり，個人の収入は個人レベルの曝露要因であり，2つのレベルの曝露要因を使っていることになる．特に，集団レベルの要因は，単なる個人の要因の平均値以上の意味を持つことがあり，こうした変数を脈絡的変数（contextual variable）と呼ぶ．社会疫学ではこうした社会構造あるいはこれにともなう集団の特徴を記述する変数に関心を持ち，集団レベルおよび個人レベルの要因が健康および疾病に及ぼす影響を多重レベルで解析する．

3.4　社会学，心理学の理論の応用

社会疫学では，仮説の設定および結果の解釈に，社会学，経済学や心理学の理論やモデルを積極的に応用する．こうした関連分野での研究の蓄積のも

とに確立された理論を応用することで，社会構造と個人の健康の間の多層的で複雑な関係を解釈することが可能になる．しかし社会疫学では，生物学的な解釈についても決して無視するわけではない．よく知らない近隣領域の理論を疫学に不用意に持ち込むことによる混乱を懸念する意見もあるが[18]，すべての社会的関係を生物学的な概念と用語で記述できるようになるのはかなり先のことになるだろう．現時点では関連する社会科学の理論の助けなしには社会疫学研究の推進は困難である．

4. 社会疫学の主要な研究領域

4.1 社会階層と健康

社会階層と健康あるいは疾病との間の関連は，社会疫学の主要な研究テーマの1つであり，多数の研究が実施されてきている．社会階層は，収入，財産，学歴，職位などによって測定されることが多い．一般的に，どの研究でも一貫して，先進国でも発展途上国でも同様に，社会階層の低いグループに属する者は，高いグループに属する者にくらべて健康状態が悪く，疾病の罹患率が高いことが見いだされている．職業によって社会階層を区分した場合でも同様の傾向が観察されている[12]．しかしながら日本と欧州の労働者の比較研究では，職位と健康状態との関係は欧州に比べて日本では弱く，何らかの文化差が存在する可能性が示されている[19]．

4.2 経済的水準および経済格差と健康

経済的水準の低さや貧困が健康状態の悪さや疾病の発生に関係していることは古くから知られている．経済的水準と健康の関係は，国間の比較において顕著に観察される．例えば，世界銀行の報告では，1人あたり国民総生産(GNP)と平均寿命の間には明らかな相関関係があり，GNPが増えると平均寿命は増加する．この関係は特にGNPの低い国々で顕著である[20]．貧困は，衣服，食物，住居，医療など健康にとって必要最小限度の必需品へのアクセスを制限し，これによって健康の悪化を招くであろうことは十分に理解でき

る．しかし一方で近年注目されているのは，単に貧困状態の者の健康状態が悪化しているだけでなく，社会全体で所得階層と健康との間に連続的な関連がみられる点である．これらの関連は，貧困による生活必需品の入手困難がなくとも，収入の水準により得られる，バランスのとれた栄養，快適な持ち家，自家用車の所有などの豊かさは連続的に健康に関連しているのかもしれない．また，こうした物質的な豊かさは，社会心理的な満足を通じて健康に寄与する可能性も指摘されている．

一方，所得の分布または格差が健康や疾病に与える影響は，特に社会疫学が力を入れて切り拓いた研究領域である．例えば，日本と欧州各国の比較では，総人口のうち60％の人たちの収入が国民の総収入において占める割合が増加した国ほど（つまり所得格差が縮小した国ほど），平均寿命が延長していた[21]．米国50州の，州ごとの収入の格差の大きさをロビンフッドインデックス（Robin Hood Index）で指標化し，これと年齢調整死亡率の関係を調べた研究では，収入格差の大きな州ほど死亡率が高かった[22]．貧富の差が激しいコミュニティでは，富める者と貧しい者との関心が食い違い，例えば公的教育や人材育成への投資がなされにくく，コミュニティ全体の健康度が低下するかもしれない[6]．あるいは経済格差は人々の間に衝突を生み，犯罪，暴力，社会不安などを介して人々の健康を悪化させるかもしれない．また，所得の格差は人々の心理的な欠乏感や不満感を相対的に増加させ，これが心理的ストレスとなって健康を悪化させているかもしれない．一方，米国以外で実施された研究では，地域の所得格差の健康影響は明確でない[23]．所得格差の影響はある社会制度の下で生じやすくなると推測される．

4.3 小児期の経験および生活史と健康

貧困，社会的不平等，差別と子供の健康問題との関連はどの国においても認められる．小児の健康を阻害する生物学的な要因として，例えば低栄養や感染症があげられる．母体の低栄養や感染症もまた，胎児の発育に影響する．小児期の低栄養は成人後の糖尿病の危険度を増加させるなど，小児期の問題は成人後の健康にも影響する．また両親の離婚，両親との離別，被養育体験などの子供時代の社会心理的要因は，成人してからもうつ病の発病リスクを

増加させる．こうした小児期以前の生物学的・社会心理的な健康障害要因の出現には，家庭の社会経済的要因などが関与していると考えられる．社会経済的要因と小児の健康問題，成人後の健康問題の関連を検討することも社会疫学のトピックスの1つである．

また社会疫学では，社会経済要因やその他の社会的不利の影響が個人の生活史を通じて蓄積され，健康に影響を与えると考える．米国での男性の追跡研究によれば，父親の職業，教育年数，最初の職業，中年期の職業，中年期の資産が，早期死亡（平均寿命以前の死亡）に関連していた[24]．特に父親の職業の影響は，本人の学歴に，学歴は最初に専門職など上位の職業に就職することに，上位の職業への就職はよりよい社会経済状態に関連し，死亡率に影響を与えていた．スコットランドの追跡研究では，人生の各時点で下位の職業（肉体労働）を経験した回数が多いほど死亡率が増加したことから，人生における社会的に不利の多い状況への曝露の累積頻度が健康に影響を与えると考えられた[25]．

4.4　社会的サポートおよび社会関係資本と健康

家族，親戚，友人の数や接触頻度によって測定される社会的関係を社会的ネットワークといい，信頼できる関係の質や受けることが可能な支援の種類，支援に対する満足度によって評価される社会的関係の質的な側面を社会的サポートと呼ぶ．これまでの多数の研究で，社会的ネットワークが高いほど，また社会的サポートが大きいほど，死亡率が低く，虚血性心疾患や脳血管疾患，さらには感染症などの発症率が低く，抑うつ症状や精神障害の頻度が少ないことが見いだされている[26]．

一方，社会関係資本（social capital）は，ある社会における相互信頼の水準や相互利益，相互扶助に対する考え方（規範）の特徴と定義されている．社会関係資本は，相互信頼など，集団の社会的活動の基本構造である．人間関係資本は，個人を支え，集団としての行動を促進する働きを持っており，また個人的な利益ではなく公共の利益を生み出す点に特徴がある．カワチらは，米国の36州で実施された世論調査から，「たいていの人は機会があれば自分を利用しようとしている」と回答した住民の割合を求め，これと各州の年齢

別死亡率の間の相関を検討した[27]．他人が自分を利用しようとしていると回答した者の割合が多い州ほど，年齢別死亡率が高かった．この結果から著者らは社会的な信頼感が健康に影響を与えている可能性があるとしている．

4.5 職業と健康

　職業階層を社会階層の指標の1つと考え，職業階層が低いほど健康状態が悪いことが報告されている．さらに職業階層による健康状態の差異を説明する要因として，職業性のストレスが注目されている[12]．職業性ストレスの疫学研究では，仕事の要求度―コントロールモデルあるいは努力―報酬不均衡モデルに基づいて，職業性ストレスが虚血性心疾患から精神障害まで，さまざまな側面の健康に与える影響について研究成果が蓄積されている[28]．高い要求度と低い仕事のコントロールによって特徴づけられる「高ストレイン」の者の割合は，管理職，専門技術職などで低く，製造組み立て，肉体労働作業者に多い．職業性ストレスへの対策が，職業階層間の健康水準の格差を改善する方策となるかもしれない．

　近年では，企業活動の国際化と国際競争の激化を反映して，企業がその経営方針や雇用方針を大きく転換することがあいついでいる．わが国でも生涯雇用の廃止，実績主義・成果主義の導入が多くの企業で行われている．Just-In-Timeやカイゼンなどの日本型生産方式の健康への影響を指摘する米国からの報告もみられる．こうした企業の経営・雇用・人事管理方針が労働者の健康に与える影響も，今後の社会疫学の関心となっていくと思われる．

　労働と関連して，失業もまた社会構造によって規定され，人々の健康に影響を与える可能性のある要因の1つである．失業と健康の関連について，研究の蓄積が行われている．近年では，企業活動の国際化・競争の激化を背景として，成果主義の導入など企業の経営方針や人事方針が大きく変化することがあいついでいる．こうした企業内の社会構造の変化の影響も社会疫学の関心の1つである．

4.6 差別と健康

　男女，人種，言語，障害の有無，性的嗜好，年齢，所得，その他の要因に

より差別が生じる．差別は社会内の有利と不利を生み，健康に影響を与える可能性がある[29]．差別された者は，低い社会経済状態にあり，持続的に自尊心を傷つけられ，しばしば暴力にさらされやすい．男女差別は心理的ストレスの増加のみならず，高血圧にも影響することが報告されている．人種による生活，職業，教育による差別もまた，心理的ストレス，抑うつ，喫煙，高血圧，心疾患に影響することが報告されている．米国では，人種や収入水準によって居住区が分かれており，この居住区の違いが死亡率に影響していることも示されている．

4.7 文化と健康

米国への日本移民に関する NI-HON-SAN 研究では，虚血性心疾患の有病率が，カリフォルニアの日系移民で最も高く，続いてハワイの日系人，日本在住の日本人で最も低いことが見いだされた[30]．しかし血圧や血清総コレステロールは，虚血性心疾患の有病率の差を十分説明できなかった．このことから，観察された虚血性心疾患の差にはこの他の文化・行動的な要因が関与しているのではと推測された．マーモット（Marmot）ら[31]は日本人移民のうち，米国文化に変容した者の方が，日本文化にとどまった者よりも虚血性心疾患の有病率が高いことを見いだした．しかし一般的には，移住先の文化との接触によって生じる文化変容（acculturation）が健康状態あるいは喫煙，飲酒などの健康行動に及ぼす影響についてのこれまでの研究は，文化変容と健康との間には複雑な関係があることを示している[32]．移民および文化変容による健康問題の理解のためには一層の研究が必要である．

労働者の日米比較を行った研究では，米国の労働者は上司の接触回数が多いと仕事のコントロール感が大きく低下し職務満足度が低下するが，これに対して日本の労働者は上司の接触回数が多いと職務満足度が増加するという対比がみられ，職場文化の違いが大きく影響していることが示されている[33]．こうした文化および国ごとの社会構造の差異に関する研究は，社会構造と健康のメカニズムを解明する上で重要な手がかりを与えてくれる．

5. 社会疫学における測定

　社会疫学では，こうした社会構造をどのように測定方法するのだろうか．例えば社会階層は，所得，学歴，職業によって測定されることが多い．持ち家か否か，自家用車を所有しているか等の指標が用いられることもある．ホーリングスヘッド（Hollingshead）は 1975 年に提唱した社会的地位の指標は，性別，学歴，婚姻状態，職業の 4 要因の組み合わせによる複合指標であり，多くの研究で使用されている．小児期の社会階層については，両親の社会階層を測定することもある．職業による社会階層の分類では，給与水準や職位によってこれを区分する方法と，職業に必要な平均的な教育・訓練や技術水準によってこれを区分する方法などがある．社会階層の指標には，地域レベルの測定もあり，例えば，地域ごとのホワイトカラー住民の割合，高学歴住民の割合，平均所得などは地域レベルの社会階層指標の例である．

　社会疫学において所得は重要な測定指標である．本人から報告された税引き前所得をもとに，世帯としての所得を世帯人数で除した世帯人数調整後の所得を指標とすることが多い．その国や地域の所得の中央値の半分以下の所得の世帯を，貧困（poverty）と定義し低所得階層の指標として使用することもある．一方，本人の居住地の平均所得が集団レベルの所得指標として使用されることもある．これに対して所得格差は，集団レベルのみの指標であり，さまざまな指標が経済学の領域から応用されている[34]．これには，ジニ（Gini）係数，ロビンフッドインデックス，所得下位 10 パーセンタイルの世帯の占める割合に対する上位 90 パーセンタイルの世帯の占める割合の比，世帯収入が下から 50，60 あるいは 70％ までの者の占める割合，タイル（Theil）のエントロピー指標，アトキンソン指標（Atkinson Index）などがある．ジニ係数は，集団全体の所得を正規化した上で，構成員の全てのペアごとの所得の差の絶対値を合計し平均した値を 2 で割ったものである．0 のときには完全な「平等」——つまり皆同じ所得を得ている状態を，1 のときには完全な「不平等」，つまり 1 人が全所得を独占している状態を示す．これらの所得格差の指標同志の相関はかなり高いと報告されている[35]．

　社会的関係では，マクロレベルでは社会的関わりを有する団体との接触頻

度や人的対象の数などを社会的ネットワーク資源として捉え指標とする．メゾレベルでは社会的関係のサイズ（人数），密度（メンバー間での接触の程度），機能の数などに基づいて，社会的ネットワークを指標として評価する．ミクロレベルでは社会的支援の心理的側面を重視し，信頼できる関係の質の評価や受けた，または受けることが可能な支援のタイプ，およびそれに対する満足度によって，社会的サポートを指標化する．さらに社会的サポートは，情緒的サポート，手段的サポート，情報的サポート，評価的サポートなどに分類されることが多い．こうした社会的関係の諸側面に対して，面接法あるいは自己記入式調査票による評価法が開発されている．一方，社会関係資本（social capital）は，ある社会における相互信頼の水準や相互利益，相互扶助に対する考え方（規範）の特徴であり，集団レベルの変数である[36]．すでに述べた「たいていの人は信頼できる」などの相互信頼の質問への集団としての平均回答パターンの他，見知らぬ人が少額のお金を借りにきた時の住民の反応，落ちているお金を発見した時の通行人の反応の観察に基づいて，その地域の人間関係資本の程度を測定しようという試みもある．

　差別や文化変容など一般には測定困難と思われるものについて社会疫学は測定を試みる．差別の測定では，(1)個人からの直接の報告に基づく評価，(2)差別された者とそうでない者との間で必需品へのアクセスやサービスが異なることを測定することによる評価，(3)人種などにより居住区が区別されることを指標として評価する方法などがある[29]．文化変容の測定では，言語とその流暢さ，親戚，配偶者，友人の民族性，文化的活動への参加，自分の所属文化に対する信念，ライフスタイルの西欧化などから構成される尺度が作成されている[32]．しかしこうした測定指標にゴールドスタンダードがあるわけではなく，指標の開発自体が社会疫学の研究テーマの1つである．

6. 社会疫学から健康政策，社会政策へ

　社会疫学は，疫学を社会に応用することが特徴である学問ではない．しかし社会疫学はその成果を社会に還元することに深い関心を持っている．
　社会疫学は男女，人種など変えようがない条件を扱っているから，役に立

たない学問であるという批判が時になされる[18]．しかし，これは誤った見方である．たとえ変更不可能な条件であっても，性別や人種から社会的有利・不利，そして健康・疾病に至る経路を解明することで，人々の健康を改善する手がかりが得られるのである．例えば，これまでの社会疫学の研究成果から，米国の地域予防医療サービス研究班は，3つの対策を推奨している[37]．1つは，3～5歳の幼児期の子供に，社会的スキルの形成と入学準備を支援するプログラムである．入学準備プログラムは入学時の子供の意欲，動機付けに関係し，ひいては学歴，就職にも関係することで，低い社会経済状態に生まれた子供達が不利な状態から抜け出すことを促進する．第2のものは借家支援プログラムである．米国では，低収入の世帯が購入可能な住居の供給が不十分であり，社会階層，収入，人種，民族によって住居地の区別が進んでいる．自治体が発行する低収入世帯向け賃貸支援クーポン券などを利用して，低収入の世帯でも借りることのできる住居の選択枝を増やし，住居地の差別化と近隣の保安を改善し，暴力被害を減らすことを目的としている．第3は文化に即した医療システムであり，移民などの異なる言語，文化的背景を持つ住民がその言語，文化を理解してもらえる医療従事者に診療してもらえる機会を増やすことで，住民の医療へのアクセスを容易にし，医療の質をあげる．これらは，社会構造が健康に与えるメカニズムを理解することで生まれた対策である．

　WHOヨーロッパ支局は2003年に「健康の社会的決定要因―確立した事実」(Social Determinants of Health - The Solid Fact) という小冊子[38]を作成し，この中で健康の社会的決定要因として，社会階層 (the social gradient)，ストレス (stress)，人生初期の経験 (early life)，社会的疎外 (social exclusion)，仕事 (work)，失業 (unemployment)，社会的サポート (social support)，依存 (addiction)，食物 (food)，移送手段 (transport) をあげ，それぞれについて社会疫学的な対策を提言している．社会疫学の視点は，世界の健康政策の中で今生かされようとしている．

　社会構造の健康への影響を扱う社会疫学は，その対策において社会制度の設計や立案に深く関わる．このため通常の保健プログラム以上に，説明責任，ステークホルダー（利害関係者）との調整，意志決定過程の透明性の確保が必

要になる．社会政策の選択における意志決定手続きについては，わが国では必ずしも十分な透明性と合理的な手順の確立が可能になっているとは言えない．しかしながら近年，環境問題などの解決や施策の決定のために，パブリックコメントの募集，市民公聴会やステークホルダーによる討論会など，公正な意志決定を手続き的に保証するための政策決定手法が応用されるようになってきた[39]．社会疫学の研究成果を社会に還元するためには，社会としての意志決定手続きに関する検討がますます重要になると思われる．

7. おわりに

社会疫学は，世界の健康水準を改善するこれまでの活動にもかかわらず，拡大する健康と疾病の社会的格差に注目し，この現象を社会構造と疾病の関連から多層的に解明し，新しい予防戦略を提言しようとしている．わが国においても，拡大する所得格差や進む階層化を背景として，社会構造と人の行動，そして健康および疾病の関連を理解し，対策につなげるようとする必要性がますます高まっている．こうした状況を反映して，社会疫学に関心を寄せる疫学，医学および関連諸科学の研究者，さらに実践家が増えている．また，わが国におけるヘルスプロモーション戦略である健康日本 21 における，人々の健康な行動を支える社会環境づくりのためには，社会環境から個人の行動，健康・疾病の関連を多重レベルから分析する視点を持つ社会疫学の研究と実践応用が不可欠である．わが国の社会疫学研究はまだその端緒についたばかりである．本書では，わが国における社会疫学の到達点を整理し，今後の課題を明らかにする．

文献

1) 橋本英樹：社会疫学．青山英康（監），川上憲人・甲田茂樹（編）：今日の疫学　第 2 版．医学書院：318-327, 2005.
2) Berkman LF, Kawachi I: A historical framework for social epidemiology. In: Berkman, LF, Kawachi, I, eds. Social epidemiology. New York; Oxford university press: 3-12, 2000.
3) Hall W: Social class and survival on the S.S. Titanic. Social Science and

Medicine 22(6): 687-690, 1986.
4) Kaplan GA: What's wrong with social epidemiology, and how can we make it better? Epidemiologic Reviews 26: 124-135, 2004.
5) Last JM（編），日本疫学会（訳）：疫学事典　第3版．日本公衆衛生協会，東京，2000.
6) Honjo K: Social Epidemiology; Definition, History, and Research Examples. Environmental Health and Preventive Medicine 9(5): 193-199, 2004.
7) Schechter M, Rudolf Virchow: public health, and the built environment. J Urban Health. 80(4): 523-524, 2003.
8) Halton J: Public Health-Sixth ed. C V Mosby Company: 18, 1974.
9) Rothman KJ, Greenland S: Modern Epidemiology, Second Edition. Lippincott, Williams & Wilkins, 1998.
10) Susser M, Susser E: Choosing a future for epidemiology; II. From Black box to Chinese boxes and eco-epidemiology. Am J Public Health 86: 674-677, 1996.
11) Rose G: The strategy of preventive medicine. Oxford: Oxford University Press, 1992.
12) Marmot MG, Davey-Smith G, Stansfeld S, et al.: Health inequalities among British civil servants; the Whitehall II study. Lancet 337: 1387-1393, 1991.
13) Marmot M: Social determinants of health inequalities. Lancet 365(9464): 1099-1104, 2005.
14) Kawachi I, Kennedy BP（著），西信雄，中山健夫，高尾総司，社会疫学研究会（翻訳）：不平等が健康を損なう．日本評論社：東京，2004.
15) 大竹文雄：若年層逆転可能な社会に．日本経済新聞，2003年8月22日．
16) 橘木俊詔：日本の経済格差―所得と資産から考える．岩波新書，1998．
17) 佐藤俊樹：不平等社会日本―さよなら総中流．中公新書，2000．
18) Zielhuis GA, Kiemeney LA: Social epidemiology? No way. Int J Epidemiol. 30: 43-44, 2001.
19) Martikainen P, Lahelma E, Marmot M, Sekine M, Nishi N, Kagamimori S: A comparison of socioeconomic differences in physical functioning and perceived health among male and female employees in Britain, Finland and Japan. Soc Sci Med 59: 1287-1295, 2004.
20) Marmot M, Wilkinson R（編），西三郎（総監修），鏡森定信（監修）：21世紀の健康づくり10の提言―社会環境と健康づくり．日本医療企画：東京，2002．
21) Wilkinson RG: Income distribution and life expectancy. BMJ 1992; 304: 165-168.
22) Kennedy BP, Kawachi I, Prothrow-Stith D: Income distribution and mortality; cross-sectional ecological study of the Robin Hood Index in the United States. BMJ 312: 1004-1007, 1996.
23) Subramanian SV, Kawachi I: Income inequality and health: What have we learned so far? Epidemiol Rev 26: 78-91, 2004.
24) Mare RD: Socioeconomic careers and differential mortality among older men in the United States. In: Vallin J, D'Souza S, Palloni A eds: Measurement and analysis of mortality: new approaches. Carendon Press: Oxford 1997: 362-387, 1997.

25) Davey Smith G, Hart CL, Blane D, Gillis C, Hawthorne VM : Lifetime socioeconomic position and mortality ; prospective observational study. BMJ **314** : 547-552, 1997.
26) Berkman LF, Glass T : Social integration, social networks, social support and health. In : Berkman LF, Kawachi I, editors : Social epidemiology. New York ; Oxford University Press, 137-173, 2000.
27) Kawachi I, Kennedy BP, Lochner K, Prothrow-Smith D : Social capital, income inequality, and mortality. Am J Public Health **87** : 1491-1498, 1997.
28) Karasek R, Theorell T : Healthy work. New York, Basic Books, 1990.
29) Krieger N : Discrimination and health. In : Berkman, LF, Kawachi, I, eds : Social epidemiology. New York ; Oxford university press, 36-75, 2000.
30) Marmot MG, Syme SL, Kagan A, Kato H, Cohen JB, Belsky J : Epidemiologic studies of coronary heart disease and stroke in Japanese men living in Japan, Hawaii and California ; prevalence of coronary and hypertensive heart disease and associated risk factors. Am J Epidemiol **102**(6): 514-525, 1975.
31) Marmot MG, Syme SL : Acculturation and coronary heart disease in Japanese-Americans. Am J Epidemiol **104**(3): 225-247, 1976.
32) Salant T, Lauderdale DS : Measuring culture ; a critical review of acculturation and health in Asian immigrant populations. Soc Sci Med **57**(1): 71-90, 2003.
33) Lincoln JR, Kalleberg AL : Culture, control, and commitment ; a study of work organization and work attitudes in the United States and Japan. Cambridge : Cambridge University Press, 1990.
34) Kawachi I : Income inequality and health. In : Berkman LF, Kawachi I, editors : Social epidemiology. New York ; Oxford University Press : 76-94, 2000.
35) Kawachi I, Kennedy BP : The relationship of income inequality to mortality : does the choice of indicator matter ? Soc Sci Med **45**(7): 1121-1127, 1997.
36) Kawachi I, Berkman LF. Social cohesion, social capital, and health. In : Berkman, LF, Kawachi, I, eds. Social epidemiology. New York ; Oxford University press : 174-190, 2000.
37) Task Force on Community Preventive Health Services : Recommendations to promote healthy social environment. Am J Prev Med **24**(S3): 21-24, 2003.
38) Wilkinson R, Marmot M eds : Social determinants of health ; The solid facts. 2nd ed. WHO Regional Office of Europe, 2003.
39) 藤垣裕子：専門知と公共性．東京大学出版会，2003．

第Ⅰ部

・

経済・社会制度と健康

第 2 章　貧困と健康

小林廉毅

I. 貧困と疾病

　貧困と疾病との関連は古くから知られているテーマであり，貧困対策と種々の疾病対策との連携は公衆衛生学をはじめとする社会医学，あるいは広く社会政策全体の大きな課題でもあった．実際，17世紀，英国の医師で，かつ経済学者であったペティ（William Petty）は，衛生面への投資は救われる人命の多さから十分正当化されると述べている．また18世紀半ば，プロイセン東部で大発生したペストの状況の視察から，医師であり政治家でもあったウィルヒョウ（Rudolf Virchow）は「（ペストによる惨状は）貧困と民主主義の欠如が根本的原因である」と報告している．しかも貧困と疾病との関連は，一方が他方の原因になるという単純なものではなく，相互に原因と結果になり，かつ悪循環（vicious circle）をなすという点で特異なものでもある（図1）．

　先進諸国においては，種々の社会政策や福祉制度によって極度の貧困がほ

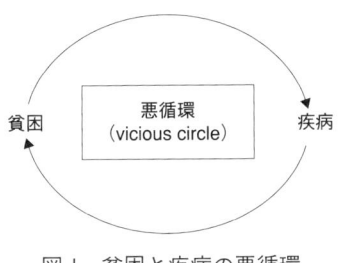

図1　貧困と疾病の悪循環

表 1　経済指標と健康指標の国際比較 (2002 年)

国	人口 (100万人)	GNP/capita (US$)	保健支出割合 (対GNP)	5歳未満死亡率 (出生1,000対)	平均寿命 (歳)
ケニア	31	360	8.3	114	49
インド	1025	450	4.9	94	61
中国	1292	780	5.3	37	71
メキシコ	100	4400	5.4	30	74
英国	60	22640	7.3	7	78
ドイツ	82	25350	10.6	5	78
米国	285	30600	13.0	8	77
日本	127	32230	7.8	5	81

資料) World Health Report 2004.

とんどみられなくなった現代においても，世界的にみると国の豊かさ（貧しさ）と健康水準は大きく関連している．**表1**に，先進国および開発途上国のうち人口の多い，いくつかの国を示したが，1人当たり国民総生産（GNP/capita）が1000ドルを下回るケニア，インド，中国は，同指標が10000ドルをはるかに上回る先進諸国に比べて，平均寿命や5歳未満死亡率などの健康指標が明らかによくない[1]．総じて国の豊かさと健康水準は密接に関連しているようだが，よくみると途上国における中国，先進国における米国の数値は，全体の傾向と必ずしも一致していないようにも思われる．実は貧困と健康の国際比較には多くの複雑な要因が絡んでいる．これについては本章後半で改めて論じる．

2. 貧困の定義と測定

貧困と健康の関連を疫学的に分析する前に「貧困」の定義を論じる必要があろう．貧困の定義はそれほど自明のことではない．

まず絶対的貧困と相対的貧困という考え方がある．前者は，生存に必要な最低限の飲食を維持することを前提にした考え方であるが，「人間は元来社会的動物であり，T. H. Marshall のいうように，貧困とは，ある文明が一部として受け入れている最低限以下の生活状態であり，したがって厳密にはあくまで相対的でなければならない」との観点から，現在では貧困といえば，一般社会の生活水準との比較に基づく相対的貧困の方が一般的である[2]．

具体的な（相対的）貧困の定義としては，エンゲル係数（消費支出総額に占める飲食物費の割合）を用いた以下のような手順が挙げられる．ある地域を想定した上で，栄養学的な見地も含めて最低生活に必要な飲食物を購入する費用を算出し，その費用で生活を営んでいる世帯の全支出を最低生活費とするのである[2]．すなわち，この最低生活費より少ない生活費で暮らしている世帯は「貧困」世帯であり，なんらかの公的扶助（生活保護など）の対象と考えるのである．しかし，このような手順を採用するとしても，最低生活に必要な飲食物をどのように定義するか，また飲食費以外の支出として何を「認める」か，さらには土地や貯金などの資産を保有している場合はどうするのか，などの問題が次々に生じてくる．しかも対象者の収入や支出，資産などを念入りに調査するmeans test（資産調査，収支調査）は，たいていの人にとって受け入れやすいものではない．貧困を相対的貧困と定義しても，その測定は実際には容易ではない．

　一方，地域や国によっても貧困の定義や測定方法は異なると考えられる．実際，飲食物を含めた物価が国によって大きく異なるからである．そこで，国際機関などでは様々な「貧困」の定義を試みている．きわめて具体的で簡便な定義として，世界銀行（World Bank）は，1日の生活費が約1ドル未満を採用している．先に述べた貧困の考え方でいえば，絶対的貧困の指標に該当するだろう．西暦2000年に国際的合意をみた，国連ミレニアム開発目標（Millennium Development Goals：MDGs）では，世界中の1日1ドル未満で生活する人々の割合を2015年までに，1990年の水準（世界中の5人に1人）の半数に減らすことを目指している[3,4]．表2で示されるように，1990年代に状況の悪化している地域もあり，目標達成は容易でないことが分かる．

表2　1日1ドル未満で生活する人々の割合　（％）

	1990年	2001年
アフリカ地域	44.6	46.5
東アジア・大洋州地域	29.6	15.6
ヨーロッパ・中央アジア地域	0.5	3.7
南アジア地域	41.3	31.1
ラテンアメリカ・カリブ海地域	11.3	9.5
中東・北アフリカ地域	2.3	2.4

資料）世界開発報告2005．

経済協力開発機構（OECD）の開発援助委員会（DAC）では，「政治的能力」「社会的能力」「経済的能力」「人間的能力」「保護的能力」という5つの能力が欠如している状態を貧困と定義している．そして貧困は，貧困層の能力欠如のみに起因するのではなく，国や地域によって貧困を生み出す様々な構造があり，多くの要因が複雑に絡み合って貧困を悪化させる悪循環に陥っているとしている．

日本の政府援助機関である，国際協力機構（JICA）の貧困の定義もやや抽象的であるが，「人間が人間としての基礎的生活を送るための潜在能力を発揮する機会が剥奪されており，併せて社会や開発プロセスから除外されている状態」としている．

このように貧困の定義は様々であり，総じて相対的な定義が用いられているが，アフリカ・南アジア諸国には，1日1ドル未満で生活する絶対的貧困状態の人々が数多くいることは紛れもない事実である．

3. 貧困と健康の歴史的研究

3.1 ブラック報告

英国は，19世紀中頃に救貧対策や保健行政で活躍したチャドウィック（Edwin Chadwick）に代表されるように，古くから貧困と疾病との関連に関心を寄せ行政施策に反映させてきた．例えば，チャドウィックは救貧対策の一環として，疾病登録事業を開始し，疾病と社会環境要因の関連を統計的に調査する基礎を確立した．その結果として「資本制社会における労働者の貧困と疾病の関係がますます明瞭になってきた」のである[5]．

時代は下って，1980年，有名なブラック報告が英国政府（保健社会省）から公表され，その後出版物としても刊行された[6]．この報告では，すべての年齢層において，男女とも，相対的に低い社会職業階層において死亡率が高いことが報告された．表3に15〜64歳の男女別死亡率を示した．そしてこの現象の解釈をめぐって以下の4つの仮説が提唱されている[6,7,8]．①人工的産物（artifact）：調査や統計データが不正確かつバイアスを含むため，実際に

表3 ブラック報告における性別・社会階層別死亡率
(15～64歳)

社会職業階層		男性	女性	男女比
I	専門職	3.98	2.15	1.85
II	中間職	5.54	2.85	1.94
III N	熟練職・非肉体労働	5.80	2.76	1.96
III M	熟練職・肉体労働	6.08	3.41	1.78
IV	半熟練職	7.96	4.27	1.87
V	非熟練職	9.88	5.31	1.86
V／I比		2.5	2.5	—

注）人口1000対，イングランドおよびウェールズ，1971年．
資料）Black D, et al, 1982の表1を訳して掲載．

は存在しない関連が示されるという仮説である．しかし，その後のより正確なデータを用いた検証によって，この影響はかなり除去できているといってよい．②社会選択（social selection）：不健康や疾病によって社会職業階層の下方に移動する人がいる一方，健康であるがゆえに上方に移動する人がいるので，結果的に社会職業階層と健康状態に関連がみられる．あるいは間接的社会選択として，教育や知的能力の関連も考えられる．より教育程度の高い人は疾病の危険因子や健康的生活に関する知識と理解があり，普段から生活習慣に気をつけるとともに，教育や知的能力を生かして社会的，職業的に成功する確率も高い．その結果，社会職業階層と健康状態が関連しているとする仮説である．③行動文化的要因（behavioral and cultural factors）：これは前後（②と④）の仮説とも関連するものだが，特定の行動文化様式（喫煙，飲酒，危険な振るまいなど）がその個人の社会職業階層および疾病発生と密接に結びついているとする仮説である．④物質的要因（material factors）：社会所得階層が低い（所得が低い）ために，健康を維持するのに必要な物やサービスが購入できず，その結果として罹患率や死亡率が高いという仮説である．これらの仮説は，まさに本書の主題である社会疫学につながるものであろう．

3.2　日本における乳児死亡の研究

実はわが国においても，1930年代を中心に親の職業階層と乳児死亡率の関連を精力的に調査分析した研究者がいた．アルファ・インデックスを提唱したことで有名な丸山博博士である．アルファ・インデックスは，乳児死亡数

表4　岸和田市における親の職業別乳児死亡数
(1913～1935年までの累計)

	乳児死亡数	世帯数	100世帯当たり乳児死亡数
農業・水産業	589	923	64
工業・鉱業	1477	2867	51
商業	1450	2732	53
公務・自由業	570	912	63
労務・交通業	576	1470	39
無職	578	859	67
家事使用人	—	239	—
計	5240	10004	52

資料）丸山博，1976の表Ⅰ-10を一部改変して掲載．

（生後1年未満死亡数）を新生児死亡数（生後4週未満死亡数）で除したものであり，死亡数だけで算出できるという利点がある（死亡の事実は出生の事実より一般に把握しやすい）．感染症などの後天的な原因による死亡が少なくなるとこの値が小さくなり，当該地域の保健水準を比較的容易に捉えることができる．

　丸山らは，乳児死亡が社会の健康状態をよく反映するという信念のもと，大阪府岸和田市において乳児の死亡届や死産届の転記，産科医院や助産所からの聞き取り調査などを丹念に行って，乳児死亡の状況，親の職業との関連などを分析した[9]．出生届の調査ができなかったため死亡率の算出はできなかったが，職業階層別の世帯数当たり乳児死亡数を明らかにしている（**表4**）．正確な出生数が不明のため，これらの数値から得られる情報は限られているが，当時の資料としてたいへん貴重なものである．また1916～1930年までの15年間における岸和田市全体の乳児死亡率を推定し，それが当時の華族を対象にした他の報告の値と比較して約5倍高いことを示した．もちろん当時の乳児死亡の定義や調査に関わる様々な問題に言及して，数値の精度が高くないことを付言している．いずれにしても，わが国の「社会疫学」研究の先駆けの1つであろう．

3.3　世界開発報告1993年版

　世界開発報告は毎年，テーマを定めて世界銀行から刊行されるが，その1993年版は「人々の健康に対する投資」と題して，世界中の国々（とりわけ途

平均余命（年）

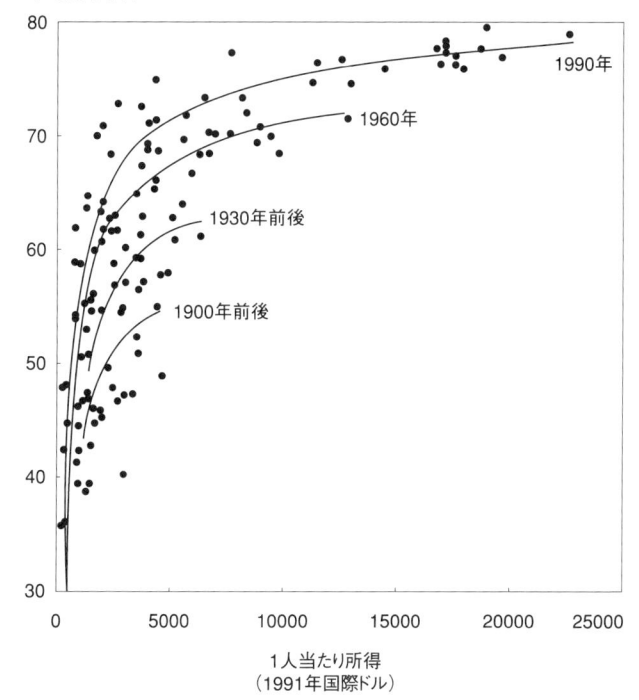

図中ラベル：1990年、1960年、1930年前後、1900年前後

横軸：1人当たり所得（1991年国際ドル）

資料）世界開発報告1993年版の図1.9を一部改変して掲載．
図2　世界の国々における平均余命と1人当たり所得の関連

上国）における人々の健康水準，保健医療システムの状況，家計および政府の保健医療支出，保健医療政策，公衆衛生などについて広範な特集を行った[10]．さらに，途上国の健康水準を改善するための政府の政策について，以下のような3つのアプローチを提唱している．第1に，政府は家計が自らの健康を改善することを可能にする経済環境を促進する必要がある．特に女子に対する初等教育への投資が重要である．第2に，政府は費用対効果の高い保健医療プログラムの優先順位を高めるべきである．第3に，政府は保健医療サービスの財源と供給の両面で，多様性と競争を促進する必要がある．政府は公衆衛生や基本的な医療サービスに重点的に投資し，その他のサービスについては民間に委ねることも考えるべきである．このような3つのアプロ

3. 貧困と健康の歴史的研究　　31

ーチは経済効率や市場メカニズムを前提にした政策であるため,批判もあったが,世界銀行が保健や教育に大きな関心を寄せたことは画期的な出来事でもあった.

同報告では,国の豊かさと健康水準との密接な関連を示すものとして,異なる時代における世界各国の1人当たり所得と平均余命との関係を例示している(図2).これによると,20世紀を通じて平均余命は各国の1人当たり所得とかなり強い相関を示しており,しかも1人当たり所得が3000ドル未満の場合には,所得上昇に伴って平均余命が急激に向上する傾向があった.したがって,ある程度の所得が実現できれば,その国の健康状態をよい状態にもって行くことが一般に可能と考えられる.その一方で,同じ所得水準でもよくやっている国とそうでない国があるので,一国の健康水準は必ずしも豊かさだけに依存するのではないことも確かである.1993年の世界開発報告は,世界レベルでの貧困と健康の問題に新たな光をあてたといえるだろう.

4. 貧困の健康影響のメカニズム

貧困や社会的格差が健康水準の低下や特定の疾病を引きおこすメカニズムは社会疫学の中心的課題であるが,これらのメカニズムに関わる様々な仮説については第1章に紹介されているのでそちらを参照されたい.本節では,特にこれらのメカニズムのうち,本章の主題である貧困と健康に関わるもっとも直接的なメカニズムについて考察したい.

前述したように,現代における貧困の様相は先進国と途上国で大きく異なる.先進諸国における「貧困」は多分に相対的なものであり,途上国における絶対的貧困とは明らかに区別できる.実際,多くの先進国ではたとえ完璧ではないとしても,福祉制度によってほとんどの人の1日の生活費は最低でも10ドル以上のレベルにある.物価の違いを考慮しても,いやむしろ住居や生活環境の違いを加味すれば,途上国の1日1ドル未満で生活する絶対的貧困層とは状況が大きく異なる.途上国の絶対的貧困層では,安全な水,栄養,住居,生活衛生,治安などの基本的生活条件が満たされていないために,健康を悪化させる者がいることは想像に難くない.このメカニズムは,ブラ

表5 健康に影響する個人および国家とその周辺環境に関わる要因

- 個人とその周辺環境に関わる要因
    個人差(遺伝,生育環境),生活習慣,所得,職業,社会階層,社会関係など
- 国家とその周辺環境に関わる要因
    自然の状況(気候,地形,自然災害など)
    国際的な状況(戦争,国際情勢,対外債務など)
    国家の状況(治安,雇用,経済政策,食糧政策,教育制度,文化・社会習慣,身分・階級制度など)
    保健医療の状況(生活環境,公衆衛生・保健政策,医療へのアクセス,医療保障制度など)

ック報告の項で取り上げた仮説の④物質的要因および③行動文化的要因の一部(特に初等教育等の不備)でかなりの程度まで説明できると思われる[8,11]。

表5のように健康影響に関わる要因を,個人とその周辺環境に関わる要因と,国家とその周辺環境に関わる要因に分けてみると,対策を考える上でも理解しやすい.個人とその周辺環境では,従来の疫学の関心事である個人差,生活習慣などに加えて,社会疫学の関心事である所得,階層,社会関係などの影響が大きい.個人レベルで行われる健康教育,禁煙指導,栄養指導などに加えて,地域や行政の保健事業や福祉活動,支援態勢づくり,ソーシャルネットワーク構築などの取り組みが重要と考えられる.他方,国家とその周辺環境では,とりわけ自分たちの周辺環境を改善することが容易でない絶対的貧困層にとって,気候や戦乱,公衆衛生・保健政策を含む国全体の制度・政策のありようが,彼らの健康に大きな影響を与えるといっても過言ではない.国を急に豊かにするのは困難であるが,教育や公衆衛生など国家レベルでの政策的介入によって,国民や住民の健康水準を上げることは可能と思われる.まさにこの点を強調したのが,19世紀中頃の英国におけるチャドウィックであり,世界開発報告1993年版であったといえるだろう.

5. 最近の研究

貧困(低所得)の健康への影響については,ブラック報告以降も欧米を中心にさかんに研究が行われている.しかし,貧困(低所得)は年齢,性別,人種・民族,社会職業階層,居住地域などの要因とも密接に関連しており,所得だけを純粋に取り出して健康影響をみるというのは実は難しい作業である.

最近では，所得，年齢，性別など個人レベルの変数と地域・集団レベルの変数を同時に取り扱う場合，データの階層性を意識したマルチレベル分析が採用されている．また個人所得の額よりも集団内の所得分布（所得格差）が問題だとする報告も少なからずあり，このテーマの研究もさかんに進められている（これについては，第3章で詳しく論じられる）．

スブラマニアン（Subramanian）らの米国マサチューセッツ州における死亡率の分析によれば，とりわけ黒人層において貧困と死亡率の関連は顕著であった[12]．ヒーリー（Healy）によるEU 14ヶ国の比較研究において，貧困層の割合と冬季における過剰死亡とが，所得格差とは独立に関連していた[13]．オスラー（Osler）らのデンマークにおけるコホート研究によれば，個人所得によって世帯を4分類した場合，全死因死亡率は所得の高い世帯ほど低く，他のリスク要因を調整した上での最上層世帯の死亡率の最下層世帯に対する比率は男性0.64（95％信頼区間0.57–0.73），女性0.68（同0.65–0.89）であった[14]．フィセラ（Fiscella）らは米国の全国的追跡調査の結果から，死亡率と地域における所得格差の関連は，世帯所得で調整すると消失すると報告している[15]．

さて，わが国でもっとも所得格差が大きいのは高齢者であるといわれる．筆者らが，ある県すべての急性期病院における，脳卒中で救急入院した患者の1年後の状況を調査したところ，患者が退院して自宅に戻ることと家族から経済支援を受けていないこと（年金でほぼ自活できること）が統計的に関連していた[16]．高齢者の経済状態が介護の状況とも関連するわけで，これがその後の治療経過に影響する可能性もあろう．従来，わが国の疫学調査では，調査対象者の所得を直接尋ねても無回答が多いため，「暮らし向き」などのやんわりした表現で経済状態を尋ねることが少なくなかった．しかし最近では，わが国の所得格差が拡大しているとの認識のもと，所得情報を正確に把握した上で大規模な社会疫学的調査が始められており，所得と主観的健康観などとの関連が報告されている[17,18]．今後，このような研究によって，わが国における貧困（所得）と健康との詳細な関連や，両者をつなぐメカニズムなどが解明されていくものと思われる．

文 献

1) World Health Organization: The World Health Report 2004. WHO, Geneva, 2004.
2) 小沼正:貧困—その測定と生活保護.第二版.東京大学出版会,東京,1980.
3) 世界銀行:世界開発報告2005.シュプリンガー・フェアラーク,東京,2005.
4) 外務省:ミレニアム開発目標.外務省政府開発援助ホームページ,2005. http://www.mofa.go.jp/mofaj/gaiko/oda/index.html
5) 多田羅浩三:公衆衛生の思想—歴史からの教訓.医学書院,東京,1999.
6) Black D, Morris JN, Smith C, Townsend P: Inequalities in health; the Black Report. Penguin, Harmondsworth, 1982.
7) Macintyre S: The Black report and beyond what are the issues? Soc Sci Med **44**: 723-745, 1997.
8) Shaw M, Dorling D, Smith DG: Poverty, social exclusion, and minorities. In. Marmot M, Wilkinson RG eds: Social determinants of health. Oxford University Press, Oxford: 211-239, 1999.
9) 丸山博:社会医学研究Ⅰ 乳児死亡.医療図書出版社,東京,1976.
10) 世界銀行:世界開発報告1993年版.イースタン・ブック・サービス,東京,1993.
11) Lynch JW, Smith DG, Kaplan GA, et al: Income inequality and mortality; importance to health of individual income, psychosocial environment, or material conditions. BMJ **320**: 1200-1204, 2000.
12) Subramanian SV, Chen DT, Rehkopf DH, et al: Racial disparities in context; a multilevel analysis of neighborhood variations in poverty and excess mortality among black populations in Massachusetts. Am J Public Health **95**: 260-265, 2005.
13) Healy JD: Excess winter mortality in Europe: a cross country analysis identifying key risk factors. J Epidemiol Community Health **57**: 784-789, 2003.
14) Osler M, Prescott E, Gronbaek M, et al: Income inequality, individual income, and mortality in Danish adults: analysis of pooled data from two cohort studies. BMJ **324**: 1-4, 2002.
15) Fiscella K, Franks P: Poverty or income inequality as predictor of mortality; longitudinal cohort study. BMJ **314**: 1724-1727, 1997.
16) Tamiya N, Kobayashi Y, Murakami S, et al: Factors related to home discharge of cerebrovascular disease patients, one-year follow-up interview survey of caregivers of hospitalized patients in 53 acute care hospitals in Japan. Arch Gerontol Geriatr **33**: 109-121, 2001.
17) 吉井清子・近藤克則・平井寛他:高齢者の心身健康の社会経済格差と地域格差の実態.公衆衛生**69**(2):145-148, 2005.
18) Yamazaki S, Fukuhara S, Suzukamo Y: Household income is strongly associated with health-related quality of life among Japanese men but not women. Public Health **119**: 561-567, 2005.

第 3 章 所得分布と健康

橋本英樹

1. はじめに：所得水準から所得分布へ

　第 2 章（小林廉毅執筆）で概観したように，経済・所得水準と健康との関連は密接であり，国民の健康水準を上げるのに国民の生活水準を上げることが有効であることは明白だと思われる．では生活水準が一定度以上に到達した先進国においては，こうした貧困と健康の問題は過去のものとなったのだろうか？　その論争に火をつけたのが 1992 年に発表されたウィルキンソン（Wilkinson, RG）の「収入分布と平均余命（Income distribution and life expectancy）」という論文である[1]（図 1）．

　図の縦軸は平均寿命が期間内にどれだけ延長しているかである．横軸は，世帯収入により順位付けしたときに，下から 60 パーセンタイルまでの人々が稼いでいる収入が，全収入累積額に占める割合を表している．すなわち，この値が低ければ低いほど，低収入層と高収入層の格差が大きいことを示している．図が示すように，格差が大きい国ほど平均寿命の伸びが短い傾向が見て取れる．経済・所得の絶対的水準による健康影響は広く認められるものになっているが，このデータは新たに，その集団内における「所得分布格差の状況」＝「相対的水準」が人々の健康に影響を及ぼしている可能性を示唆している．

　旧ソビエト連邦崩壊・資本主義経済の導入により国民総生産などのマクロ指標で見る限り順調な経済発展を遂げているロシアだが，その平均寿命がむしろ短縮しており，急速な自由市場の導入による貧富格差の拡大などが影響していると考えられている[2]．近年わが国においても，バブル崩壊以降，収

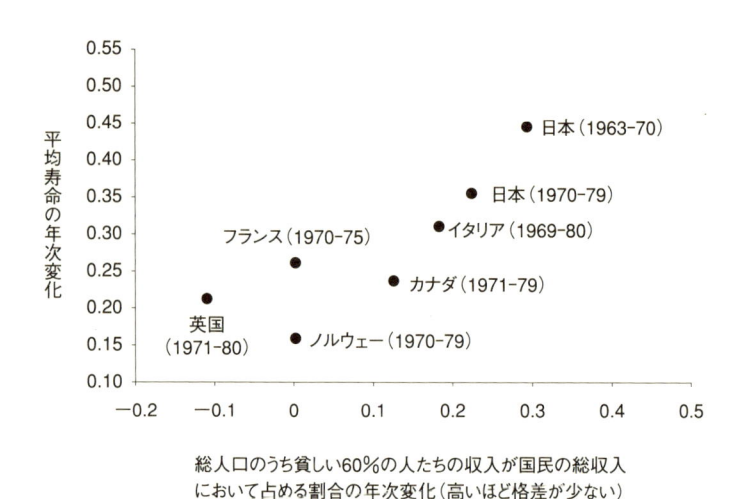

出典）Wilkinson, G. Income Distribution and life Expectancy. British Medical Journal 304：165-168, 1992. Figure 4 より，BMJ Publishing Group の許可を得て改変．
図1　収入と寿命の関係

入格差の拡大や消費行動の階層化が取りざたされるようになってきた[3,4]．

　貧富格差が人々の健康を蝕むというコンセプトは，直感的に大変理解しやすい．しかし，その実証研究は今日においてもさまざまな理論的・方法論的混乱の中で模索が続いている．前章では所得の絶対的水準＝絶対的貧困（absolute deprivation）の影響について主に検討したが，本章では所得分布＝相対的貧困（relative deprivation）の影響について，現時点までの内外の研究や手元の実証データについて検討を加えたい．

　まず次節では，地域別の死亡率と地域の収入格差とのマクロな関係について，内外の研究データを検討する．マクロレベルでは後述するように死亡率と収入格差指数との間に関係を認めるとする報告が多い．ただしマクロレベルでは，個人の所得などによる交絡影響を排除できず，絶対的所得水準の影響と相対的水準（所得分布・格差）の影響を分離しきれない．そこで第3節では，個人レベルでの所得や属性を考慮にいれた，いわゆる多重レベルのデータを用いた研究について内外のこれまでの結果を総括する．健康に影響するのは，はたして個人の所得の絶対水準なのか，はたまた地域の収入格差自体

も健康に影響するのか，を巡る議論を整理していくと，そこから新たな問題が浮かんでくる．最後に，所得水準が人の健康にどのようなメカニズムで影響を与えているのかについて，主だった3つの仮説を比較し，所得分布と健康に関する社会疫学的研究が今後取り組まなければならない理論的・方法論的問題点について，若干の提言を行いたい．

2. マクロレベルでの実証研究

前節で紹介したウィルキンソンの研究が発表された後，用いられたデータの質や分析手法に対し批判が出された．その後再検討した結果では，国際比較データでは死亡率と所得格差の有意な相関を否定する結果が得られている[5,6]．異なる制度・政治風土の国同士を単純に比較するのは無理があるので，一国内での所得格差と健康指標の相関研究が進められ，主にアメリカ合衆国の州を単位としたものが発表された．その中では，全死因年齢調整死亡率と所得格差に有意な相関が見られたとする報告が多い[7-9]．一方，米国以外ではこうしたマクロレベルの検討については発表がほとんど見られていない．以下に筆者らがこれまで検討したわが国の例を示す．都道府県別の全死因年齢調整死亡率と，所得格差（ジニ係数）とをプロットしたのが**図1**である[10]．

所得格差が大きい県ほど年齢調整死亡率が高くなる傾向が見て取れる．実際両者のピアソン相関係数は 0.21（$p=0.14$）となる（はずれ値である沖縄県を除くと，相関係数は一気に0.42（$p<0.01$）となる）．これを男女別，年齢層別 (0-14, 15-59, 60歳以上) で検討した結果を**表1**に示す．
この表から言えることは以下のとおりである．
1) 男女ともに全年齢層含めた年齢調整死亡率と県別ジニ係数との間に有意な正相関が見られる，つまり「格差が大きい県ほど死亡率が高い」．
2) しかし年齢層別に見てみると，そうした傾向がはっきりしているのは 15-59歳の層だけである．
3) さらに県中央所得を考慮してみると，15-59歳では実はジニ係数ではなくて，県所得中央値が負の相関を持っている．すなわち「所得の高い県

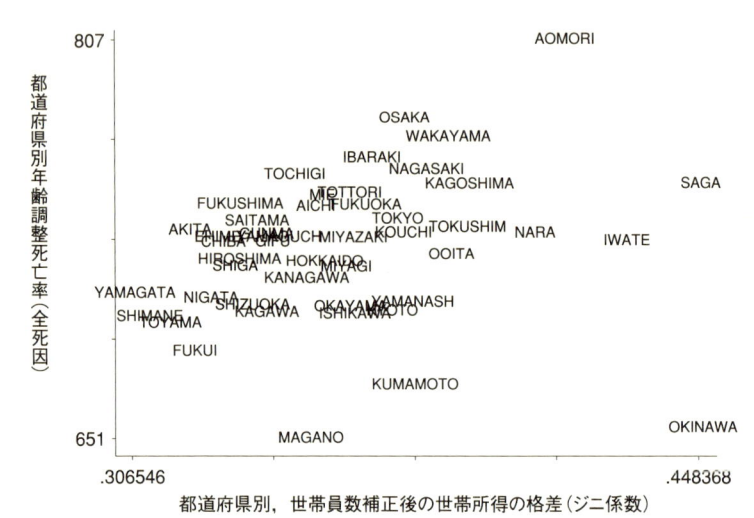

図2 年齢調整死亡率（全死因）と県別収入分布（ジニ係数）の関係（1995年）

表1 都道府県別所得分布，所得水準と年齢調整死亡率

	ジニ係数とのピアソン相関係数	県所得中央値を考慮したジニ係数との偏相関係数	県所得中央値との偏相関係数
男性			
全年齢	0.45**	0.30**	−0.37**
0-14	−0.12	0.00	0.24
15-59	0.28*	−0.01	−0.64**
60歳以上	0.10	0.34**	0.51**
女性			
全年齢	0.35**	0.35**	0.07
0-14	0.12	0.04	−0.15
15-59	0.28*	0.01	−0.59**
60歳以上	0.06	0.31**	0.53**

注）**p＜0.05
　　*p＜0.10
年齢調整死亡率；1995年国勢調査および人口動態調査．
都道府県別所得；1995年国民生活基礎調査．

ほど死亡率が低い」．ジニ係数と県所得中央値に比較的強い負の相関（-0.51）があるために見かけ上死亡率とジニ係数の間に相関があったことになる．
4) 一方60歳以上高齢者では，県所得中央値の影響を考慮しても，所得格差も所得水準もそれぞれ独立に死亡率と正相関が見られる．すなわち「所得分布格差が大きい県ほど死亡率が高い」．また県所得中央値と死亡率の関係は15-59歳の層とは逆転して，「所得が高い県ほど死亡率が高い」ことになる．

以上の傾向は，死亡原因をしぼって悪性新生物・虚血性心疾患・脳血管障害などいわゆる3大死因ごとに疾患特異的死亡率で見ても同様の傾向が見られる．すなわち，1995年のわが国における県別年齢調整死亡率と所得水準・分布格差の関係について，以下のことが示された．
1) 所得の分布格差と死亡率の関係は，絶対所得水準により強く交絡されている．
2) 年齢層によって影響の方向が異なる．
3) 特に所得水準の影響の方向性が年齢層によって変わる．

実は先行の米国研究では，上記のいずれもあてはまらない．分布格差の影響は州所得中央値を補正してなお有意に見られていた[7,8]．所得中央値の影響については論文中に報告されていないものが多く，あっても年齢層によって影響の方向性が変化するとは報告されていない．ただ影響規模に年齢層による違いが見られ，リンチら（Lynch J, et al.）は，高齢者層で格差による死亡過剰がもっとも目立つと報告している[9]．

ただし，この検討ではいくつか注意すべきことがある．まず客体数が46（阪神淡路大震災95年の影響を受けた兵庫県を除いている）と限られており，はずれ値による影響を受けやすいこと．所得水準・分布格差指数も一部の県については客体数が限られており誤差影響を含んでいることも考慮しなくてはならない．しかし年齢層や男女差のパターンは，はずれ値を除いても一定の傾向が見られることから，誤差による影響だけでこれらの所見を説明することはできないだろう．またこれらの違いは米国の州を単位とした先行研究でもほぼ同様の問題を抱えており，これだけで先行研究との差を説明すること

はできない.

　米国の先行研究はいずれも1990年の米国国勢調査結果に基づいたものである. 90年以外のデータを含めて死亡率とジニ係数の関係を検討した結果でも, 所得平均値を補正してなお, 死亡率と所得分布との間には有意な関係が見られている[6]. 一方, わが国のデータでは, 中谷らが最近発表した日英比較研究でも日本では年齢層により所得と死亡率の関係が異なることが確認されている[11]. ただし, なにが日本と米英の違いを生んでいるのかについては推測の域を出ない. 日本では複数年にまたがった検討を行った研究は見られていないが, 中谷らの検討 (1989年データ) と我々の検討 (1995年データ) では6年ほどずれているので, 調査年によらず日本の高齢者では所得水準が高い地域で, 死亡率が高いことなどが一貫して見られるといってよさそうである.

　このように, 地域を単位として死亡率と所得水準・所得分布について検討した相関研究は,「回答よりも多くの疑問」を生み出すような結果になっている. 残念ながら相関研究でのより詳細な検討について, 米国や英国以外からの発表が圧倒的に不足しているのが現状である. 果たして国・地域・文化を越えて「所得格差指数」や「所得水準」変数が一貫した意味づけで解釈可能なのか, 経済水準のどのような側面を反映しているのかなどが本来は議論されるべきであった. 米国のデータでも地域の医療資源や失業率などを補正すると, 所得分布と死亡率の相関が失われるという報告もある[12]. 1978年から2000年にかけての時系列データを検討したところ, この間に所得格差が最も拡大した地域で死亡率が最も減少していることが確認されるなどしたことから[13,14], 収入格差を文字通りに解釈し, 所得再分配の是非と直結させる単純な議論については, 最近では慎重な論調が見られている. 一時点の横断データだけでなく, 複数年度にわたる時系列横断データなども利用し, さらに異なる地域・国にまたがった相関研究を行うことが求められている[15].

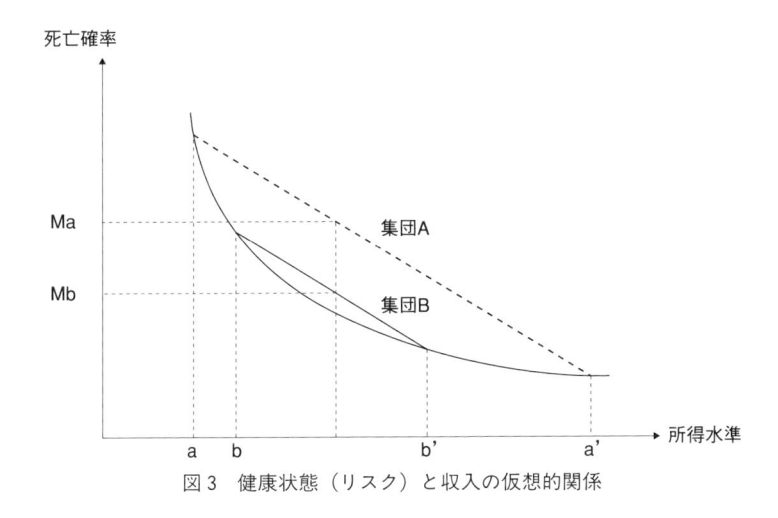

図3 健康状態（リスク）と収入の仮想的関係

3. 多重レベルデータでの検討

3.1 米国の先行研究の批判的検討

　主に合衆国の州別死亡率とその所得分布の間に見られた有意な相関をもって，「所得格差が集団の健康に負の影響を及ぼす」と結論することに対し，すぐさま理論的な批判が起こった[16]．

　図3は個人の死亡確率とその人の所得水準との仮想の関連を示したものである．所得の絶対値が上がれば死亡確率が低下するが，その関係が直線関係ではなく，下に凸の曲線を描いているところがポイントとなっている．2つの集団AとBにおいて所得格差と死亡率の関係を調べたとしよう．集団Aでは所得の幅がa〜a'，Bではb〜b'だとする．すなわちAのほうで所得格差が大きい．両集団の平均的な死亡確率をとれば，曲線関係があるために，Aの平均死亡確率のほうがBよりも高いことになる．すなわち，所得の絶対水準と死亡確率の関係が非線形関係にあれば，相関研究で見られたような収入格差と死亡率の関係を説明できてしまう．

　この論争は未だに尾を引いている．2004年の総説でスブラマニアンら

表 2-1　米国データを用いた多重レベ

筆者	発表年	文献番号	データ	サンプル数	地域単位	個人所得
Kennedy, et al.	1998	20	Behavioral Risk Factor Surveillance System (1993, 1994)	205245	50 州（1 州あたり 1,259 - 8,800 人）	5 段階，家族数補正なし．
Soobader and LeClere	1999	21	National Health Interview Survey (1989-1991)	9637	564 群（3,642 調査地区，1 調査地区 4000 人程度）	4 段階，家族数補正なし．
Subramanian, et al.	2001	22	Behavioral Risk Factor Surveillance System (1993, 1994)	144692	39 州（1 州あたり 1181 - 7212 人）	3 段階，家族数補正なし．
Blakely, et al.	2002	25	Current Population Survey (1995,1997)	185479	232 首都圏地域	4 段階，家族数補正あり．
Mellor and Milyo	2003	29	Current Population Survey (1995-1999)	309135（1 年あたり約 6 万人 × 5 年分）	50 州	連続変数，家族数補正なし
Subramanian and Kawachi	2003	31	Current Population Survey (1995,1997)	90006		9 段階，家族数補正あり
参考						
Shibuya, et al.	2002	30	国民生活基礎調査 (1995)	80899	46 都道府県（震災被害の兵庫県を除く）	7 段階，家族数補正あり

注）＊アウトカムはすべて自覚的健康度（2 値変数）．

ル分析による研究の一覧（横断研究）

個人レベルの交絡因子	地域所得水準	所得分布	地域ダミー変数	統計手法	所得分布の影響
年齢，性，教育歴，医療保険の有無，家族構成	含まず	州別ジニ係数，Current Population Survey 1990-1992から別途計算，4段階に集約．	なし	SUDAANのロジスティック回帰	影響あり
年齢，教育歴，職業	地域所得中央値，貧困世帯割合	ジニ係数，1990国勢調査データより入手，調査区レベルで0.09-0.64，4段階に集約．	なし	SUDAANのロジスティック回帰	郡レベルでは負の影響，調査区単位ではNS
年齢，性，人種，婚姻状況，医療保険有無，喫煙	地域所得中央値	州別ジニ係数，Current Population Survey 1990-1992から別途計算，連続変数として．	なし	Ml-winのロジスティック回帰	高収入群で負の影響あり
年齢，性別，人種	州所得平均値（4段階）	ジニ係数（国勢調査から入手）0.417±0.025，上限0.467，4段階に集約．	なし	SASのProc Glimmix（random-interceptモデル）	州平均所得を入れたら，影響は消失
年齢，年齢二乗，人種，婚姻状況，医療保険有無，居住地域，家族人数	州所得平均値	州別ジニ係数（調査年より5,10,20年ずれた年のもの）	固定効果	Probit解析（Robust error estimationによる）	地域固定効果補正前は有意な負の効果，補正後は消失
年齢，性，人種，	州所得中央値	州別ジニ係数（調査年より0,4,8,12,16年ずれた年のもの）	固定効果を入れた場合と，地域までいれた3層多重レベル分析で比較	Ml-winのロジスティック回帰	固定効果を入れると消失，3層多重レベル分析では有意
年齢，性別，婚姻状況，健診受診有無．	都道府県所得中央値（5段階）	都道府県別ジニ係数，5段階に集約．	全国12地域の固定効果	SUDAANのロジスティック回帰	負影響の傾向はあるが，有意差にいたらず

3. 多重レベルデータでの検討

(Subamanian SV, et al.) は，非線形関係による見せかけの所得格差影響を「凹効果（concavity effects）」と呼び，地域の所得格差という性質が直接及ぼす健康影響（もしあればの話だが）を「汚染効果（pollution effects）」と呼んで区別することを提唱している[17]．前者の凹効果は，決して「見せかけ」のものではなく，現に集団内に所得格差があれば集団全体としての健康水準が下がることを示す明確なモデルとなっている．実際批判したグラベル（Gravelle, H）も，集団の所得格差を解消することによる健康改善効果について推計を行っている[18]．

ここで問題になっているのはより学術的な問題である．健康に影響しているのは個人の所得水準として表現される凹効果なのか，それとも所得格差で表現される地域・集団の特性による直接の汚染効果なのかが問われている．この問題提示は，個人所得＝「絶対所得仮説」と所得格差＝「相対所得仮説」の対立として捉えられ[19]，さらには「個人の所得を高くすればいいのか，それとも再分配こそが重要なのか」という実践的問題と混同されてしまったことが，後述するように論争をややこしくしている．

技術的には，個人レベルの収入水準による交絡を考慮しないかぎり，所得分布という集団特性による影響があるかないかについて決着はつかない．しかも従来の単純な線形モデルではなく，データの階層性を意識した統計手法（多重レベル分析）が必要となった．そして97年から数年間は，まさにそうした「収入格差の多重レベル分析」が次々と発表された年となった[20-28]．

90年代末に発表された多重レベルデータによる研究は，大規模公的統計データの入手しやすさなどからすべて米国から出されたものだが，不思議なことに，同じデータソースを使っているにもかかわらず，研究者によって所得格差の影響は「有意」に出たり，出なかったりしている（表2）．

結果が一定しない理由として，スブラマニアンらは総説で以下の4点を主にあげている[17]．

- 個人所得の変数としての取り込み方
  グラベルの批判にもあるが，個人所得と健康度（ないしリスク）の関係が非線形なのに，所得を連続変数扱いでモデルに入れてしまうと線形関係しか抽出できず，残った非線形部分の影響を「所得格差」が拾っている

表 2-2 米国データを用いた多重レベル分析による研究の一覧（縦断研究）

筆者	発表年	文献番号	データ	サンプル数	地域単位	個人所得	個人レベルの交絡因子	地域所得水準	所得分布	統計手法	所得分布の影響
Fiscella and Franks	1997	28	National Health and Nutrition Examination Survey (1971-1975)	14407	群 (105地区), 1地区48-323人	12カテゴリーですねたものをの各カテゴリーの中央値で代表させ連続変数として. 補正なし.	年齢, 性, 家族人数	含むず	貧困50パーセンタイルのものの収入が全体に占める割合 (0.18-0.37), 連続変数として.	SUDAANの生存解析	NS
Daly, et al.	1998	27	Panel Study of Income Dynamics (1978 & 1988 二コホート)	6500?	州 (数不明)	世帯収入, 詳細不明	年齢, 性, 人種	州所得中央値	貧困50パーセンタイルのものの収入が全体に占める2種類の指数. は1980,1990の国勢調査から別途計算してて入手. 連続変数として.	通常のロジスティック解析	NS
Lochner, et al.	2001	23	National Health Interview Survey - National Death Index (1987-1995)	546888	50州	27カテゴリーですねたものをの各カテゴリーの中央値で代表させ, 貧困ラインとの比を計算し, 5段階に集約. 補正なし.	年齢, 性, 人種, 婚姻状況	含むず	州別ジニ係数, 貧困割合, Current Population Survey 1991-1993から別途計算, 5段階に集約.	SUDAANの生存解析	影響あり

注) アウトカムはすべて死亡 (人口動態統計より入手). 地域ダミー変数はいずれも含まない.

3. 多重レベルデータでの検討　　47

可能性がある．ただし多くの研究では所得を4〜5段階のダミー変数として用いており非線形性は吸収できるはずである．

- 地域所得平均・中央値の入れ方

所得格差に関して，米国で発表された多重レベル研究の多くでは，個人所得と地域所得格差のみを変数として加えており，地域の所得平均・ないし中央値を入れていないものがある．また入れたとしてもその結果を報告していないものが多い（ただ地域平均所得を加えても結果は変わらなかったという記載だけが見られる）．ブライクリーら（Blakely, et al.）の検討で，州所得平均値を入れた途端にジニ係数の有意性が失われることを報告しており[25]，これまで報告されていた所得格差の影響は地域所得水準により交絡されていた可能性があることを結論で述べている．ただし，個人所得をモデルに入れた上で，さらに所得の集計値を変数としていれるのは過剰補正であり，本来所得格差が持っている有意性を損なってしまう，と主張している[19,25]．しかしワグスタッフら（Wagstaff A, et al.）[32]が明確にモデル化したように，絶対所得，所得格差に加えて，地域内の相対的地位による影響（地域の並の所得水準から見て，個人の所得が相対的にどの位置にあるか）を考慮するならば，所得中央・平均値がモデルに含まれるのは妥当である．

- 地域ダミーのいれかた

主にスブラマニアンとメローら（Mellor JM, et al.）との間の論争となっているのが，地域そのものの固定効果をモデルに取り込むべきか，否かである．メローらは，地域変数として所得格差以外の変数を十分含まなければ，地域ごとの社会政治風土や社会福祉政策・資源など，所得格差との相関が見られるような地域の特性による効果が，所得格差の効果として「見かけ上」拾われてしまう可能性に言及し，それを避けるために，地域のダミー変数をモデルに加えて，非特異的地域特性の影響を吸収するべきだとしている[29]．実際こうした地域ダミー変数を入れると，地域所得格差の影響は少なくなる．一方これに対して，スブラマニアンは地域ごとの集積性の問題として考え，群や州の上の階層として大地域を設定して3階層のマルチモデリングをするべきだと主張し，そうしたとして

も所得格差の影響は有意性を保っていたと報告している[17]．筆者はこの論争はメローらに軍配があがると考える．

・統計手法

最後に，同じ多重レベル分析といっても，Generalized Estimating Equation（GEE）などに代表される marginal approach と，random coefficient model などの conditional approach の2種類がある．後者では地域ユニット内の分散を明示的にモデル化していることにより，グループ間分散について直接推計ができることが特徴となる．ただし，地域所得格差などの「固定効果」の推計は，アウトカムが連続変数であればほぼ同じ結果が得られるが，アウトカムが健康・不健康の2値だと，marginal approach では回帰係数が過小評価気味になることが知られている[33]．スブラマニアンらはそれを根拠として，conditional approach の結果を採用するよう主張しているが，両モデルでは，回帰係数の解釈が異なるので，一概にどちらがよいと言いがたい．むしろ個人レベルの変数と地域レベルの変数をどのように理論的にモデルに組み込むか，のほうが影響としては大きいことが表2からもうかがえよう．

よりテクニカルな問題となるが，地域内変動・地域間変動がどのような振る舞いをしているのか，によって慎重にモデル選択をする必要がある[33-35]．たとえば，地域内の変動が，地域間変動より大きければ，そもそも多重レベルでやる意味は少なくなる．また地域間変動が大きすぎて，地域によって変動域が異なってしまえば（たとえばある地域ではジニ係数は 0.3 までしかないのに，ある地域は 0.45 以上しかないなど），格差の影響を見ているのか，地域の違いを見ているのか判別できない．特に米国データの場合，こうした地域ごとの変動域が極端に異なることが，「所得格差の有意性」が出やすくなっている原因の1つと考えられる．

以上のような手法論の違いもさることながら，「所得格差」なる地域特性と個人の健康状態とを結ぶ理論的仮説が揺らいでいること（もしくは欠如していること），それによって検討されるべきモデルが揺らいでいることにより根本的な原因が求められると筆者は考える．「所得格差の健康影響はあるか，ないか」という二者択一的な議論は現時点では不毛であり，研究を前に進める

原動力とはならないだろう．なぜ同じデータで結果が出たり出なかったりするのか，をより理論的に整理することのほうが，健康と地域特性をつなぐメカニズムの解明の上で優先されるべきである．質的な考察や相関研究などにも立ち返って，まずはこれまで得られた結果から，地域の社会経済特性と個人の健康状態とを結ぶ理論の再構築を図ることが必要とされている．

3.2 日本での検討結果

表2-1 の最終行に，日本のデータを検討した我々の研究を比較のためにあげた．この研究では，欧米と比較して「平等社会」と信じられている日本でも[36]，所得分布と健康の関連は米国同様に現れるのかどうか，が１つの焦点であった．その後に展開された「所得格差の影響はあるのか，ないのか」の二者択一論争に巻き込まれ，「米国以外の平等社会では所得格差の健康影響はない」という「根拠」にされてしまったが，それは筆者らの意図に反する．本節では若干の補足ならびに弁明をしたい．

我々の検討ではいくつかの仮説が用意されていた．

1. 「ジニ係数」に現れているものは所得分布の格差そのものではなく，個人所得と健康状態の関連の集合バイアスによるところが大きいだろう．また格差を生む地域特性の違い，たとえば経済・産業構造，社会政治的風土や社会・福祉・経済政策のあり方，格差に対する文化的態度などを反映した「近似的」変数としての意味が強いだろう．
2. そうであれば，ジニ係数だけを含むモデルでは，健康状態との関連性が有意になるが，個人所得を加えたモデルによってその影響は大きく減退し，さらに地域特性の非特異的な違いを吸収するために地域コードをダミー変数としてモデルに導入した段階で，ジニ係数の影響はさらに減退するであろう．
3. その上で残ったジニ係数の影響については，経済格差の影響を含め，なにがそれの原因となるかをさらにつきつめる必要がある．

これを検討するために，我々は段階的なモデルを作成していた（**表3**）．

実際解析結果は上記の仮説を支持するものであった．単変量モデルでは「所得格差」は有意で，「所得格差」が高い地域に住んでいる個人ほど不健康

表3 1995年国民生活基礎調査（N=80899）を用いた検討（Shibuya, et al. 2002 より改変）

	単変量モデル		モデル1		モデル2		モデル3	
	オッズ比	(95% CI)	オッズ比	(95% CI)	オッズ比	(95% CI)	オッズ比	(95% CI)
ジニ係数					0.06	(0.05-0.06)	0.08	(0.06-0.11)
第1四分位	1.00		1.00		1.00		1.00	
第2四分位	1.00	(0.92-1.10)	0.97	(0.89-1.07)	1.00	(0.91-1.11)	0.99	(0.89-1.11)
第3四分位	1.07	(0.98-1.18)	1.03	(0.94-1.14)	1.03	(0.93-1.14)	1.02	(0.90-1.17)
第4四分位	1.14	(1.02-1.27)	0.90	(0.78-1.05)	0.90	(0.77-1.04)	1.13	(0.96-1.34)
県別所得中央値								
第1四分位	1.33	(1.20-1.47)	1.39	(1.22-1.58)	1.14	(1.01-1.30)	0.79	(0.64-0.99)
第2四分位	1.15	(1.07-1.24)	1.13	(1.03-1.23)	1.03	(0.94-1.13)	0.85	(0.71-1.01)
第3四分位	1.15	(1.05-1.25)	1.11	(1.01-1.22)	1.03	(0.94-1.14)	0.93	(0.83-1.04)
第4四分位	1.00		1.00		1.00		1.00	

注：モデル1　ジニ係数と県別所得中央値のみ
　　モデル2　モデル1＋個人レベル（年齢，性別，個人所得，婚姻状況，健診受診有無）
　　モデル3　モデル2＋地域ダミー変数（全国12ブロック）

出典）http://www.bmjjournals.com/cgi/reprint/324/7328/116

と答えるオッズが用量反応的に高くなっていた．それに「地域所得中央値」を加え（モデル1），さらに「個人所得」を始めとする個人レベル変数を投入したところ（モデル2）「所得格差」は有意性を失い，また用量反応的な関係も見られなくなった．点推定では，むしろ最も格差の大きい地域で健康状態が良い傾向が見られるなど，一貫した傾向が失われた．なおこの段階では，県別所得中央値が高いほど，「不健康」オッズは下がる傾向が残っていた．ところが最後に地域の非特異的特性を吸収させるため，全国12地域ブロックのダミー変数を投入したところ（モデル3），

- 有意水準には至らないものの，ジニ係数の第4四分位（最も格差が大きい区分）で，不健康のオッズが高まる傾向が復活した．
- 所得中央値の影響の向きが逆転し，中央値の高い地域に住んでいるものほど，不健康と訴える傾向が線形的に見られた．

残念ながら，BMJ に誌上掲載された論文ではこの段階的モデリングの部分が省略され，web 上で入手できる本論文でも一部記述が省略されたため，筆者らの意図に反して，日本では収入格差の健康影響は見られなかったとする部分だけが先行して引用されることになってしまった[30]．「ジニ係数」と個人の主観的健康の間になんらかの関係があるかと言われれば，日本のデータでも関係は「ある」．ジニ係数を連続変数として投入すれば，「有意」に自覚的健康状態と負の関係がある[37]．問題はそれを以て「所得格差が健康に悪影響を持っている」と短絡的に結論するか，より理論的考察を踏まえた慎重な態度を取るかの違いである．

我々の論点は 1) 米国ほどの「所得格差」影響が見られなかったのはなぜか，2) 地域変数を入れる前後での「所得中央値」の振る舞いをどう解釈するか，3) その上で残存する「ジニ係数」の影響をどのように解釈するか，の3点であった．第1の点については，所得格差の程度が我が国のレベルと米国のレベルで違うことが議論に上がる．確かに米国の95-97年時点の全国ジニ係数は0.42と報告されており[25]，我々が計算した95年段階での日本の0.36よりも高い．しかし所得格差が全体として高いだけであれば，その影響を抽出することはできない．所得格差に地域間格差があって初めてその影響を抽出することができるはずである．最近の国際比較研究によれば[38,39]，米国と

カナダを併せた首都圏域を地域単位とする多重レベルデータでの検討で，カナダだけのサンプルでは有意にならないが，米国と併せると有意になることが示されている．米国サンプルのほうに格差最小と最大の地域が含まれていた．すなわち，米国で有意に出やすい理由は，米国が全体として所得格差が大きい国である，ということよりも，その地域間格差がまた大きい（平等な地域と不平等な地域の差が激しい）ということに求められるのかもしれない．州レベルで独立した憲法や政治機構を持っている米国だからこそ，こうした影響を抽出しやすいのかもしれない．つまり日本やカナダなどでは，「所得格差」が健康に影響しているのかもしれないが，こうした地域間格差が少ないためにそれを検出できていないのかもしれない．

第2の所得中央値の振る舞いについては，スーベーダーら（Soobader MJ, et al.）[21]もブレークリーら（Blakely A, et al.）[25]も所得平均ないし中央値をモデルに入れた段階で，収入格差の影響が減弱することについては見解が一致している．一方，これまで地域ダミー変数を明示的に入れた研究報告がメローら[29]と我々の検討の2つしかないため断定はできないが，影響の向きが逆転することについては奇妙にも両者は一致している．これについて我々は，「地域の所得水準が高いことが健康に悪影響している」のではなく，（個人所得−地域所得水準）によって表現される「所得の地域内相対位置」が自覚的健康状態に影響しているのではないか，と考察した．地域ダミー変数をいれて，非特異的な地域差が吸収されたところで，こうした現象が見られたのは興味深い．残念ながら，これ以外の研究で「所得の相対的水準」を明示的に検討したものがなく[19]，これ以上の議論は難しい．ちなみに，こうした現象がより一般的に見られるのか，異なる年次のデータを用いて検討した結果，1995年データに特異的に見られる現象だったことが，その後確認されている[37]．所得中央値の影響は，年次や年齢層によって有意に異なっていた．

第3の論点として，地域ダミー変数を入れた後に見られた，ジニ係数の影響（最も高い地域で不健康オッズが高い傾向が見られた）について，これを「所得格差による健康影響」を真に顕したものと解釈すべきかどうかは議論の余地がある．カワチら（Kawachi I, et al.）がいうように[40]，所得格差が大きい＝不平等社会＝社会関係資本の欠如と考察した場合，その影響が身近な調

査地区単位よりも，群ないし州レベルで見られやすいということは，理解に苦しむ．日本の場合は都道府県レベル以下に対応した所得分布指数を計算できる統計がないために検討できないが，少なくても都道府県レベルで計算したジニ係数でも全国12ブロックレベルで計算したジニ係数でも結果はほとんど変わらない．そうした社会関係資本が都道府県を単位として格差が見られるかどうかは怪しい．むしろ政策単位としての州なり都道府県なり地域ブロックを想定して，その地域の経済構造・社会福祉政策の違いを反映していると考えるほうが素直と思われる[6,15]．

3.3 時系列研究

表2-1に示した横断研究も，**表2-2**の縦断研究も，ある一時点の所得格差を曝露因子として，その健康影響を議論している．いずれの場合も，曝露状況（そのような格差のある地域に住んでいるか否か）は，なんらかの選択過程により規定されているため，計測されていない交絡因子の影響を免れない．いわゆる適用による交絡（confounding by indication）の影響が問題となる．経済研究などではこうした問題を克服するひとつの方法として操作変数法などが活用されているが，社会疫学領域ではまだ応用例は見られていない．観察研究ではこうした問題は解明できないという悲観論に立ち，社会実験のみが唯一の解決の方法であるとする極論もある[41]．

一方で，それは非現実的だとして，より自然実験的な状況（政策転換で再分配が強化されたとか）があれば，時系列分析などの準実験的アプローチを用いることができる．メローら[6,29]の研究がそのよい例である．米国の横断データを時系列で検討し，死亡率が低下した地域でむしろ所得格差が広がっていることが明らかにされ，所得格差仮説を否定する見解が得られている．台湾の例では，チャン（Chiang T）[42]が，経済成長前の1970年代には死亡率と所得水準の相関が強かったのに対して，急速成長後の80年代ではジニ係数との相関が強まっていることを報告しており，相対所得仮説に沿った結果が示されている．シュメリ（Shmueli A）[43]は，イスラエルの1979-2000年の時系列横断データで，平均寿命や乳児死亡率の推移と，国内総生産やジニ係数の推移との関係を時系列分析で検討したところ，所得格差そのものは拡大して

きているが，所得再分配政策が強化されてきた結果，国民健康水準が向上してきているとの分析結果を示している．

　筆者も1986年から1998年までの国民生活基礎調査データを用いた時系列横断データ分析を試み，一部結果を発表してきた[37]．80年代後半から90年代は，日本経済がバブル最盛期から戦後初めてのマイナス成長を経験した激動の時期に当る．この間，所得水準は物価指数の変動を考慮してなお向上し，またジニ係数は0.33から0.36へと増加した．この時期に個人所得，地域所得中央値，そして地域のジニ係数と，自覚的健康状態がどのように関連していたのかを検討したところ，個人所得は一貫して健康と正の強い関連性が見られ，また性別・婚姻状況によりその影響が有意に異なった．所得中央値は95年だけ特異的に負の関連が見られたが，他の年次では有意水準に至らず，年齢，生まれコホートによってもその影響が有意に異なった．一方，ジニ係数は，連続変数で見ると健康状態と負の有意な関係が見られたが，年齢・性・婚姻状況などの個人レベルのいずれとも，また年次とも交互作用が見られなかった．所得格差が社会比較による心理的ストレスなどを引き起こして健康に影響しているものだとすると，交互作用が個人特性のいずれとも全く見られず，景気などの年次変動の影響も受けていないことは，これを積極的に支持する所見となっていない．やはり地域社会特性を反映した固定的効果と捉えるほうが解釈しやすいのではないかと考察された．

4. 所得分布と健康をつなぐメカニズム仮説

　これまで所得格差に注目しつつ社会経済状態と健康の関連を検討した研究について鳥瞰してきた．ではどのようなメカニズムで所得分布は健康に影響するのだろうか．

　まず第1に考えられるのは，唯物論的なメカニズムである．新唯物論 (Neo-materialism)[44]などと呼ばれるが，教育や医療・福祉などに注ぐ資源の絶対量が健康に影響するという考え方である．格差が大きい社会では，政治的・経済的に大きな力を持つ富裕な階層とそうでない階層との利権が対立し，貧困層に注がれる資源量が乏しいため，格差が健康に悪影響すると考えられ

る．もしこれが正しければ格差の影響はより貧困層で顕著になるはずである．実際それを指示する検討結果も報告されている．

第2のメカニズムは，階層により異なる生活習慣行動につながり，それが異なる疾病発生パターンにつながるというものである．所得や教育歴と喫煙・食事・運動などの生活習慣行動との間に強い関連が見られるとする研究もある[45]．階層により生活習慣行動が異なる原因としては，教育や資源・機会の不均等に原因を求めるものや，階層により異なる生活嗜好・文化の違いによるものとする考察もある．

第3のメカニズムは社会比較によるものである．人は属する社会それぞれに規範となる生活様式や生活水準があり[46,47]，それに到達できていないことが心理的ストレスの原因となり，最終的には疾病や健康状態の悪化につながるという[48]．

最後に第4のメカニズムとして注目されているのが社会関係資本（Social capital）の欠如によるストレスである．社会関係資本の定義や関連研究については他章（近藤克則執筆）を参照されたい．間接的ながらそれを指示する研究もある[49]．

これらの対立仮説を比較検証するための理論的枠組みは統一的なものが示されておらず，そのためそれぞれの立場から水掛け論を繰り返しているのが現状に近い．理想的には，個人所得，地域所得水準，地域所得格差に加えて，中間変数となるもの，特に世帯レベルの健康資源（金銭，インフォーマルケア，サポートの有無など）や，生活習慣行動・健康関連対処行動や自己効力感などの健康信念，そして地域の社会環境資源（信頼感などのインフォーマル資源と社会福祉資源などのフォーマル資源）などを総合的に評価する理論的枠組みと調査研究が必要とされている．

5．まとめ

地域の所得分布と健康状態の関連について，内外の相関研究ならびに多重レベル研究を鳥瞰してきた．繰り返すことになるが，様々なアプローチがかけられた結果，その影響の有無，規模，メカニズムについては，得られた答

えよりも新たに持ち上がった問題点のほうが多い，というのがフェアな見解であろう．所得格差の大きい集団では，そうでない集団に比べて，集団の健康状態が劣ること自体については，理論的にも実証的にも見解は一致したとみてよい．なぜそうなるのか，所得の絶対水準以外のメカニズムがどのように作用しているのか，所得分布によって表現される「健康影響を持つ地域特性」の実態はなにか，それがどの程度の健康影響を持っているのか，どのような層で影響が最も見られやすいのか．これらの疑問に答えるには，観察横断研究の弱点を補うための手法論開発，準実験的な検証方法の導入に加えて，いま一度相関研究レベルへの立ち返りや，質的な研究の導入なども含めた，広範な取り組みが必要とされるだろう．また，個人や世帯が有する物質的・非物質的資源量，社会関係などの地域環境特性などを組み込んだより高度な理論モデルの構築や測定概念の整理・測定手法の開発が必要とされる．所得分布と健康の問題は，「不平等と健康の問題」に特化するよりは，地域社会特性と個人・集団健康の双方向的作用を問う，より広い研究視野の中で位置づけなおすことが，突破口への近道であるように感じている．そういった意味でも，所得分布と健康の研究はやっと登山口についたばかりなのかもしれない．

文 献

1) Wilkinson RG : Income distribution and life expectancy. BMJ **304**(6820): 165-168, 1992.
2) Men T, Brennan P, Boffetta P, Zaridze D : Russian mortality trends for 1991-2001 : analysis by cause and region. BMJ **327**(7421): 964, 2003.
3) 苅谷剛彦：階層化日本と教育危機―不平等再生産から意欲格差社会へ．有信堂, 2001.
4) 橘木俊詔：日本の経済格差―所得と資産から考える．岩波新書, 1998.
5) Judge K : Income distribution and life expectancy ; a critical appraisal. BMJ **311**(7015): 1282-1285 ; discussion 1285-1287, 1995.
6) Mellor JM, Milyo J : Reexamining the evidence of an ecological association between income inequality and health. J Health Polit Policy Law **26**(3): 487-522, 2001.
7) Kennedy BP, Kawachi I, Prothrow-Stith D : Income distribution and mortality : cross sectional ecological study of the Robin Hood index in the United States. BMJ **312** (7037): 1004-1007, 1996.

8) Kaplan GA, Pamuk ER, Lynch JW, Cohen RD, Balfour JL: Inequality in income and mortality in the United States; analysis of mortality and potential pathways. BMJ 312(7037): 999-1003, 1996.
9) Lynch JW, Kaplan GA, Pamuk ER, et al: Income inequality and mortality in metropolitan areas of the United States. Am J Public Health 88(7): 1074-1080, 1998.
10) 矢野栄二：包括的指標による地域の健康状態の評価とその利用に関する研究．平成11年度厚生科学研究費補助金（統計情報高度利用研究事業）報告書, 2000．
11) Nakaya T, Dorling D: Geographical inequalities of mortality by income in two developed island countries; a cross-national comparison of Britain and Japan. Soc Sci Med 60(12): 2865-2875, 2005.
12) Shi L, Macinko J, Starfield B, Xu J, Politzer R: Primary care, income inequality, and stroke mortality in the United States; a longitudinal analysis, 1985-1995. Stroke 34(8): 1958-1964.
13) Lynch J, Smith GD, Harper S, et al: Is income inequality a determinant of population health? Part 1. A systematic review. Milbank Q 82(1): 5-99, 2004.
14) Lynch J, Smith GD, Harper S, Hillemeier M: Is income inequality a determinant of population health? Part 2. U.S. National and regional trends in income inequality and age-and cause-specific mortality. Milbank Q 82(2): 355-400, 2004.
15) Blakely T, Woodward A: Ecological effects in multi-level studies. J Epidemiol Community Health 54(5): 367-374, 2000.
16) Gravelle H: How much of the relation between population mortality and unequal distribution of income is a statistical artefact? BMJ 316(7128): 382-385, 1998.
17) Subramanian SV, Kawachi I: Income inequality and health; what have we learned so far? Epidemiol Rev 26: 78-91, 2004.
18) Gravelle H, Sutton M: Income related inequalities in self assessed health in Britain; 1979-1995. J Epidemiol Community Health 57(2): 125-129, 2003.
19) Kawachi I, Subramanian SV, Almeida-Filho N: A glossary for health inequalities. J Epidemiol Community Health 56(9): 647.
20) Kennedy BP, Kawachi I, Glass R, Prothrow-Stith D: Income distribution, socioeconomic status, and self rated health in the United States; multilevel analysis. BMJ 317(7163): 917-921, 1998.
21) Soobader MJ, LeClere FB: Aggregation and the measurement of income inequality: effects on morbidity. Soc Sci Med 48(6): 733-744, 1999.
22) Subramanian SV, Kawachi I, Kennedy BP: Does the state you live in make a difference? Multilevel analysis of self-rated health in the US. Soc Sci Med 53(1): 9-19, 2001.
23) Lochner K, Pamuk E, Makuc D, Kennedy BP, Kawachi I: State-level income inequality and individual mortality risk; a prospective, multilevel study. Am J Public Health 91(3): 385-391, 2001.
24) LeClere FB, Soobader MJ: The effect of income inequality on the health of selected US demographic groups. Am J Public Health 90(12): 1892-1897, 2000.
25) Blakely TA, Lochner K, Kawachi I: Metropolitan area income inequality and

self-rated health-a multi-level study. Soc Sci Med **54**(1): 65-77, 2002.
26) Blakely TA, Kennedy BP, Glass R, Kawachi I : What is the lag time between income inequality and health status? J Epidemiol Community Health **54**(4): 318-319, 2000.
27) Daly MC, Duncan GJ, Kaplan GA, Lynch JW : Macro-to-micro links in the relation between income inequality and mortality. Milbank Q **76**(3): 315-339, 303-304, 1998.
28) Fiscella K, Franks P : Poverty or income inequality as predictor of mortality ; longitudinal cohort study. BMJ **314**(7096): 1724-1727, 1997.
29) Mellor JM, Milyo J : Is exposure to income inequality a public health concern? Lagged effects of income inequality on individual and population health. Health Serv Res **38**(1 Pt 1): 137-151, 2003.
30) Shibuya K, Hashimoto H, Yano E : Individual income, income distribution, and self rated health in Japan ; cross sectional analysis of nationally representative sample. BMJ **324**(7328): 16-19, 2002.
31) Subramanian SV, Kawachi I : The association betweeen state income inequality and worse health is not confounded by race. Int J Epidemiol **32** : 1022-1028, 2003.
32) Wagstaff A, van Doorslaer E : Income inequality and health ; what does the literature tell us? Annu Rev Public Health **21** : 543-567, 2000.
33) Diez-Roux AV : Multilevel analysis in public health research. Annu Rev Public Health **21** : 171-192.
34) Diez Roux AV : A glossary for multilevel analysis. J Epidemiol Community Health **56**(8): 588-594, 2002.
35) Diez Roux AV : The study of group-level factors in epidemiology ; rethinking variables, study designs, and analytical approaches. Epidemiol Rev **26** : 104-111, 2004.
36) Marmot MG, Smith GD. Why are the Japanese living longer? BMJ **299**(6715): 1547-1551, 1989.
37) 橋本英樹：経済格差による健康影響の年次変動；国民生活基礎調査の解析結果から．第74回日本衛生学会学術集会ワークショップ「社会疫学」，発表論文，2004年3月24日（於：東京）．
38) Ross NA, Wolfson MC, Dunn JR, Berthelot JM, Kaplan GA, Lynch JW : Relation between income inequality and mortality in Canada and in the United States ; cross sectional assessment using census data and vital statistics. BMJ **320** (7239): 898-902, 2000.
39) Ross NA, Lynch J : Commentary : the contingencies of income inequality and health : reflections on the Canadian Experience. Int J Epidemiol **33**(2): 318-319, 2004.
40) Kawachi I, Kennedy BP : Income inequality and health ; pathways and mechanisms. Health Serv Res **34**(1 Pt 2): 215-217, 1999.
41) Oakes JM : The (mis) estimation of neighborhood effects ; causal inference for a practicable social epidemiology. Soc Sci Med **58**(10): 1929-1952, 2004.
42) Chiang T : Economic transition and changing relation between income in-

equality and mortality in Taiwan ; regression analysis. BMJ **319**(7218): 1162-1165, 1999.
43) Shmueli A : Population health and income inequality ; new evidence from Israeli time-series analysis. Int J Epidemiol **33**(2): 311-317, 2004.
44) Lynch JW, Smith GD, Kaplan GA, House JS : Income inequality and mortality ; importance to health of individual income, psychosocial environment, or material conditions. BMJ **320**(7243): 1200-1204.
45) Lynch JW, Kaplan GA, Salonen JT : Why do poor people behave poorly? Variation in adult health behaviours and psychosocial characteristics by stages of the socioeconomic lifecourse. Soc Sci Med **44**(6): 809-819, 1997.
46) Dressler WW : Psychosomatic symptoms, stress, and modernization ; a model. Cult Med Psychiatry **9**(3): 257-286, 1985.
47) Dressler WW : Social support, lifestyle incongruity, and arterial blood pressure in a southern black community. Psychosom Med **53**(6): 608-620, 1991.
48) Marmot M, Wilkinson RG : Psychosocial and material pathways in the relation between income and health ; a response to Lynch et al. BMJ **322**(7296): 1233-1236, 2001.
49) Kawachi I, Kennedy BP, Lochner K, Prothrow-Stith D : Social capital, income inequality, and mortality. Am J Public Health **87**(9): 1491-1498, 1997.

第4章 医療へのアクセスと健康

豊川智之

1. はじめに

　医療へのアクセスとは，医療を受けることを到達地点とし，医療を受けるための条件を道のりやその障壁にたとえた言葉である．医療へのアクセスは，まず保健医療サービスが提供され利用できることが前提であり，次にその医療が住民のニーズに合い活用されることにより成立する（図1）．それらがかみ合わないとアクセスは成立しない．提供あるいは活用する側の双方にとって，成立しない原因をアクセスにおける障壁とみなすことができる．

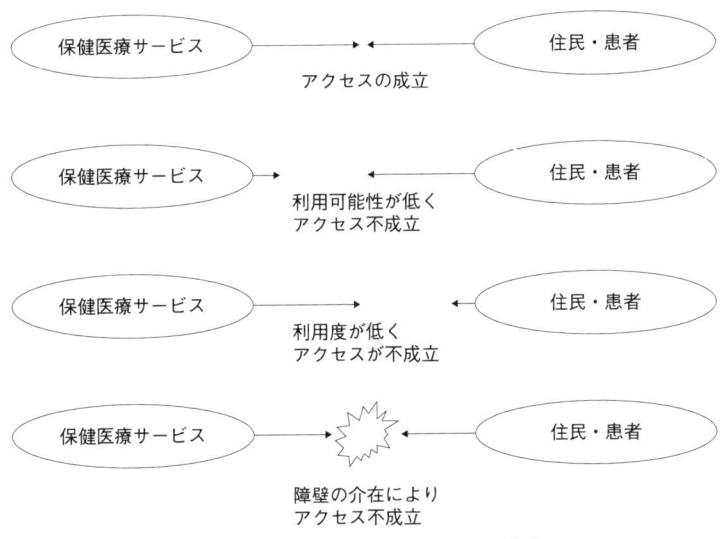

図1　医療へのアクセスが成立する条件

医療へのアクセスの評価軸は，大きく2つに分けることができる[1]．1つは，医療がどの程度普及しているのかを示す「利用可能性」であり，もう1つは，実際に医療がどの程度活用されているのかという「活用度」である．利用可能性は人口当たりの医師数やベッド数，専門医の分布などによって評価される．多くの国で医療の資源分布には地域格差があることが報告されており，地理的障壁（geographic barrier）として分析されることがある．他方，活用度は，個人的障壁（personal barrier），組織的障壁（organizational barrier），経済的障壁（financial barrier）の3つの観点から分析されることがある．これらの障壁は，社会的な格差と密接に関連し，社会疫学の研究対象となっている．

医療へのアクセスを改善し，公平なアクセスを達成することが各国の保健医療行政の目標の1つに掲げられている．本章では，医療へのアクセスと社会格差の結びつきに注目し，医療資源の利用可能性と活用度のそれぞれの評価軸から分析した研究を紹介し，様々な障壁について考えてみたい．

2. 社会格差と医療へのアクセスに関する研究

2.1 GISを用いた地理的障壁の評価

ウォン（Wang）ら[2]は米国イリノイ州における医師の地理的な分布状況をもとに，医療へのアクセスに対する地理的障壁と社会経済的障壁との関連について分析を行った．医師の郵便番号と国勢調査より得られる区画別人口から，医師と住民との間の移動時間を道路分類や人口密度に応じて地理情報システム（Geographical Information System；GIS）を用いて推定した．社会経済的障壁については，因子分析を用いて抽出された社会経済的因子，社会文化的因子，保健医療ニーズ的因子の3因子を用いて分析した．

医療へのアクセスのしやすさについて地理的に評価した地図を見ると（図2），色の濃い州最大都市のシカゴや州都のスプリングフィールドなどの都市は移動時間が短く，色の薄い農村地区は移動時間が長い傾向が示されている．都市中心部の貧困地区は医療へのアクセスが悪いことが知られているが，こ

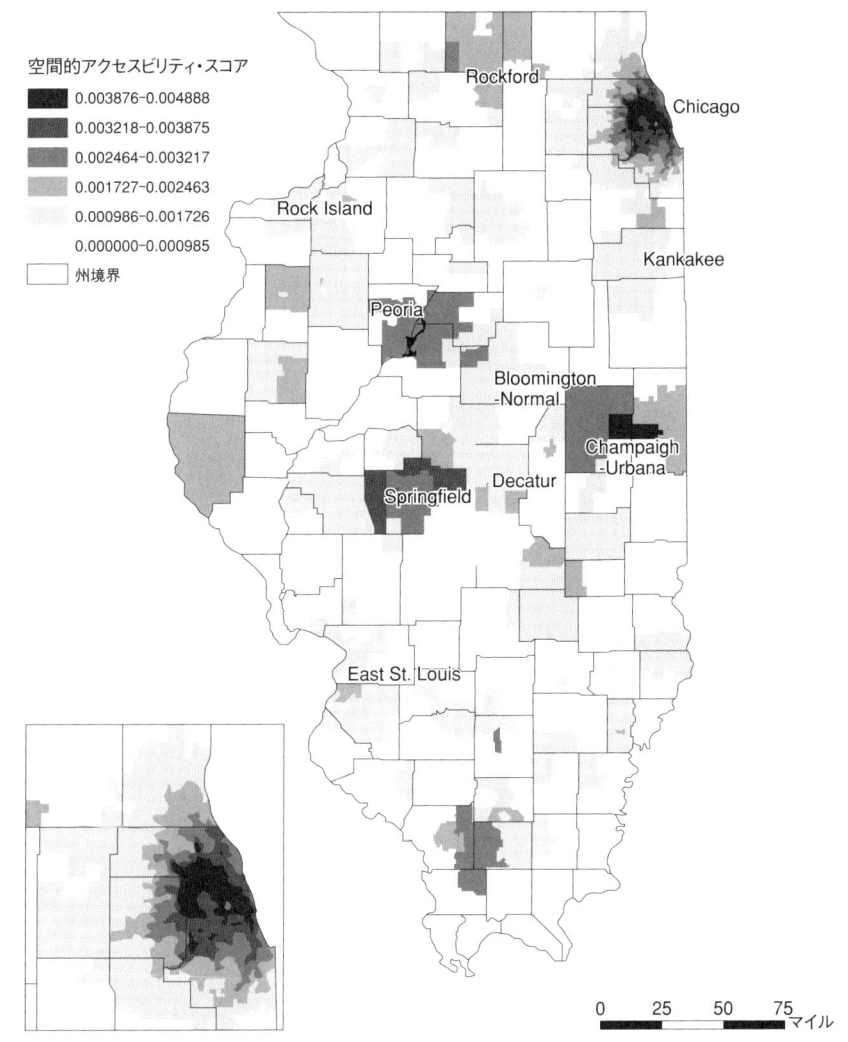

出典）Wang F, Luo W: Assessing spatial and nonspatial factors for healthcare access: towards an integrated approach to defining health professional shortage areas. Health & Place 11: 137, 2005. fig 3 を Elsevier の許可を得て転載.

図2 米国イリノイ州における医療へのアクセスしやすさの地理的なちらばり

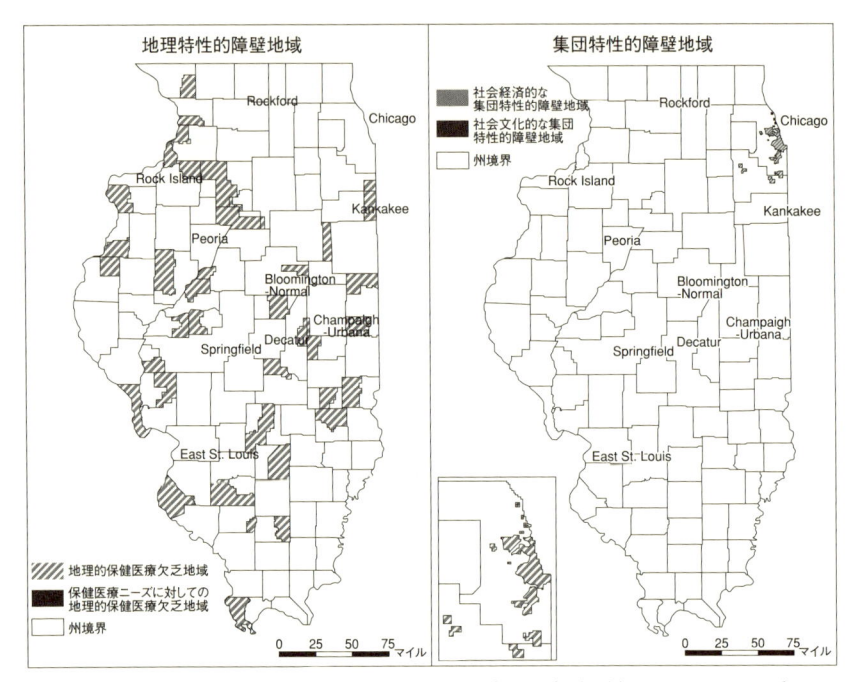

出典）Wang F, Luo W. Assessing spatial and nonspatial factors for healthcare access: towards an integrated approach to defining health professional shortage areas. Health & Place 11 : 144, 2005. fig 7 を Elsevier の許可を得て転載.

図3 米国イリノイ州における医療へのアクセス欠乏地域

の地図でははっきりと示されていない．

　これらの結果をもとに保健医療欠乏地域を評価しその分布を地図上で表したものが図3である．「地理的保健医療欠乏地域」とは，地理的に医師数が絶対的に少ない地域，もしくは保健医療ニーズが高い割に医師数が地理的に少ない地域である．この地域は農耕地区であり，イリノイ州の12.8％の面積を占め，人口は22万人（全人口の1.8％）である．この地域は人口数は少ないが州内の広い領域にわたっており，農村地区を中心とした医師不足が浮き彫りになっている．

　他方，「集団特性的障壁地域」とは，社会経済的状態や社会文化的状態が低い地域であり，都市内の狭い地域に分布していることが示された．このような地域はイリノイ州の0.5％の面積を占め，123万人（人口の9.9％）であることが推定された．都市部を中心に，社会経済あるいは社会文化的背景により

アクセスが制限されていることが浮き彫りになっている．

医療へのアクセスと社会格差との関連が，地図上においても確認可能な地域性を有している．GISを用いることで，移動手段など地理的条件を考慮に入れた定量的分析が可能となり，社会格差による医療アクセスの不平等の評価が可能となった．農村と都市において医師の地理的な分布と社会的な背景という異なる背景から，医療へのアクセスが困難であるという共通の問題を生じさせていることを浮き彫りにした研究である．

2.2 英国における子宮頸部がんスクリーニングへのアクセスと社会格差

医療へのアクセスが成立するためには医師の存在が基本である．医師を確保し利用可能な範囲内に配置することは，保健医療行政の優先課題である．しかしながら，医師の分布には偏りがあり，そこに社会的な格差が結びついていることが報告されている．

英国では，健康と社会格差の関係が地理的に示されている．古くより，死亡率や罹患率は，北部より南部で低く，都市部より農村部で低い傾向があった[3]．保健医療サービスの利用可能性は住民のニーズとは関係なく，収入レベルが高い地域に集まり，死亡率の高い地域では利用可能性が低かった．ハート (Hart) は，このような英国における医療サービスの分布状況を「ケアの反比例則 the inverse care law」と呼び，市場の力（市場の原理）が働いているところほどはっきりと示されるという特徴を指摘している[4]．

英国の医療制度は，国営医療サービス (National Health Service；NHS) と呼ばれる医療費原則無料の国営医療制度であり，1948年から実施されている．NHS導入の主な目的の1つは，医療資源の地域格差を是正することであった．医師や病院などを未充足地域に配置し，他方，患者数に対して医師数が十分な地域には追加配置せず，主に都市部の貧困地域などに再配分した．しかし，専門性が高い医療や，予防医学へのアクセスは必要性が高くかつ不十分な貧困地区ほど改善が鈍い傾向にあるといわれている．医療へのアクセスの改善は，社会的格差のある地域では遅いことが指摘されている[5]．

子宮頸部がんスクリーニングについては，1990年の医療制度改革以降，GPの管轄地域住民の5年間受診率が80%以上を達成することにインセン

ティブがつくようになった．それ以降，子宮頸部がんの発生率や死亡率は減少しており，同スクリーニングは英国内で効果を上げていると評価されている．他方，子宮頸部がんが多い貧困地区では，スクリーニングに対するインセンティブの効果が浸透するには時間がかかることが予測されていた．そこでベーカー（Baker）らは，子宮頸部がんスクリーニングに焦点を当てて，その普及率とがんの発生率死亡率への影響について，英国内の貧困地域と富裕地域とを比較し，社会格差の影響について検討した[6]．

英国内の99の保健所 health authorities が管轄する地区のうち，区域変更の無かった60地区に対し，タウンゼンド貧困指標（Townsend Deprivation Index）をもとに20ごとに貧困地区，中間地区，富裕地区の3つに分類した．そして各保健所におけるスクリーニング受診率が80％以上という基準を達成しているかどうかについて調査した．

富裕地区ではほぼ普及している状態となった．他方，貧困地区は改善幅が大きいものの，ばらつきが大きく，80％実施率に至っていないところが多く残されている．両地区とも1991年から1993年までの改善傾向が強かった（図4）．

発症率と死亡率についてみると，ともに減少傾向が示されている（図5）．子宮頸部がんの発症及び死亡の少ない35歳未満では差がはっきりしないが，35歳以上65歳未満では，いずれの地区でも大きく減少している．発生率では貧困地区の減少が大きいが，依然として各地域間の差は残されている．他方，検診による早期発見の効果が期待される死亡率でも各地区とも減少傾向を示している．特に中間層では，91-93年平均では貧困地区と同様の死亡率だったのが，97-99年平均では，富裕地区と貧困地区の中間的な値を示しており，効果が大きかった．

スクリーニングの実施率との相関を見ると，貧困地区では，35歳以上65歳未満の発生率（$r=-0.99, P<0.0012$）及び死亡率（$r=-0.91, p<0.005$）と実施率との間に有意な負の相関が見られた．貧困地区の35歳未満や富裕地区では同様の傾向が見られたが，有意な関連を示さなかった．

スクリーニング検査の普及により，まず発生率における不公平が改善され，次に死亡率の是正へとシフトしているようにみえる．死亡率の改善は，前半

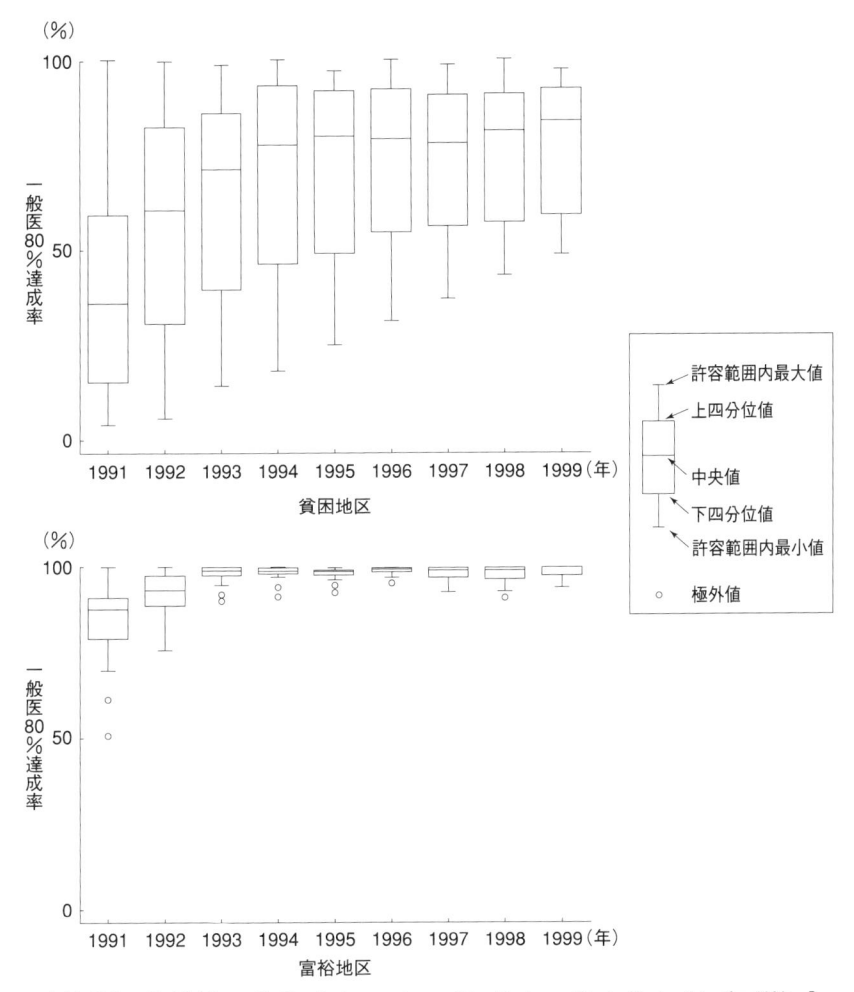

出典）Baker D, Middleton E. Cervical screening and health inequality in England in the 1990s. J Epidemiol Community Health 57：419, 2003. figure 1 と figure 2 を BMJ Publishing Group の許可を得て転載．
図4　一般医による子宮頸部がんスクリーニングテストの達成状況の年次推移

に富裕地区で，後半は貧困地区で効果を上げており，スクリーニングの効果の浸透には社会格差によって差があることが考えられる．スクリーニング対するインセンティブの効果の浸透にも社会格差による障壁があることが示されたが，効果的なスクリーニングと，その実施をインセンティブに結びつけ

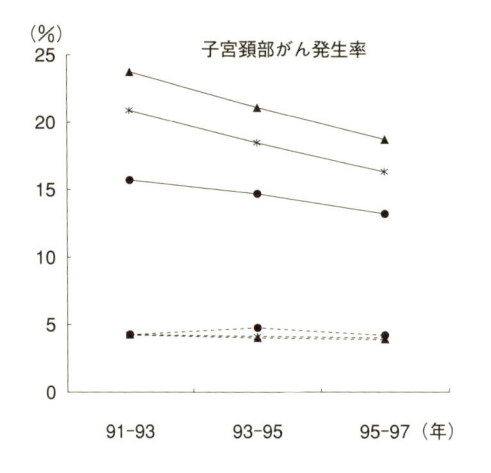

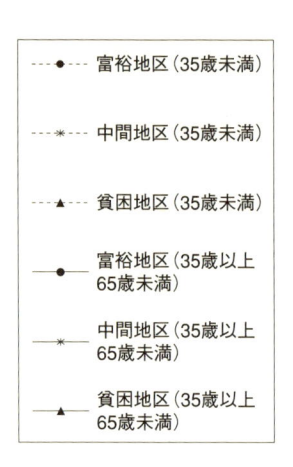

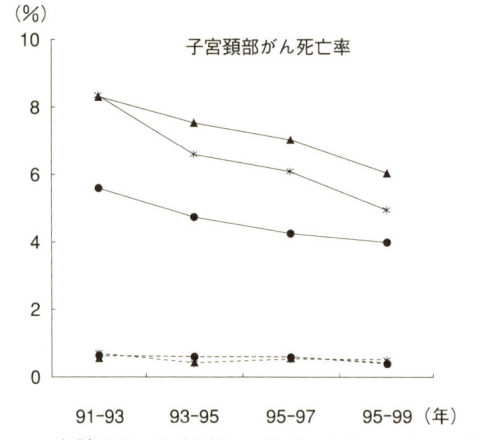

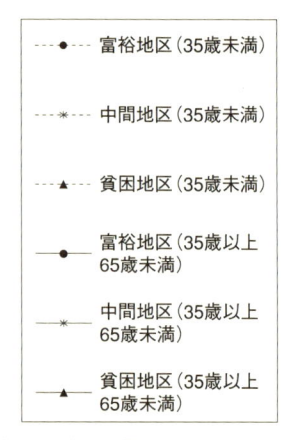

出典) Baker D, Middleton E. Cervical screening and health inequality in England in the 1990s. J Epidemiol Community Health 57：421, 2003. table 4 の情報を基に BMJ Publishing Group の許可を得て作成.

図5　子宮頸部がんの発生率と死亡率

ることは，長期的には健康における社会格差を弱める働きがあると考えられる．そしてインセンティブが貧困地区ほど強く働くような設定が有効であるかもしれない．

英国における医師の分布は，医療制度改革を重ねた現在も富裕地区には50

％ほど多くの医師が分布していることが報告されており，医師の偏在は今もなお改善すべき課題として残されている．英国ではこれらの疫学的な知見の蓄積に伴い，医療へのアクセスを改善し，社会的格差を縮小するために，継続的な基準の見直しが行われている[7]．

2.3　保健医療資源の配分評価

保健医療における資源配分と所得との関係を評価する方法のひとつに，ロレンツ曲線とジニ係数を応用する方法がある[8]．ロレンツ曲線とは，1905年に米国の統計学者ロレンツが所得分布を解析するために考案した分析方法である．人口の累積割合を所得の少ない順に座標平面状にプロットすることで描かれる曲線である（図6）．対象集団で所得の少ない順から10％にあたる人々の所得の累積をプロットし，次の20％を同様に繰り返すことで描かれる．完全に平等な所得配分の場合，ロレンツ曲線は対角線に近づく．ジニ係数は，対角線とロレンツ曲線によって囲まれる面積の割合であり，数値が大きいほど不平等の程度が大きいことを示す．縦軸を医師の累積割合に置き換えることで，人口分布に対する医師分布の不平等の大きさを評価することができるなど，様々な形で応用されている．

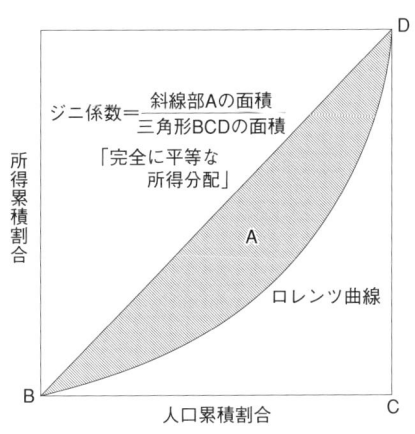

出典）山岡和枝・小林廉毅 著．行動計量学シリーズ4 医療と社会の計量学．朝倉書店，1994. p128.

図6　ロレンツ曲線とジニ係数

必要に応じて必要な医療を受けられることを評価するために，医療ニーズを含めた分析が Wagstaff らにより行われた[9]．この研究ではロレンツ曲線を応用し，縦軸には疾病分布と医療費をそれぞれニーズとアクセスの評価として用いている．オランダのデータを用いて行われた研究では，収入により5階級に分けて，社会経済的格差が，医療費配分において平等に分配されているかを検討している（図7）．棒グラフでは，対象者の21％を占める低収入層が31％以上の疾患を占めるが，支出で見ると27％を占めるにとどまっている．これをロレンツ曲線に当てはめると，低所得層では疾患と医療費が分かれており，所得が高いと差がなくなっている（図8）．この2曲線の違いについて面積を用いて数量的評価をすると0.05となる．イタリアのデータを用いて同様に計算すると0.11であった．この数値が大きいイタリアはオランダより，医療費配分と健康状態とのバランスに不平等が生じていることになる．

　医療へのアクセスは，医療資源の配分によって数量的な評価をすることができ，結果的に社会的な格差を反映した不平等な配分を見出すことができる．医療へのアクセスにおける障壁を示唆する研究ではないが，利用可能性と社会格差の評価方法として有用な方法の1つである．

2.4　薬剤消費における価格感度と社会格差

　世界中の多くの国で保険医療費の拡大が問題となっている．自己負担割合を高め，不必要な医療を抑制することを期待している．一方，必要な医療まで制限してしまうことや，社会的格差を増幅することが懸念される．

　スウェーデンでは，1998年の段階で，処方薬については2割の自己負担であった．また，薬剤費が1974年から1995年にかけて133％増加しており，薬剤費の抑制が議論されていた．薬剤費のほとんどは処方薬によるものであり，増加抑制の手段として，自己負担の増額が議論されるようになった．

　薬剤に対する自己負担額が増加されると，消費者は効果の少ない薬剤の購入を控えると予想される．そのため薬剤種ごとの価格感度が浮き彫りになる．そしてその価格感度は社会格差によって異なると考えられる．ランドバーグ（Lundberg）らは，利用者負担額の変化と処方薬の利用における価格感度につ

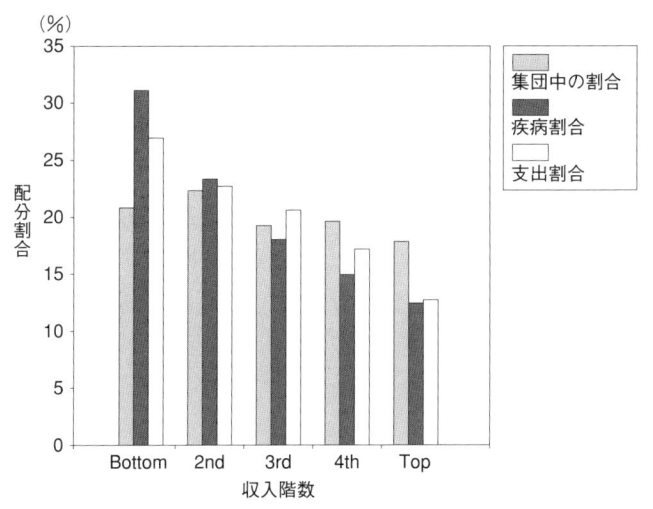

出典）Wagstaff A, van Doorslaer E, Paci P. On the measurement of horizontal inequity in the deliverly of health care. J Health Economics 10 : 197, 1991. fig 8 を Elsevier の許可を得て転載．

図7　疾病分布と医療費における社会格差

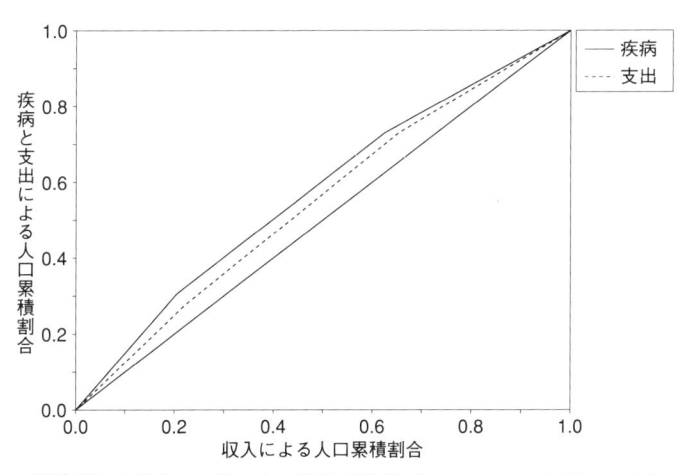

出典）Wagstaff A, van Doorslaer E, Paci P. On the measurement of horizontal inequity in the deliverly of health care. J Health Economics 10 : 197, 1991. fig 9 を Elsevier の許可を得て転載．

図8　ロレンツ曲線を用いた疾病分布と医療費における社会格差の評価

表1 多重ロジスティックを用いた
価格感度と個人特性との関連

説明変数	β	SE	p-value
自己負担上昇率	0.01	0.40	0.10
性 (reference 男性)			
女性	−0.17	0.00	<0.01
年齢（歳）(reference 20-29)			
30-39	0.15	0.20	0.46
40-49	−0.14	0.22	0.53
50-59	−0.34	0.26	0.19
60-69	−0.27	0.28	0.32
70-79	−1.19	0.31	<0.01
80-84	−0.71	0.43	0.10
収入 (SEK) (reference<10000)			
<15000	−0.54	0.16	<0.01
<20000	−0.38	0.21	0.06
>20000	−1.19	0.32	<0.01
学歴 (reference 高卒未満)			
高卒	−0.25	0.17	0.14
大卒	−0.57	0.20	<0.01
就業 (reference 就業)			
未就業	0.48	0.30	0.10
主観的健康感 (reference 悪い)			
まずまず	−0.47	0.34	0.17
良い	−0.69	0.34	0.04
かなり良い	−1.16	0.36	<0.01
非常に良い	−0.77	0.38	0.04
薬品 (reference 使用しない)			
ペニシリン	0.07	0.21	0.73
解熱鎮痛剤	−0.99	0.18	0.59
スキンクリーム	0.11	0.20	0.60
ビタミン剤	−0.13	0.26	0.62
胃薬	−0.19	0.27	0.50
抗うつ剤	−0.27	0.38	0.47
胃潰瘍薬	−0.33	0.40	0.41
鎮痛剤	0.29	0.29	0.31
強心薬	−0.29	0.37	0.42
睡眠薬	−0.19	0.31	0.53
抗アレルギー薬	0.31	0.31	0.31
狭心症治療薬	−0.41	0.48	0.40
避妊薬	0.30	0.21	0.15
止瀉薬・便秘薬	0.52	0.31	0.09
降圧剤	−0.43	0.21	0.05
更年期障害薬	−0.70	0.31	0.02
鎮咳剤	0.99	0.24	<0.01

出典) Lundberg L, Johannesson M, Isacson DGL, Borgquist L: Effects of user charges on the use of prescription medicines in different socio-economic groups. Health Policy 44: 130, 1998. table 3 を Elsevier の許可を得て掲載.

いて，社会格差の影響を検証した研究を行った[10]．

郵送法により回収したアンケートのうち，分析に使用可能だった2008名分のデータを用いて分析している．これまでの6ヶ月間購入していた処方薬を，健康状態がこれまでの6ヶ月間と変わらないと仮定して，負担額（割合）の増加に伴い，今後6ヶ月の間に薬剤購入を控えるかどうかについて質問している．9%，25%，56%，88%，150%の5段階の自己負担割合の引き上げを想定して回答を得た．さらに，年齢，性，収入，教育，雇用状態や自己評価による健康状態などを統計モデルに入れて検討した．

分析対象となった薬剤は，降圧剤や鎮咳剤などの17種類であり，負担増による影響と，過去2週間以内の使用状況についても調べている．

多重ロジスティックを用いた分析（**表1**）では，β値が正の場合，購入を控えると応えた者が多く，値が大きいほど価格感度が高いことを示している．収入についてみると，収入が高くなるにつれて，購入を控える者が減るという結果になった．つまり収入に応じて価格感度は弱まり，自己負担率の増加は低収入層に影響がある可能性があることになる．同様に，学歴についても，高学歴になるにつれて価格感度が同様に弱まっていた．価格感度は，高年齢，女性，良好な主観的健康感において低いことが示された．

薬剤別にみると，解熱鎮痛剤で価格感度が最も低く，次いで更年期障害薬が低かった．価格感度が高かったのは鎮咳剤であり，必要性の低さが反映されている結果となった．

自己負担額の増加は，収入や学歴といった社会格差により健康の格差を広げることが予想された．すなわち，経済的障壁は，社会格差を増幅する形で機能することが考えられる．

2.5　ランド医療保険研究

自己負担率が高まると不必要な受診は減少するが，低所得者などでは必要な受診までも抑制されると考えられている．この自己負担率による抑制効果を証明するには，段階的に設定した自己負担率を一般住民に割り振り，それらの医療へのアクセスを比較する研究が必要である．このような介入研究をすることは難しいため，制度の変化前後を比較する観察研究や，変更した場

合を想定した研究に制限される．しかし，一般住民にその負担率を無作為に割り振った介入研究が米国で行われた[11]．

この介入研究は，民間シンクタンクのランド研究所を調査主体とする，ランド医療保険研究（Rand Health Insurance Experiment）である．調査は全米の6地区から無作為に抽出され，調査対象は2756世帯，総数7706人に及び，調査期間は1974年から1982年までであった．調査費用は研究当時で6000万ドルという非常に大がかりな研究である．高齢者と年収25000ドル以上の世帯（1973年当時）は調査対象外とし，依頼した世帯のうち15％が参加を拒否した．

調査参加世帯は自己負担の割合が0％（すなわち無料診療），25％，50％，95％の4つの医療保険グループに無作為に振り分けられた．また，自己負担の上限が設定され，世帯の所得に応じて5％，10％，15％に振り分けられた．さらに世帯ごとの自己負担額は最大でも年間1000ドルを超えないこととし，それ以上の自己負担は医療保険が支払った．自己負担95％のグループはさらに自己負担の上限について追加設定されたグループがある．これは，入院は無料診療であり，外来は世帯員の自己負担が年額で150ドル，あるいは世帯全員で450ドルを超える場合には，それ以上の負担は医療保険が支払うという設定であった．このグループは，最大自己負担額を個人単位で設定していることから「個人型」と呼ばれ，自己負担額の上限を超えやすい設定になっているのが特徴である．なお，保険料支払いの増加するなどにより，実験に参加することによって家計が財政的に悪化することが無いよう，医療サービスの利用度とは関係なく補助金が支払われた．

表2は，自己負担率別にみた医療サービスの利用者の割合を示している．まず自己負担率が高いほど，医療サービスの利用者が減少しており，所得の低い者ほど利用者が減少する傾向が示された．無料診療群（自己負担率0％）では所得による差が小さく，自己負担率が高くなると所得による差が大きくなった．自己負担率が高いと，人々は医療を受けることを控え，特にその傾向が低所得者で強く現れるという仮説を支持する結果となった．

入院治療については，所得低位の者のアクセスが良好だった．それは最大自己負担額が所得に応じて設定されており，高額になりやすい入院治療では

表2 自己負担率と医療アクセスに所得が与える影響

保険医療プラン 自己負担率	全体	所得		
		下位 1/3	中位 1/3	上位 1/3
利用者割合(%)				
0%	86.8	82.8	87.4*	90.1*
25%	78.7	71.8	80.1*	84.8*
50%	77.2	64.7	76.2*	82.3*
95%	67.7	61.7	68.9*	73.8*
95%＋個人型	72.3	65.3	73.9*	79.1*
入院者割合(%)				
0%	10.3	10.6	10.1	10.4
25%	8.4	10.0	8.4*	8.0*
50%	7.2	9.1	8.1	7.8
95%	7.9	8.8	7.4*	7.1*
95%＋個人型	9.6	9.3	9.4	9.9

注) *p<0.05 (下位 1/3 と比較して)
出典) Newhouse JP and the Insurance Experiment Group: Free for All? Lessons from the RAND health insurance experiment. Harvard University Press, 46, 1993.

低所得の者ほど自己負担額上限を超えやすいためである．

個人型の外来についてみると 95% という高い自己負担率のため，小さな出費を控え，自己負担額の上限を超える大きな出費には積極的に受けることが考えられる．医療を受けたかどうかという点では 50% 自己負担と同程度であった．一方，個人型の入院についてみると，25% の自己負担群よりも医療アクセスが多かった．入院については，所得とは関係なく上限が 1 人当たり 150 ドルと設定されているため，高額な入院サービスを利用しやすい．上限を超えない低額な医療サービスでは個人型のメリットがなく，高所得の者ほど受けやすいことが，結果に反映していると考えられる．最大自己負担額を所得に応じて設定することで，外来を抑制し，重要度の高い入院医療へのアクセスを調整することができるといえる．

自己負担率の上昇の狙いの 1 つである不適切な医療が削減したかについて明らかにするために，入院治療の適切さを確認した分析も行われている（**表3**）．2 人の医師が共通の評価基準に基づいてカルテをチェックし，入院が適切であったかどうかを調べた．ここでは，患者にとって医学的にメリットのない入院治療を「不適切な入院」とした．入院期間中のある一日に注目し，

表3 自己負担の有無と外科入院及び重症度

	無料診療 1098人	自己負担群 1535人
外科入院数		
・外科入院総数	126	96
・不必要な入院数	30	22
・不適切な入院割合	24	22
外科入院治療日数		
・入院総日数	830	640
・不適切な入院日数	292	213
・不適切入院日割合	2.3	2.2
重症度		
・ステージ1　無症候性	121 (27.5%)	157 (30.8%)
・ステージ2　中程度の症状	259 (58.9%)	271 (53.1%)
・ステージ3　重大な症状	58 (13.2%)	74 (14.5%)
・ステージ4　破滅的な症状	2 (0.4%)	8 (1.6%)

出典) Newhouse JP and the Insurance Experiment Group: Free for All? Lessons from the RAND health insurance experiment. Harvard University Press, 173, 1993.

その日の治療の適切さを同様に評価した．

まず，不適切な入院であった割合は，自己負担群と無料診療群に差が見られなかった．入院医療へのアクセスは，適切，不適切かにかかわらず同様に抑制されていることが示された．適切な医療は自己負担率による抑制が小さいという予測を裏切る結果となり，自己負担率は不適切な医療のみを抑制する現象は示されなかった．また，不適切な入院治療にも差が見られなかった．提供される医療サービスには自己負担率によって選択されないことが考えられる．重症度についても無料診療と自己負担に差が見られなかった．無料診療であれば，症状が出る前，あるいは軽いうちに来院することや，自己負担が高いため医療へのアクセスを遅れ，重症化してからくるということは観察されなかった．

ランド医療保険研究により，自己負担率が高いほど医療へのアクセスが抑制されるが，その影響は所得の低い者に大きいことが明らかになった．また，医療へのアクセスは，所得や自己負担の限度額によっても左右された．一方，自己負担率によって不必要な医療のみが抑制されるのではなく，必要な医療も抑制を受ける．また自己負担によって入院が遅れることや，疾病の重症化

を招くといった現象は観察されなかった．本章で紹介したのはランド医療保険研究の一部分であり，最大自己負担額や所得，性や年齢，救急や予防など多方面から分析が行われている．ランド医療保険研究は医療保険における自己負担の影響を介入試験により明らかにした包括的研究として，今もなお貴重な研究である．

2.6 タイの AIDS 患者と抗 HIV 多剤療法

タイでは AIDS が社会的問題となっており，2000 年時点で HIV 感染者約 70 万人，AIDS 発症者 5.5 万人，感染率は成人男性で 2%，成人女性で 1% と推定されている．AIDS 発症を遅延させる抗 HIV 多剤療法は効果的である反面，非常に高価であり，自費でまかなえる患者は富裕層に限られる．タイの医療保険制度は，2001 年 10 月に国民皆保険が実現した．医療保険は 3 種類にわけられ，CSMBS（Civil Servant Medical Benefit Scheme），SS（Social Security Scheme），UC（Universal Coverage または 30 Baht Scheme）があり，それぞれ医療保険の適用範囲が異なる．調査を行った 2002 年当時，抗 HIV 多剤療法は CSMBS のみ入院時という制限つきで保険適用となっている．そのためタイでは，抗 HIV 多剤療法へのアクセスが社会経済的な要因によって左右されていることが予想された．

そのような状況下で北島らはタイ東北部コンケン県（Khon Kaen Province）の病院において抗 HIV 多剤療法を受療している患者 361 名（男性 193 名，女性 168 名，平均年齢 33.6±6.8）を対象に調査を行った[12]．調査項目は，AIDS のステージ，診療内容（薬剤・検査を含む），医療費，医療保険の種類，自己負担額などであった．各医療保険制度への加入者は，CSMBS が 26（7.2%），SS が 39（10.8%），UC が 217（60.1%），自費が 79（21.1%）であった．抗 HIV 多剤療法を受けている者は 76 名で全体の 21.1% であった．このうち，CSMBS が 65% と半数を占め，以下 SS（31%），UC（17%），自費（14%）であった．

ロジスティック回帰分析を用いて患者背景を調整した結果，抗 HIV 多剤療法を受けていることに関連する要因として，CSMBS と AIDS 関連疾患の発症が明らかになった．保険制度間の適用範囲の違いが AIDS 患者の医療

表4 抗HIV多剤療法を受けていることに関連する要因（ロジスティック回帰分析）

	係数（SE）	p値
男性（対照：女性）	0.52 (0.30)	0.08
年齢（対照：40歳代以上）		
20歳台	−0.67 (0.44)	0.13
30歳台	−0.43 (0.36)	0.23
保険の種類（対照：UC）		
CSMBS	2.04 (0.48)	<0.01
SS	0.68 (0.41)	0.10
自費	−0.32 (0.39)	0.41
ステージ（対照：エイズ）		
Asymptomatic	−0.21 (0.50)	0.67
AIDS-related complex	1.07 (0.32)	<0.01

アクセスに影響を与えていることが示された（**表4**）．保険種は，職種などの社会格差の一側面であり，それが確実な治療へのアクセスが制限されており，生存にも強く関わっていた．現在はAIDS問題が深刻な発展途上国など一部の国では，例外的に特許権を無視できるようになった．タイ政府は国内で安価な抗HIV薬を生産するとともに，国民皆保険の拡充をすすめており，AIDS患者の抗HIV多剤へのアクセスの改善に努めている．

3. まとめ：医療へのアクセスと公平性

医療へのアクセスは，全ての国民の権利であり，収入や富によって影響されるべきものでない[13]．医療へのアクセスにおいて，公平性を達成するには，医療資源が正当かつ適正に分布している状態が必要である．また，医療へのアクセスを達成することは，社会的格差のある集団間の健康の格差を引き下げる倫理的価値の高いものである[14]．すなわち医療へのアクセスの改善は，公平性という価値を現実に結びつける鍵となる言葉であり，公平性を測る重要な指標であるとも言われている[15]．本章で紹介したように，費用対効果の優れる予防的手段へのアクセスを高め，医療へのアクセスの公平性を高めることは，健康の不公平性の解消につながると考えられる．

公平性の達成において，全ての人が同様の医療を受けるという平等重視の考え方は必ず受け入れられるというわけではない．個人の自立もしくは選択

の自由がアクセスの公平性の前提条件であるならば，経済的に余裕のある者が，「追加的」な医療に応じた費用を支払うことで医療へのアクセスを達成することは，必ずしも公平性に反するとはいえない．保健医療の資源を多様な住民のニーズに合うように動員することが，医療へのアクセスの改善による公平性の達成に関してのこれからの課題である．

　異なる集団間の健康問題は，多様であり，同様の健康問題であってもヘルスケアのニーズは異なり，そして異なる集団ではそれぞれの独自の優先順位や価値がある．異なるニーズを有する集団は異なる価値観に基づいて医療へのアクセスを求める．同等のニーズを持つ全ての人は同じ医療を受けることができるという「水平的な公平性（horizontal equity）」から，それぞれの価値観において同等の医療を受けることができるという「垂直的な公平性（vertical equity）」を追求することは，さらに難しい課題である．しかもこの垂直的な公平性について，明確な評価指針はいまだ示されていない．

　アクセスの平等を標準化するという目標は，局地的なニーズと優先順位の元で成り立つサービスの発展とは相容れないものがあり，結果としてアクセスの多様性を求めることになる．このアクセスの多様性と資源配分の不公平さとを混同しないことが，垂直的な公平性を高める上で重要なことである．これからの医療保健計画において鍵となるのは，医療へのアクセスにおける利用可能性を維持しつつ，その活用度を適切に機能させることである．そのためには，治療結果の公平性を保持しつつ，目標が異なるもの同士の理解を得る具体的な目標を立てることが重要である．

　医療へのアクセスの改善を通じて公平性の達成度を評価することは難しい．しかし，貧困層など社会的格差により医療へのアクセスが阻害されている者のアクセスの改善度は欠かすことのできない評価項目である．

文　献

1) Gulliford M, Morgan M : Access to health care. London : Routledge, 2003.
2) Wang F, Luo W : Assessing spatial and nonspatial factors for healthcare access ; towards an integrated approach to defining health professional shortage areas. Health & Place 11 : 131-146, 2005.
3) Senior M, Williams H, Higgs G : Urban-rural mortality differentials ; control-

ling for material deprivation. Soc Sci Med **51**: 289-305, 2000.
4) Hart JT: The inverse care law. Lancet **1**: 405-412, 1971.
5) Leese B, Bosanquet N: Change in general practice and its effects on service provision in area with different socioeconomic characteristics. BMJ **311**: 546-550, 1995.
6) Baker D, Middleton E: Cervical screening and health inequality in England in the 1990s. J Epidemiol Community Health **57**: 417-423, 2003.
7) Department of Health: The NHS plan, Cmnd4818. London: The Stationery Office, 2000.
8) 山岡和枝, 小林廉毅 著: 行動計量学シリーズ4 医療と社会の計量学. 朝倉書店, 1994.
9) Wagstaff A, van Doorslaer E, Paci P: On the measurement of horizontal inequity in the delivery of health care. J Health Economics **10**: 169-205, 1991.
10) Lundberg L, Johannesson M, Isacson DGL, Borgquist L: Effects of user charges on the use of prescription medicines in different socio-economic groups. Health Policy **44**: 123-134, 1998.
11) Newhouse JP and the Insurance Experiment Group: Free for All? Lessons from the RAND health insurance experiment. Harvard University Press, 1993.
12) Kitajima T, Kobayashi Y, Chaipah W, Sato H, Chadbunchachai W, Thuennadee R: Costs of medical services for patients with HIV/AIDS in Khon Kaen, Thailand. AIDS **17**: 2375-2381, 2003.
13) Williams A: Equity in health care; the role of ideology. In van Doorlslaer E, Wagstaff A, Rutten F eds: Equity in the finance and delivery of health care; an international perspective: 287-298. Oxford: Oxford Medical Publications, 1993.
14) Braveman P, Starfield B, Geiger HJ: World health report 2000; how it removes equity from the agenda for public health monitoring and policy. BMJ **323**: 678-681, 2001.
15) Culyer AJ, Wagstaff A: Equity and equality in health care. J Health Economics **12**: 431-457, 1993.

第5章　職業階層と健康

堤　明純

1. 健康問題の職業階層間格差と職業性ストレス

1.1　職業階層と健康問題

　職業階層は収入，学歴と並ぶ代表的な社会経済階層の指標である．収入，学歴と同様，職業階層の下位の労働者に健康に関する諸問題が偏在していることが示されている．職業階層による健康問題の格差は産業革命以後持続的に観察されているが，その格差は近年さらに拡大しており，研究者の注目を集めている[1-4]．

　1991-93年におけるイングランドとウェールズの成人男性の標準化死亡比は専門職66に対し，非熟練労働者189で約3倍の格差が認められた．熟練労働者，半熟練労働者の標準化死亡比はそれぞれ117，116で，職業階層に沿って急な勾配を形成していることがわかる（図1)[2]．一方，1970-72年から1991-93年までの20年間で総死亡率は減少していたが，職業階層間の標準化死亡比の格差は増大していた．同様の傾向は女性においても[3]，職務内容が比較的均一なホワイトカラー内でも認められている[5]．英国政府に勤務する男性公務員約18000人を25年以上にわたって追跡した研究では，職業階層の最下位のグループはもっとも高いグループに対して40歳から退職前の64歳までに死亡するリスクが約3倍であった．

1.2　職業階層と冠動脈性心疾患

　冠動脈性心疾患は欧米における主要な死亡原因であり，職業階層との関係

ももっともよく研究されている．冠動脈性心疾患は，"ストレスフルなビジネス・エグゼクティブの疾患"と記述されたように[6]，かつては多忙と重責を特徴とする職業階層の上位に多い疾患であった．しかしその発症と死亡の職業階層間頻度は 1940 年代から 1960 年代にかけて逆転して下位職業階層に多い疾患となり，近年の高職業階層における冠動脈性心疾患死亡の減少により，職業階層間格差はさらに広がる様相を見せている（図 1）[2,3,7-9]．

このような現象を説明する要因として，有害環境への曝露が職業階層間で偏っていることが示されている[10]．テクノロジーの発展に伴い労働者への身体的負荷は着実に減少しているとはいうものの，温熱，寒冷，騒音，有害化学物質といった物理化学的要因は低職業階層において曝露される頻度が高い．しかし，有害な物理化学的環境要因への曝露の少ないホワイトカラーにおいても職業階層と健康問題との間に強い関連が認められることから[5]，冠動脈性心疾患発現の職業格差にはより根本的な原因があることが想定される．

低い職業階層にある労働者は，喫煙や肥満，運動不足など，不健康な保健行動をとりがちであるため，冠動脈性心疾患を発症やすい[11-13]．喫煙率の低下はホワイトカラーに比べブルーカラーで緩やかだし，ブルーカラーは喫煙に関する制限がより緩やかな職場で雇われている[14]．さらに血圧，血漿フィブリノーゲンといった生物学的冠血管危険因子も職業階層間で偏在している．しかし，以上のような確立された危険因子を調整しても，冠動脈性心疾患の発症・予後に関する職業階層間格差は十分に説明されない[15,16]．心理社会的な仕事の特徴によって冠動脈性心疾患の職業階層間格差がよく説明されることが指摘されて以来[17]，職業性ストレスの重要性がクローズアップされてきた．

1.3 心理社会的職業性ストレスモデル

疫学研究において職業性ストレスの健康影響を明らかにしようとするとき，個人によってさまざまに認知される複雑で目に見えないストレスを測定することは大きな課題であった．概念が明確で，多職種に共通する有害な仕事の特徴の組み合わせとしてストレスをとらえるモデルの導入によって職業性ストレスに関する知見が飛躍的に増大した．現在もっとも注目されている職業

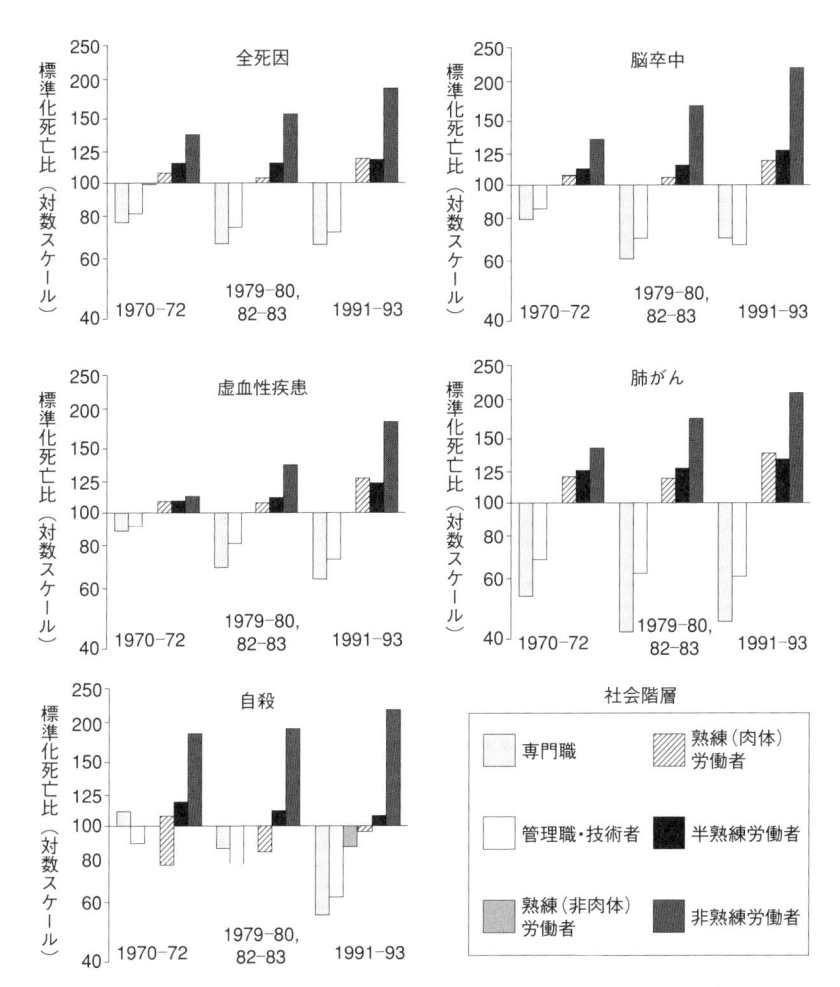

出典) Drever F, et al : Current patterns and trends in male mortality by social class (based on occupation). Popul Trends 86 : 15-20, 1996, National Statistics. HMSO の許可を得て掲載.

図1 職業階層別全死因および主要疾患による標準化死亡比 (1970-72 年, 1979-80・82-83 年, 1991-93 年)

1. 健康問題の職業階層間格差と職業性ストレス

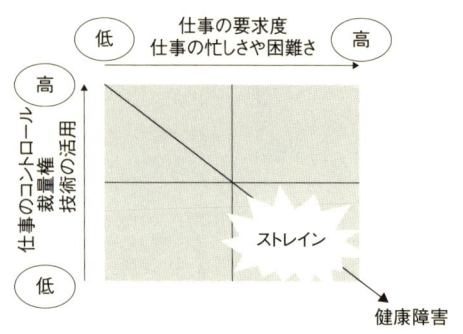

仕事の要求度（スピードや量）が高く，コントロール（裁量権や技術活用の程度）が低いほど，健康障害のリスクとなる．

図2　仕事要求度―コントロールモデル

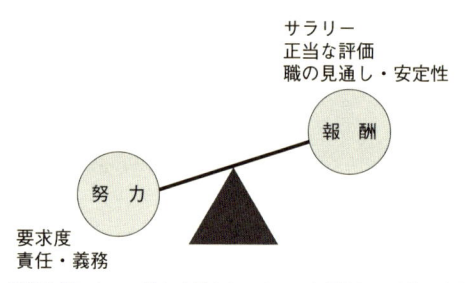

職業生活において費やす努力と，そこから得られるべき，もしくは期待される報酬がつりあわない状態をストレスフルとする．

図3　努力―報酬不均衡モデル

性ストレスモデルは，仕事の要求度―コントロールモデルと努力―報酬不均衡モデルである（図2，図3）[18]．

仕事の要求度―コントロールモデル

　仕事の要求度―コントロールモデルは，仕事の量的および心理的負担を示す要求度と，職務に対する裁量権や技術の活用度を示すコントロールの2つの要素から構成され，要求度が高いのにもかかわらず十分なコントロールを与えられていないストレイン状態に曝露される労働者ほど疾病罹患のリスクが高いとしている．

要求―コントロールモデルは冠動脈性心疾患のほか,さまざまな健康問題を予測することが明らかになっている.近年の研究では,とくに職務上のコントロールが欠如している場合,健康影響が大きいことが示されている[19].本モデルは,現代社会において,仕事量が多いとか責任が重いといった仕事の負担的側面のみならず,それに対処するリソースの重要性を明らかにしたといえる.

努力―報酬不均衡モデル

努力―報酬不均衡モデルは,サラリーのほか,仕事の上で得られる評価,雇用の安定性や見通しという報酬要素を重視し,仕事に費やす努力に見合う報酬が得られない就業環境をストレスフルとする.「がんばっているのに,認められない・報われない」という状態が持続すると,さまざまな健康障害が発生するという仮説は多くの研究で実証されている[20].国際競争の激化と経済不況は企業のリストラクチャリングやダウンサイジングを誘発し,雇用は不安定となり非正規労働者が増加している.努力―報酬不均衡モデルは,経済産業構造が大きく変化している現代の就業環境が有する労働者個人の職務レベルを越えたストレスを鋭敏に捉える可能性を有している.

1.4 心理社会的職業性ストレスモデルと職業階層間健康格差の関連

職業性ストレスが職業階層による健康格差を説明するメカニズムとして,2つの仮説が提唱されている[21,22].ストレス要因の職業階層間偏在が,健康問題の偏在を説明する可能性があり,媒介メカニズムと呼ばれている.職業階層下位の労働者は上位の労働者に比して,心理社会的職業性ストレスへの曝露が大きい.仕事の量的・質的負荷は必ずしも低階層に偏っているわけではないが,職位が高いほど報酬が高く,コントロールやサポートといったリソースが得られやすい[23,24].ブルーカラーにおいては物理化学的な有害因子への曝露が問題とされてきたが,やはり個人レベルにおける職務や自身のキャリアに対するコントロールが制限されていることがわかっている[25].労働者の職務に対するコントロールを統計学的に調整すると,高職業階層に対して低職業階層が有する冠動脈性心疾患発症の相対危険が相当程度低下するこ

とが示されている[26,27]．

また，職業性ストレスによる健康影響は高い階層におけるよりも低階層において大きいこと，もしくは有意な健康影響は下位の階層のみにみられることが観察されている[21,28-32]．低い職業階層と職業性ストレスの組み合わせによる交互作用の存在で説明される効果は修飾メカニズムと呼ばれている[22]．

2. 実証研究

職業性ストレスが職業階層と健康問題をつなぐメカニズムについて検討した．すなわち，要求度―コントロールモデルと努力―報酬不均衡モデルによるストレス要因は職業階層間で偏在しており，これを調整することにより職業階層間の健康格差が減弱するのか（媒介メカニズム），もしくは，ストレスの健康影響は職業階層の下位においてより強く発現するのか（修飾メカニズム）を，わが国の労働者のデータを用いて検証した．

2.1 仕事の要求度―コントロールモデル

まず仕事の要求度―コントロールモデルに関する知見を紹介する．地域住民を対象に日本人の循環器疾患危険因子を明らかにすべく開始された Jichi Medical School (JMS) コホート研究は，1992-1995 年に老人保健法による一般健康診査受診者を対象に研究参加を呼びかけ，全国 12 自治体から男性 4911 人，女性 7579 人が参加した[33]．このうちベースライン調査時に就労していた参加者から就業環境に関連する項目が聴取された．この集団は，比較的大規模な企業に従事する労働者を対象として職業性ストレスと健康問題が検討されてきたこれまでの研究と異なり，第 1 次産業従事者の割合が多いという特徴を有している．JMS コホート研究では，MONICA 研究で使用された要求度―コントロールモデル調査票が適用された．仕事の要求度尺度（5 項目）および仕事のコントロール尺度（6 項目）の信頼性係数は，それぞれ 0.70，0.64 であった．要求度とコントロール尺度の得点比をストレインの指標とした．

表1 要求度―コントロールモデルによるストレスレベルの職業階層間比較,
JMSコホート研究, ベースライン 1992/1995.

	男性				女性			
	n	要求度	コントロール	ストレイン[1]	n	要求度	コントロール	ストレイン
全対象	3187	11.9	16.9	0.718	3400	10.8	14.9	0.753
職位								
管理・経営	1595	12.3***	17.5***	0.711***	945	11.1***	15.4***	0.744***
一般	1290	11.5	16.1	0.736	2029	10.7	14.5	0.768
職種								
ホワイトカラー	893	12.1**	17.4***	0.705**	1429	10.6**	15.3***	0.718***
ブルーカラー	2241	11.8	16.7	0.724	1931	10.9	14.7	0.778

注) *$p<0.05$; **$p<0.01$; ***$p<0.001$
1) ストレイン, 要求度得点/コントロール得点.
出典) Tsutsumi A, et al: Association between job strain and prevalence of hypertension: a cross sectional analysis in a Japanese working population with a wide range of occupations: the Jichi Medical School Cohort Study. Occup Environ Med 58: 367-373, 2001 より改変.

要求度―コントロールモデルストレス指標の職業階層間分布

　要求度およびコントロール尺度の得点分布を男女別に職業階層間で比較したところ, 女性におけるホワイト・ブルーカラー間の要求度得点のみを例外として, 上位の職業階層は, それぞれ対応する労働者に対して高い要求度得点とコントロール得点を有していた. ストレインレベルは職位の低い労働者, ブルーカラーにおいて有意に高かった (表1)[34]. すなわち, 職業階層下位のグループは上位のグループに対して, その仕事の要求度は必ずしも高くはないものの仕事のコントロールは低く, 仕事要求度とコントロールの合成指標であるストレインには予測された職業階層間偏在が認められた.
　つぎに血漿フィブリノーゲンと高血圧有病率をアウトカムとして, 職業階層と冠血管危険因子との関係を仕事の要求度―コントロールモデルによって説明しようとした試みを紹介する.

血漿フィブリノーゲンによる検討

　血漿フィブリノーゲンは, 年齢や遺伝などの生物学的要因のみならず社会経済的要因や保健行動がその血中レベルに関連する冠血管危険因子である. JMSコホート参加地区のうち血漿フィブリノーゲンが測定された65歳以下の労働者男性1794人, 女性1942人を解析した[35].
　まず, 血漿フィブリノーゲンレベルの職業階層間格差の有無と, この関係

表2 職業階層と血漿フィブリノーゲンの関係，多変量線形回帰解析結果，JMS コホート研究 1992/1995．

	男性 (n=1794)					女性 (n=1942)				
	B	SE	β	t	p	B	SE	β	t	p
管理・経営 vs. そのほか[1)]										
Model I[2)]	2.292	2.616	0.021	0.876	0.381	6.836	2.537	0.061	2.695	0.007
Model II[3)]	1.771	2.494	0.017	0.710	0.478	6.150	2.573	0.055	2.390	0.017
Model III[4)]	1.013	2.506	0.010	0.404	0.686	6.594	2.641	0.059	2.496	0.013
ホワイト vs. ブルーカラー[5)]										
Model I	9.616	2.801	0.081	3.433	0.001	−4.475	2.388	−0.044	−1.914	0.056
Model II	7.230	2.690	0.064	2.698	0.007	−4.155	2.348	−0.041	−1.769	0.077
Model III	6.744	2.691	0.060	2.507	0.012	−4.559	2.451	−0.045	−1.860	0.063

注) 1) 管理・経営, 0；そのほか, 1．
 2) Model I, 年齢調整．
 3) Model II, 年齢, 喫煙, 飲酒, BMI, 総コレステロールを調整．
 4) Model III, 年齢, 喫煙, 飲酒, BMI, 総コレステロールおよびストレインを調整．
 5) ホワイトカラー, 0；ブルーカラー, 1．
出典) Tsutsumi A, et al: Occupational status and plasma fibrinogen levels in Japanese female workers. The 5th International Congress of Behavioral Medicine. Copenhagen, Denmark, 1998.

が職業性ストレス指標（ストレイン）を調整することにより減弱されるか否かを検討した（**表2**）．

男性ブルーカラーはホワイトカラーよりもフィブリノーゲンレベルが高かった．この関係の強さは，フィブリノーゲン関連諸要因を調整すると若干減弱したが，統計学的に有意であった．ストレインを調整しても顕著な関連性の減弱は見られなかった．管理・経営者と一般労働者の間には血漿フィブリノーゲン値に大きな差は見られなかった．また，高齢で閉経後の労働者が多いにもかかわらず，管理職か経営職にある女性は，それ以外の女性に比べて有意に血漿フィブリノーゲン値が低かった．ストレインを含む交絡要因を調整してもこの関係は説明されなかった．

以上より，本コホートにおいては，職業階層の分類の仕方により男女差があるものの，血漿フィブリノーゲンレベルの分布に階層間の偏りが認められ，この関係はストレス指標を調整しても大きく変化しないことが示された．

つぎにストレインと血漿フィブリノーゲンの関係の強さが職業階層間で異なっているか否かを検証した（**表3**）．男性では，ストレインが血漿フィブリノーゲン値と有意に関連していた（B=3.038, SE=1.523, β=0.048, t=2.024,

表3 職業階層別ストレイン[1]と血漿フィブリノーゲンの関係，多変量線形回帰解析[2]結果，JMS コホート研究 1992/1995．

	男性 (n=1794)					女性 (n=1942)				
	B	SE	β	t	p	B	SE	β	t	p
ホワイトカラー	0.221	2.426	0.004	0.091	0.927	−0.080	2.066	−0.001	−0.039	0.969
ブルーカラー	3.789	1.905	0.056	1.989	0.047	2.901	1.984	0.047	1.462	0.144
管理・経営	3.110	2.151	0.049	1.446	0.149	−3.557	2.654	−0.059	−1.340	0.181
そのほか	3.078	2.169	0.047	1.419	0.156	2.244	1.699	0.036	1.321	0.187

注1) 要求度得点とコントロール得点の比の分布を男女別に3分し，仮定されるストレス程度の低いカテゴリより1, 2, 3とコード化してモデルに投入した．
2) 年齢，喫煙，飲酒，BMI, 総コレステロールを調整．

p=0.043)．この関連性は，ホワイトカラーよりもブルーカラーにおいて強かった．管理・経営者と一般労働者の間では差は見られなかった．女性では，統計的有意には至らなかったが，ホワイトカラーおよび管理・経営者においてストレインと血漿フィブリノーゲンの関連が負の関係にあるのに対し，ブルーカラーと一般職では正の関係性が見られた．

以上より，ストレインと血漿フィブリノーゲンの関係は職業階層の下位のグループで強い（修飾効果）ことが示唆された．

高血圧有病率による検討

65歳以下の労働者で，血圧データと要求度―コントロール調査票に欠損のない男性3187人，女性3400人において，高血圧有病率をアウトカムとした解析を行った[34]．5分間座位ののち自動血圧計によって測定された収縮期血圧が160 mmHg 以上か，拡張期血圧が90 mmHg 以上，もしくは医師により高血圧との診断を受けたことのある労働者を高血圧ありと定義した．

年齢調整後高血圧有病率は男女ともに職業階層上位において高い傾向にあり，高血圧有病率の職業階層間格差はみられなかった．ストレインを調整しても職業階層と高血圧有病率の関係は変化しなかった．

一方，ストレインと高血圧有病率との間には男性において有意な関係が認められた．いずれの職業階層でもストレイングループで高血圧有病率が高い傾向があったが，統計学的に有意なリスクを認めたのは，下位の職業階層においてであった（管理職・経営者およびそれ以外の労働者において，ストレインが高血圧有病率に有するリスクはそれぞれ，調整後オッズ比1.08；95% 信頼区間

0.92, 1.27 および, オッズ比 1.31；95% 信頼区間 1.09, 1.58, また, ホワイトカラーおよびブルーカラーにおいてそれぞれ, 調整後オッズ比 1.11；95% 信頼区間 0.90, 1.37 および, オッズ比 1.20；95% 信頼区間 1.05, 1.38). 女性においては, ストレインと高血圧有病率との間に有意な関連は認められなかった.

以上より, 男性において, 職業性ストレスが高血圧有病率に与える影響は下位の職業階層に強いこと（修飾効果）が示唆された.

2.2 努力―報酬不均衡モデル

努力―報酬不均衡モデルストレス指標の職業階層間分布

全国 34 事業場における 60 歳以下の正規労働者 21967 人を対象として, 国際職業分類 88 [36]に基づく職業間で努力―報酬不均衡モデルによるストレス指標の比較を試みた[37].

国際的に使用されている努力尺度（6 項目），報酬尺度（11 項目）を用いた[24]. 両尺度ともに, 5 段階で採点し, 項目の合計得点が高いほど職業環境に起因する悩みの程度が高いとした. 努力項目の得点を, 配点を逆転させた報酬項目の得点（高得点＝高報酬）によって除し, 異なる項目数を補正する係数を乗じて努力―報酬得点比を算出した.

表 4 に, 職業階層間における努力―報酬不均衡状態, 努力得点および報酬得点（いずれも男女別分布の上位 3 分位を曝露と定義）の有ストレス状態の頻度を, 管理職を基準として年齢で調整したオッズ比で示した.

男性では, 努力―報酬不均衡状態は管理職よりも専門・技術職, サービス・販売職, プラント・機械操作員で高頻度, 技能労働者で低頻度であり, その傾向は統計的有意であった. 職業をホワイトカラー, ブルーカラーにまとめて検討したところ, 努力―報酬不均衡状態はブルーカラーよりホワイトカラーにおいて高頻度を示した. 努力得点は, 管理職に比して専門職およびサービス・販売職で有意に高かった. 技術者, 事務職, 技能労働者, プラント・機械操作員, 肉体労働者は有意に低く, ホワイトカラー・ブルーカラー別の解析では, ブルーカラーで有意に低かった. 一方, 報酬得点は, 技能労働者を除くすべての職業で管理職より高いストレスレベルを示していた.

女性における努力―報酬不均衡状態は, 専門職で高頻度, 事務職と肉体労

表4 職業階層と努力－報酬ストレス指標との関係：60歳以下正規労働者，年齢調整後オッズ比（OR）および95％信頼区間（95％CI）．

職業階層	n	努力－報酬不均衡[1] n (%)	OR	95% CI	努力得点指標[2] n (%)	OR	95% CI	報酬得点指標[3] n (%)	OR	95% CI
男性										
管理職	2745-2903	838 (30.5)	1.00		1095 (37.7)	1.00		886 (31.9)	1.00	
専門職	364-376	160 (44.0)	2.18	1.73, 2.76	214 (56.9)	1.74	1.38, 2.18	125 (34.2)	1.64	1.29, 2.08
技術者	2840-2953	1036 (36.5)	1.33	1.17, 1.50	1219 (41.3)	0.85	0.75, 0.95	1157 (40.4)	1.79	1.59, 2.02
事務職	1837-1933	557 (30.3)	1.01	0.88, 1.16	690 (35.7)	0.69	0.61, 0.79	602 (32.3)	1.23	1.08, 1.41
サービス・販売	760-795	345 (45.4)	1.98	1.67, 2.36	449 (56.5)	1.61	1.36, 1.90	316 (41.1)	1.89	1.59, 2.24
技能労働者	1098-1140	218 (19.9)	0.67	0.56, 0.81	340 (29.8)	0.53	0.45, 0.63	254 (22.8)	0.94	0.79, 1.11
プラント・機械操作員	1932-2040	740 (38.3)	1.55	1.36, 1.76	747 (36.6)	0.82	0.73, 0.93	870 (43.9)	2.04	1.80, 2.31
肉体労働者	774-812	227 (29.3)	0.94	0.79, 1.12	278 (34.2)	0.70	0.59, 0.83	289 (37.0)	1.40	1.18, 1.66
管理職	2745-2903	838 (30.5)	1.00		1095 (37.7)	1.00		886 (31.9)	1.00	
ホワイトカラー	5801-6057	2098 (36.2)	1.36	1.22, 1.52	2572 (42.5)	0.92	0.83, 1.02	2200 (37.5)	1.64	1.48, 1.82
ブルーカラー	3804-3992	1185 (31.2)	1.15	1.03, 1.29	1365 (34.2)	0.71	0.64, 0.79	1413 (36.4)	1.59	1.42, 1.77
女性										
管理職	274-320	85 (31.0)	1.00		117 (36.6)	1.00		78 (28.1)	1.00	
専門職	2199-2384	977 (44.4)	1.81	1.33, 2.47	1320 (55.4)	1.78	1.34, 2.38	678 (30.4)	1.43	1.05, 1.95
技術者	737-802	198 (26.9)	0.73	0.53, 1.02	182 (22.7)	0.42	0.31, 0.57	320 (42.5)	2.01	1.47, 2.75
事務職	994-1061	205 (20.6)	0.53	0.38, 0.73	171 (16.1)	0.27	0.20, 0.37	356 (35.2)	1.52	1.11, 2.07
サービス・販売	194-222	55 (28.4)	0.81	0.53, 1.24	60 (27.0)	0.53	0.36, 0.79	85 (42.5)	2.07	1.39, 3.08
技能労働者	12-18	4 (33.3)	0.95	0.28, 3.30	4 (22.2)	0.41	0.13, 1.28	8 (61.5)	4.40	1.38, 14.07
プラント・機械操作員	392-462	146 (37.2)	1.20	0.86, 1.68	55 (11.9)	0.20	0.14, 0.30	215 (54.3)	3.08	2.20, 4.30
肉体労働者	168-188	34 (20.2)	0.53	0.34, 0.84	28 (14.9)	0.27	0.17, 0.44	58 (33.7)	1.35	0.89, 2.04
管理職	274-320	85 (31.0)	1.00		117 (36.6)	1.00		78 (28.1)	1.00	
ホワイトカラー	4124-4469	1435 (34.8)	0.91	0.67, 1.21	1733 (38.8)	0.64	0.48, 0.82	1439 (34.3)	1.65	1.23, 2.21
ブルーカラー	572-668	184 (32.2)	0.89	0.65, 1.22	87 (13.0)	0.20	0.14, 0.28	281 (48.4)	2.48	1.81, 3.39

注1）努力尺度得点と高得点＝高報酬と変換した報酬尺度得点の比にそれぞれの尺度項目数を補正した値を求め，男女別に分布の上位3分位を曝露水準とした．
2）男女別に努力尺度得点の得点分布の上位3分位を曝露水準とした．
3）男女別に報酬尺度得点の得点分布の上位3分位（高ストレス）を曝露水準とした．
出典）堤明純ほか：努力－報酬不均衡ストレス指標の社会階層間比較．第75回日本衛生学会総会，2005．

2．実証研究

表5 正規労働者,非正規労働者間における努力―報酬ストレス指標の関係:60歳以下労働者,年齢調整後オッズ比(OR)および95%信頼区間(95% CI).

職業階層	n	努力―報酬不均衡[1]			努力得点指標[2]			報酬得点指標[3]		
		n (%)	OR	95% CI	n (%)	OR	95% CI	n (%)	OR	95% CI
男性										
正規労働者	13606-14227	4528 (33.3)	1.00		5657 (39.8)	1.00		4937 (35.8)	1.00	
派遣労働者	489-505	326 (66.7)	4.68	3.84, 5.69	220 (43.6)	1.07	0.89, 1.28	416 (84.2)	12.39	9.66, 15.89
パート労働者	95-102	27 (28.4)	1.06	0.67, 1.67	26 (25.5)	0.60	0.38, 0.94	39 (40.2)	1.63	1.07, 2.47
女性										
正規労働者	5232-5735	1761 (33.7)	1.00		1995 (34.8)	1.00		1890 (35.5)	1.00	
派遣労働者	147-164	72 (49.0)	1.85	1.33, 2.57	45 (27.4)	0.77	0.54, 1.09	107 (71.8)	4.14	2.88, 5.95
パート労働者	2769-3447	535 (19.3)	0.51	0.45, 0.58	654 (19.0)	0.60	0.53, 0.68	755 (26.6)	0.55	0.49, 0.62

注 1) 努力尺度得点と高得点=高報酬と変換した報酬尺度得点の比にそれぞれの尺度項目数を補正した値を求め,男女別に分布の上位3分位を曝露水準とした.
2) 男女別に努力尺度得点の得点分布の上位3分位を曝露水準とした.
3) 男女別に報酬尺度得点の得点分布の上位3分位(高ストレス)を曝露水準とした.

働者で低頻度であった.努力レベルは,専門職で最も高く,技術者,事務職,サービス・販売職,プラント・機械操作員および肉体労働者において有意に低かった.ホワイトカラー・ブルーカラー別の解析では,管理職でもっとも努力レベルが高いことが示された.一方,報酬得点は管理職でもっともストレスレベルが低く,肉体労働者を除いて統計的に有意な差があった.

つぎに非正規労働者と正規労働者との間でストレス指標を比較した(**表5**).正規労働者に対して派遣労働者の努力―報酬不均衡レベルは男女ともに有意に高レベルであった.男女とも報酬レベルの差が顕著(派遣労働者で高ストレス)であった.一方,男性パート労働者は,正規労働者に比べ努力尺度のストレスレベルが低く,報酬尺度のストレスレベルが高かった.女性パート労働者は,努力得点・報酬得点とも正規労働者より低く,努力―報酬不均衡状態も統計的に有意に低レベルであった.

努力―報酬不均衡モデルのストレスレベルは,職業階層下位で必ずしも高いとは限らないことが示唆された.しかし,解析対象が少数であったにもかかわらず,男女ともに派遣労働者は正規労働者に比して有意に高いストレスレベルを示していた.

抑うつをアウトカムとした検討

　わが国において，冠動脈性心疾患および危険因子に対する努力―報酬不均衡モデルの影響を検討した研究は残念ながらまだ少ない．ここでは，代替アウトカムとして冠動脈性心疾患発症との因果関係が想定されている抑うつ症状を取り上げ[19]，職業階層間健康格差を努力―報酬不均衡モデルによるストレス指標が説明しうるかを検討した．

　ある地方公共団体の職員を対象に，努力―報酬不均衡モデル尺度と CES-D を含む質問紙調査を行った．このうち，国際職業分類 88 に準じて，管理職・技術職・事務職と分類されるホワイトカラー 3856 人を解析した．データ収集の都合上，係長以上を管理職と分類した．

　抑うつ症状は管理職において低い有症率を呈していた（CES-D 得点 16 点以上の割合が管理職において 15％，技術職および事務職において，それぞれ 22，23％）．管理職は技術・事務職に比較して高齢で男性が多く，教育歴が低かった．週 50 時間以上の労働をしているものの割合は低かった．努力―報酬不均衡比上位 4 分位を占めるものの割合は技術職において最高（32％）で，事務職と管理職は同レベル（それぞれ 22，23％）であり，低職業階層において高ストレスレベルという傾向は見られなかった．

　管理職を参照集団として，他職種の抑うつ有症率のリスクを，性・年齢および教育歴，労働時間，職場を調整したオッズ比で観察したところ，技術職，事務職とリスクが上昇する傾向が観察された（それぞれ，オッズ比 1.71；95％信頼区間 1.21，2.41 および，オッズ比 1.84；95％信頼区間 1.28，2.61）．しかし，努力―報酬不均衡ストレス指標を調整しても，技術職の相対危険は 12％低下するにとどまり，事務職にいたっては調整の影響はほとんどないことが示された（それぞれ，オッズ比 1.51；95％信頼区間 1.04，2.21 および，オッズ比 1.90；95％信頼区間 1.28，2.80）．

　次に，職種とストレス曝露の有無によってクロス表を作成し，管理職でありストレス曝露のないグループを参照グループとして，他グループの抑うつに陥るリスクを観察した（表6）．管理職かつ努力―報酬均衡状態（低ストレス）にあるグループに対して，非管理職で努力―報酬不均衡状態にあるグループは，おのおのどちらかに曝露された際に有するリスクの相乗リスクに匹

表6 努力―報酬不均衡状態と職業階層の組み合わせによる抑うつのリスク，多重ロジスティック解析によるオッズ比 (OR)，95%信頼区間 (95% CI)，および交互作用の効果，地方公共団体職員，2003/2004.

	OR	95% CI 管理職	OR	95% CI 技術職	AP_{AB}[1]	S_{AB}[2]	95% CI[3] of S_{AB}
未調整							
均　衡	1.00		1.43	1.06, 1.93			
不均衡	5.18	3.76, 7.14	6.61	4.90, 8.91	15	1.55	0.84, 1.76
調整後[4]							
均　衡	1.00		1.46	0.86, 2.46			
不均衡	4.56	3.09, 6.75	7.43	4.50, 12.25	32	1.60	0.77, 3.31
		管理職		事務職			
未調整							
均　衡	1.00		1.91	1.43, 2.55			
不均衡	5.18	3.76, 6.91	8.64	6.11, 12.23	30	1.50	1.00, 2.24
調整後[4]							
均　衡	1.00		1.81	1.09, 3.03			
不均衡	4.68	3.17, 6.91	8.96	5.23, 15.34	39	1.77	0.98, 3.20

注1) オッズ比から算出した抑うつの有症リスクに対する交互作用の寄与する割合 (%)：
$$AP_{AB} = \frac{OR_{AB} - OR_A - OR_B + 1}{OR_{AB}}$$

2) Synergy Index：$S_{AB} = \frac{(OR_{AB} - 1)}{(OR_A + OR_B) - 2}$ (1 perfectly additive, >1 synergistic interaction, Rothman KJ: Modern Epidemiology, Boston: Little, Brown, 1986による).

3) 信頼区間 (Hosmer DW, et al: Confidence interval estimation of interaction. Epidemiology 3: 452-456, 1992による).

4) 年齢，性，教育，労働時間，および職場を調整.

敵するオッズ比を有していた．

以上の解析結果から，努力―報酬不均衡状態は職業階層の上位のグループよりも下位のグループにおいて，その悪影響の程度が高いこと（修飾効果）が示唆された．

3. 心理社会的職業性ストレスが職業階層と健康をつなぐメカニズム

われわれの検討からは，要求度―コントロールモデルは，職業階層間でそのストレス指標分布の傾斜が見られた．一方，努力―報酬不均衡状態は，正規労働者に比して派遣労働者において高頻度であることが示唆されたものの，国際職業分類による職業階層間の傾斜は明らかではなかった．さらに，スト

レス指標と健康アウトカムの関連は，職業階層の下位のグループで強いことが示され，職業性ストレスは，職業階層と健康問題の関係を修飾する形で関与していることが示された．

3.1 職業階層間における職業性ストレスの分布格差

欧米において，要求度―コントロールモデルによる仕事の特徴，とくに仕事のコントロールは，職業階層をよく反映していることが示されている[17]．すなわち，職業階層が低いほど，仕事のコントロールの程度が低い．わが国の大企業を対象としたデータベースでは，ストレインレベルの階層間格差が示されている[40]．JMSコホート研究においても，要求度―コントロールモデルによるストレス指標が職業階層をよく反映していることが示された．職業階層間格差は仕事のコントロールにより顕著に見られ，欧米の成績とよく一致していた[17]．

一方，努力―報酬不均衡状態の職業階層間格差に関しては知見が一定していない．Whitehall II 研究では，努力―報酬不均衡状態の職業階層間格差が示唆されている[23]．一方で，スウェーデン男性労働者の代表的サンプルからなる WOLF 研究では，高い階層においてストレスレベルが高いことが観察されている（リチャード・ピーター（R Peter）私信）．両調査では使用された尺度が異なっており，今後標準化された尺度による検討が必要である．

上で紹介したわが国の労働者データにおける国際職業分類を用いた解析からは，努力―報酬不均衡モデルによるストレスレベルに予測された階層間格差は見られなかった．要求度―コントロールモデルが職務レベルのストレス要因を捉えようとしているのに比して，努力―報酬不均衡モデルは組織的・制度的な要素に起因するストレス要因を測定しようとしている．今回検討に使用したデータベースは公務員を含む多様な職種で構成されているため，観察された関係には，年功制や生涯雇用制度が持続している職場の影響が反映されている可能性がある[41]．しかし，派遣労働者を正規労働者と比較すると，そのストレスレベルは有意に高いことが示され，就業形態が大きく変化しているわが国で顕在化しつつある新たな職業階層間格差が窺われた．努力―報酬不均衡状態の職業階層間偏在を確認するには，より代表的なサンプルにお

いて就業制度に留意しながらさらに継続的な観察が必要と思われる．

3.2 職業性ストレスの媒介効果

　欧米では，職業階層間におけるストレイン（高要求度プラス低コントロール）の分布の偏りが，健康問題の職業階層間格差を説明することがよく報告されている[26,27,42]．わが国でも，川上らが，男性における職業階層とうつ状態との直線的傾斜関係の大半が仕事の要求度およびコントロールの職種差によって説明できることを示している[43]．女性でもこれら仕事の特徴は職業階層とうつ状態の関係をある程度説明したが，その影響は小さかった．

　JMS コホート研究において，男性ではホワイト・ブルーカラー間，女性では管理職・一般職間に血漿フィブリノーゲンレベルの格差が認められたが，この傾向はストレインを調整しても減弱されなかった．同様の所見は，大企業の日本人男性労働者においても観察されている[44]．また，高血圧をアウトカムとした解析では，職業階層と高血圧有病率との間に予測された格差は観察されなかった．

　JMS コホート研究の対象者は，比較的高齢で健康な集団である[33]．健診受診者は健康に対する関心が高い可能性があり，また，国民健康保険加入者は多様な職域を十分に代表できない．対象者の代表性の欠如は，健康問題の職業階層間格差と要求度―コントロールモデルによるストレス指標が職業階層間の健康格差を媒介する効果を確認できなかった要因かもしれない．

　努力―報酬不均衡モデルに関しては，WOLF 研究において，職業階層の上位において努力得点レベルが，下位においては報酬得点レベルが高く（ストレス大），しかも職業階層上位において努力得点が，下位において報酬得点が高コレステロールレベルをよく予測し，部分的にではあるが努力―報酬不均衡モデルの各尺度が職業階層間の健康問題を媒介する可能性を認めている（リチャード・ピーター（R Peter）私信）．ホワイトカラーにおける抑うつをアウトカムとしたわれわれの検討では，しかし，努力―報酬不均衡状態の職業階層間の偏りが職業階層間の抑うつ頻度を説明する程度は小さかった．

3.3 職業性ストレスの修飾効果

ストレインの健康影響は社会経済状況の低い労働者においてより有害であることも，一部の例外を除いて[45]よく観察されている[21,28-32]。

JMS コホート研究の男性労働者においてストレインと血漿フィブリノーゲンとの関連はホワイトカラーよりブルーカラーにおいて強く認められた．女性において職業階層間の血漿フィブリノーゲンレベルをストレインが修飾している可能性が示されたが，その影響は統計的有意ではなかった．いくつかの先行知見が，女性において観察された関連の弱さを説明するかもしれない．女性では，職業性ストレスよりむしろ職業階層のほうが血漿フィブリノーゲンに強く影響する可能性が示されている[46]．女性における要求度—コントロールモデルの健康問題予測性は，男性よりも低いことが指摘されているし[18]，労働者自らの報告ではなく，職業や職位によって客観的に推定された仕事のコントロールのほうが血漿フィブリノーゲン値をよく予測していることも報告されている[47,48]．

JMS コホート研究では，やはり男性において，ストレインの高血圧有病率に対する効果は職業階層下位で強いことが示された．同様の所見は自由行動下に測定された血圧をアウトカムとした欧米における検討でも認められている[49]．

努力—報酬不均衡モデルも，理論的には社会経済的に不利な労働者においてその予測性が高いとされているが，これを実証した報告は少ない[50]．われわれのホワイトカラーにおける検討では，努力—報酬不均衡モデルは職業階層の下位の労働者で抑うつ症状を予測する可能性が高いことが示された．

以上，いずれも横断研究の域を出ないが，われわれの知見は要求度—コントロールモデル，努力—報酬不均衡モデルとも，そのストレス指標の健康影響は職業階層下位の労働者においてより有害であること（修飾効果）を示唆している．

4. まとめ

　欧米では，職業階層により健康問題の格差がみられ，その傾向は増大している．高要求度・低コントロール状態や努力―報酬不均衡状態は現代職業のストレス要因をよく把握し種々の健康問題を予測すること，さらに，健康問題の職業階層間格差をかなりの程度説明することが明らかになっている．階層を変えることは困難であっても，有害な就業環境に介入することは可能であり，ここに職業階層による健康影響を職業性ストレスの視点から捉える意義がある．労働者の健康政策課題として，職業性ストレスモデルによって明らかにされたストレス要因を操作し就業環境を再デザインすることが積極的に採用されようとしている[51,52]．

　欧米で観察される職業階層と冠動脈性心疾患，これを結ぶ職業性ストレスの関係が，就業文化が異なり，冠動脈性心疾患の罹患率の低いわが国にそのままあてはまるのかは今後の研究成果を待って判断することになる．わが国において，職業性ストレスレベルのみならず冠血管危険因子の分布は，欧米で観察されるような職業階層間の傾向を有しているとは限らない[53]．就業環境が大きく変化している中，今後，経時的な観察の蓄積が必須である．

　わが国にも経済のグローバライゼーションは押し寄せている．能力主義の導入に伴い高収入を得る労働者が出現する反面，ダウンサイジングによる非自発的失業者が増加するなど，職業に関連する種々の格差――勝ち組・負け組――が新たに発生している．非正規労働者における健康問題は懸念されており[54]，職の維持が不安定な労働者において職業性ストレスがより悪影響をもたらすことも示唆されている[55]．現代の労働者の健康に大きな影響を及ぼす社会経済的要因として，職業階層と職業性ストレスは有望な介入対策の視点を提供するものと思われる．

文　献

1) Marmot M, et al : Social class and cardiovascular disease : the contribution of work. Int J Health Serv **18** : 659-674, 1988.
2) Drever F, et al : Current patterns and trends in male mortality by social class

(based on occupation). Popul Trends **86**: 15-20, 1996.
3) Marmot MG, et al: Mortality decline and widening social inequalities. Lancet **2**: 274-276, 1986 (Erratum in: Lancet **1**: 394, 1987).
4) Kagamimori S, et al: A comparison of socioeconomic differences in mortality between Japan and England and Wales. World Health Statist Q **36**: 119-128, 1983.
5) Marmot M, et al: Do socioeconomic differences in mortality persist after retirement? 25 year follow up of civil servants from the first Whitehall study. Brit Med J **313**: 1177-1180, 1996.
6) Osler W: The Lumleian Lectures on angina pectoris. Lancet i: 839-844, 1910.
7) Wing S, et al: Geographic and socioeconomic variation in the onset of decline of coronary heart disease mortality in white women. Am J Public Health **82**: 204-209, 1992.
8) Marmot M: Coronary heart disease; rise and fall of a modern epidemic. In: M Marmot et al eds, Coronary heart disease epidemiology from etiology to public health: 3-19. New York: Oxford University Press, 1992.
9) Kaplan GA, et al: Socioeconomic factors and cardiovascular disease; a review of the literature. Circulation **88**: 1973-1998, 1993.
10) Suadicani P, et al: Strong mediators of social inequalities in risk of ischaemic heart disease: a six-year follow-up in the Copenhagen Male Study. Int J Epidemiol **26**: 516-522, 1997.
11) Morris JN: Social inequalities undiminished. Lancet i: 87-90, 1979.
12) Pocock SJ, et al: Social class differences in ischaemic heart disease in British men. Lancet ii: 197-201, 1987.
13) Marmot M: Psychosocial factors and cardiovascular disease; epidemiological approaches. Euro Heart J **9**: 690-697, 1988.
14) Holman CD, et al: Association of the health-promoting workplace with trade unionism and other industrial factors. Am J Health Promot **12**: 325-334, 1998.
15) Marmot MG, et al: Inequalities in death; specific explanations of a general pattern. Lancet i: 1003-1006, 1984.
16) Buring JE, et al: Occupation and risk of death from coronary heart disease. JAMA **258**: 791-792, 1987.
17) Marmot M, et al: Health inequalities among British civil servants; the Whitehall II study. Lancet **337**: 1387-1393, 1991.
18) Schnall PL, et al eds: Occupational Medicine; State of the Art Reviews—The Workplace and Cardiovascular Disease. Philadelphia, PA: Hanley & Belfus, 2000.
19) Hemingway H, et al: Psychosocial factors in the primary and secondary prevention of coronary heart disease; an updated systematic review of prospective cohort studies. In: S Yusuf, et al eds: Evidence-based cardiology: 181-218. London: BMJ Publishing Group, 2003.
20) Tsutsumi A, et al: A review of empirical studies on the model of effort-reward imbalance at work; reducing occupational stress by implementing a new theory. Soc Sci Med **59**: 2335-2359, 2004.
21) Hallqvist J, et al: Is the effect of job strain on myocardial infarction risk due

to interaction between high psychological demands and low decision latitude? Results from Stockholm Heart Epidemiology Program (SHEEP). Soc Sci Med **46**: 1405-1415, 1998.
22) Siegrist J, et al: Health inequalities and the psychosocial environment-two scientific challenges. Soc Sci Med **58**: 1463-1473, 2004.
23) Bosma H, et al: Two alternative job stress models and the risk of coronary heart disease. Am J Public Health **88**: 68-74, 1998.
24) Siegrist J, et al: The Measurement of Effort-Reward Imbalance at Work: European Comparisons. Soc Sci Med **58**: 1483-1499, 2004.
25) Johnson J, et al: Class, work, and health. In: BC Amick III, et al eds: Society and Health: 247-271. New York: Oxford University Press, 1995.
26) Marmot MG, et al: Contribution of job control and other risk factors to social variations in coronary heart disease incidence. Lancet **350**: 235-239, 1997.
27) Schrijivers CT, et al: Socioeconomic inequalities in health in the working population: the contribution of working conditions. Int J Epidemiol **27**: 1011-1018, 1998.
28) Lynch J, et al: Workplace conditions, socioeconomic status, and the risk of mortality and acute myocardial infarction; The Kuopio Ischemic Heart Disease Risk Factor Study. Am J Public Health **87**: 617-622, 1997.
29) Theorell T, et al: Decision latitude, job strain and myocardial infarction: a study of working men in Stockholm. Am J Public Health **88**: 382-388, 1998.
30) Kivimäki M, et al: Work stress and risk of cardiovascular mortality: prospective cohort study of industrial employees. Brit Med J **325**: 857-860, 2002.
31) Kuper H, et al: When reciprocity fails; effort-reward imbalance in relation to coronary heart disease and health functioning within the Whitehall II study. Occup Environ Med **59**: 777-784, 2002.
32) North F, et al: Psychosocial work environment and sickness absence among British civil servants: the Whitehall II study. Am J Public Health **86**: 322-340, 1996.
33) Ishikawa S, et al: The Jichi Medical School (JMS) Cohort Study; design, baseline data and standardized mortality ratios. J Epidemiol **12**: 408-417, 2002.
34) Tsutsumi A, et al: Association between job strain and prevalence of hypertension; a cross sectional analysis in a Japanese working population with a wide range of occupations; the Jichi Medical School Cohort Study. Occup Environ Med **58**: 367-373, 2001.
35) Tsutsumi A, et al: Occupational status and plasma fibrinogen levels in Japanese female workers. The 5th International Congress of Behavioral Medicine. Copenhagen, Denmark, 1998.
36) International Labour Office. ISCO-88 International Standard Classification of Occupants. Geneva: International Labour Office, 1990.
37) 堤明純ほか: 努力―報酬不均衡ストレス指標の社会階層間比較. 第75回日本衛生学会総会, 2005.
38) Rothman KJ: Modern Epidemiology. Boston: Little, Brown, 1986.
39) Hosmer DW, et al: Confidence interval estimation of interaction.

Epidemiology **3**: 452–456, 1992.
40) Kawakami N, et al: Occupational class and exposure to job stressors among employed men and women in Japan. J Epidemiol **14**: 204–211, 2004.
41) Tsutsumi A, et al: The effort-reward imbalance model; experience in Japanese working population. J Occup Health **44**: 398–407, 2002.
42) Andersen I, et al: Do factors in the psychosocial work environment mediate the effect of socioeconomic position on the risk of myocardial infarction? Study from the Copenhagen Centre for Prospective Population Studies. Occup Environ Med **61**: 886–892, 2004.
43) 川上憲人ほか：職業性ストレスは職業階層とうつ状態との関係を説明するか. 第15回日本疫学会学術総会, 2004.
44) Ishizaki M, et al: Socioeconomic status, workplace characteristics and plasma fibrinogen level of Japanese male employees. Scand J Work Environ Health **27**: 287–291, 2001.
45) Kuper H, et al: Job strain, job demands, decision latitude, and risk of coronary heart disease within the Whitehall II study. J Epidemiol Community Health **57**: 147–153, 2003.
46) Vrijkotte TM, et al: Work stress and metabolic and hemostatic risk factors. Psychosom Med **61**: 796–805, 1999.
47) Brunner E, et al: Childhood social circumstances and psychosocial and behavioural factors as determinants of plasma fibrinogen. Lancet **347**: 1008–1013, 1996.
48) Tsutsumi A, et al: Association between job characteristics and plasma fibrinogen in a normal working population; a cross sectional analysis on referents of the SHEEP study. J Epidemiol Community Health **53**: 348–354, 1999.
49) Landsbergis P, et al: Lower socioeconomic status among men in relation to the association between job strain and blood pressure. Scand J Work Environ Health **29**: 206–215, 2003.
50) Pikhart H, et al: Psychosocial factors at work and depression in three countries of Central and Eastern Europe. Soc Sci Med **58**: 1475–1782, 2004.
51) European Commission Directorate General for Employment and Social Affairs: Guidance on work-related stress; spice of life or kiss of death? Luxembourg: Office for Official Publications of the European Communities, 2002.
52) NORA Organization of Work Team Members: The changing organization of work and the safety and health of working people. Cincinnati, OH: National Institute for Occupational Safety and Health, 2002.
53) Takao S, et al: Occupational class and physical activity among Japanese employees. Soc Sci Med **57**: 2281–2289, 2003.
54) Kivimäki M, et al: Temporary employment and risk of overall and cause-specific mortality. Am J Epidemiol **158**: 663–668, 2003.
55) Tsutsumi A, et al: Association between job stress and depression among Japanese employees threatened by job loss in a comparison between two complementary job-stress models. Scand J Work Environ Health **27**: 146–153, 2001.

第Ⅱ部

文化・教育・社会関係と健康

第6章　教育の不平等と健康

杉森裕樹

1. 教育と健康

　欧米では，教育歴，所得，職業等の社会経済的地位（Socio-Economic-Status：SES）が，不健康につながる行動や生活習慣（食事摂取，運動習慣，肥満，飲酒等）に関連し，社会的不平等を生じる原因の1つとして重視されている[1-3]．中でも，「教育」の格差は重要課題の1つであり，欧米各国でその格差是正に取り組みがなされてきた．英国では，Saving Lives: Our Healthier Nation[4]（1999年）において，健康の社会的決定因子，とくに教育格差と健康の不平等を明らかにし，英国政府が責任をもって，その不平等の是正に積極的に取り組む姿勢を強く示した．

> 「健康の格差の根底には根深いものがあるが，そのような不平等の必然性を受け入れることは出来ない．さらに，私たちは，政府の責任として，そのように容易に解消できない問題を解決する努力を完全に甘受する．教育は健康にとって核心部分である．教育達成度が低い人は成人期に不健康になりやすい．したがって，すべての人の教育を改善することは，健康における不平等の主な原因の1つに取り組むことになるであろう[4]．」

　近年，この「教育」の格差によってもたらされるリテラシー格差，とくに健康に関するリテラシーに焦点をあてた「ヘルスリテラシー（health literacy）」の概念が欧米で注目されている．米国のHealthy People 2010[5]でも，その第11章でヘルスコミュニケーション（Health communication）を章として掲げ，健康に関してのコミュニケーション能力を重視して，ヘルスリテラ

シーの向上を重要な目標の1つとして取り上げている．

この章では，多言語国家の欧米を中心として，新しい保健医療上のテーマとして着目されている「ヘルスリテラシー」を取り上げる．わが国でまだ馴染みの少ないヘルスリテラシーの概念を紹介し，ヘルスリテラシーと社会構造の関係，ヘルスリテラシーと健康アウトカムの関係等を検討する．

2. ヘルスリテラシーの概念

ヘルスリテラシーは，健康情報（保健情報や医療情報）を上手に利用できるスキル，保健医療分野の「読み・書き・そろばん」の能力である．今日においては，健康情報を正しく読みこなし，検査値や危険度等の数字の意味を正しく理解することは，健康的な生活をおくるうえで重要である．表1に，ヘルスリテラシーの代表的な定義を整理した．一般的なリテラシーと異なる点は，あくまでも保健・医療分野におけるリテラシーに特化している点である．後述するが，一般的なリテラシーをもっていても，必ずしも健康に関連したコミュニケーション上の概念や語彙を理解できるとは限らない．しかしながら，両者は表裏一体であり，リテラシーが低い集団でヘルスリテラシーが低いことも知られている．

ヘルスリテラシーを改善することは，単に健康情報を正確に理解できるようになることだけではなく，健康情報に接する機会を自分で積極的に増やし

表1 ヘルスリテラシーの定義

出典	定義
Center for Health Care Strategies Inc., 2000	保健医療情報を読んで，理解して，そして行動する能力である
米国医師会科学協議会のヘルスリテラシー特別委員会，1999	…相談のスキルであり，医療環境のなかで機能していくために必要な，基本的な読みと数字（計算）のスキルを行う能力を含む…
WHO, Health Promotion Glossary, 1998	認知および社会生活上のスキルを意味し，良好な健康の増進または維持に必要な情報にアクセスし，理解し，そして利用していくための個人の意欲や能力である
米国, NLS & HHS, 2000	個人が，健康課題に対して適切に判断を行うために，必要となる基本的な健康情報やサービスを獲得，処理，そして理解する能力（Healthy people 2010 で採用）

健康と社会アウトカム	社会アウトカム 　指標：QOL，機能的自立，平等		
	健康アウトカム 　指標：死亡率低下，障害度，早世，平等		
中間的健康アウトカム （変容可能な健康決定因子）	健康的な生活習慣 　指標：喫煙，食品選択，身体活動，飲酒，違法薬物の使用	効果的な健康サービス 　指標：予防サービスの提供，健康サービスのアクセスと適切さ	健康環境 　指標：安全な身体的環境，経済・社会的支援条件，十分な食料の備え，喫煙・飲酒へのアクセス制限
健康増進アウトカム （介入効果の指標）	ヘルスリテラシー 　指標：健康に関連する知識・態度，動機，行動意志，個人のスキル，self-efficacy	社会行動と影響 　指標：コミュニティ参加，コミュニティの力，社会規範，世論	健康公衆衛生政策 　指標：政策命令，法制，規制，資源配分，組織的実践
健康増進活動	教育 　例：患者教育，学校教育，放送メディアと印刷メディアのコミュニケーション	社会動員 　例：コミュニティ発展，グループ促進，目標とする集団コミュニケーション	支持・主張 　例：陳情，政治的組織化と行動，官僚的怠惰の打破

出典）Nutbeam D. Health literacy as a public health goal : A challenge for contemporary health education and communication strategies into the 21st century. Health Promotion International 15(3): 259-267, 2000 を，Oxford Univ. Press の許可を得て邦訳．

図1　健康増進におけるヘルスリテラシーの役割

て，それを効果的に活用していくことである．そしてエンパワーメント（生活を自分でコントロールしていく能力の向上）により，さらに健康度を高めていく概念である．また，ヘルスリテラシーは「個人」レベルにとどまらず，広義では，地域社会の「集団」レベルにまで展開するものである．「個人」の生活習慣の改善や上手な医療サービスの利用方法を目標とするだけではなく，「集団」の知識，理解，能力を向上させ，地域全体の健康度の改善も目的とする．その意味で，公衆衛生のポピュレーション・ストラテジー（集団戦略）の一環と見なすこともできる．ナットビーム（Nutbeam）より健康増進のアウトカムモデル（図1）が提唱されたが，ここではヘルスリテラシーを，地域において健康増進・健康政策に生かし，健康に関する構造的なバリア（障壁）を打破するための方法や道具立てとして位置づけている[6,7]．

一方，"Health for All" を目的とする WHO が関係する保健機関は，"Education for All" を目的とする UNESCO が関係する教育機関と手を携

えるべきであると述べている[6]．ヘルスリテラシー向上を目的とした集団教育を重視し，21世紀のグローバルな挑戦であるという主張もなされている[7]．今後，わが国においても保健医療関係者と教育関係者との連携の模索が一層不可欠となるであろう．

3. ヘルスリテラシーと社会構造

ヘルスリテラシーと社会構造の関連性についての研究の緒を開くことになったのは，1992年に米国で行われた National Adult Literacy Survey (NALS) の調査結果[8]である．NALSは，米国成人を対象として，文章（ニュースの内容等）や資料（交通時刻表等）を利用する能力を評価するものである．調査によれば，米国成人1億9100万人のうち，約4000万人は実用的なリテラシーをもたず，さらに5350万人はそれに次ぐリテラシーレベルしかもたなかった．高校卒業者でも，16%はレベル1（リテラシー5段階レベルの最下層）であり，36%がレベル2であった．さらに，大学学士の4%がレベル1で，11%がレベル2であった．米国でリテラシー低下が深刻であることが示された．

現在，米国では健康情報の多くが，高校1年生以上のリテラシーレベルで書かれている[9]ことから，医師・薬剤師・保健師・看護師等の保健医療専門職や製薬会社等が提供する健康情報（薬の説明書等）が難しすぎて，米国成人の多くが十分に理解できない．さらに，リテラシーが低い米国成人で健康状態も悪いことが報告され，ヘルスリテラシーの概念は保健医療領域に特化した実用的なリテラシーとして近年言及されるようになった．表2に米国のヘルスリテラシーと社会構造の関連を報告年順に整理した．

3.1 高齢者

高齢者のヘルスリテラシーが低いとする報告は多い[10-12]．メディケア受給者（高齢者用公的医療保険）を対象として，short version の英語とスペイン語の TOFHLA で評価したところ，高齢と低いヘルスリテラシーの間に有意に強い関連性が認められた．この関連性は，教育年数や認知レベルを調整して

表2 ヘルスリテラシーと社会構造に関する先行研究

文献		対象集団	ヘルスリテラシー評価ツール	ヘルスリテラシーが低い社会構造因子
Weiss et al.[18]	1994	N=402, メディケイド登録者（平均年齢49歳）	IDL	スペイン語を話す集団
Williams et al.[12]	1995	N=2659, 救急処置にきた患者：英語を話す人 (1892), スペイン語を話す人 (767) (Literacy in Health Care study)	TOFHLA	60歳以上のスペイン語を話す集団
Bennett et al.[19]	1998	N=212, アフリカ系アメリカ人（平均年齢70.8歳）	REALM	アフリカ系アメリカ人, 地域 (Louisiana)
Williams et al.[13,14]	1998	N=483, 救急科 (273；平均年齢37歳), 喘息外来 (210；平均年齢47歳)	REALM	高齢者
Williams et al.[14]	1998	N=516, 高血圧患者 (402), 糖尿病患者 (114)	TOFHLA	高齢者, スペイン語を話す集団
Gazmararian et al.[10]	1999	N=406, メディケイドに登録している女性年齢構成：19-24歳 (144), 25-29歳 (86), 30歳 (175)	TOFHLA（簡易版）	低い教育レベル, ヘルスリテラシー・レベルが年齢・人種・配偶者の有無・雇用形態・貧困とはっきりとした関係があるわけではない.
Gazmararian et al.[31]	1999	N=3260, メディケア新規登録者 (Prudential Medicare Managed Care Study)	S-TOFHLA	アフリカ系アメリカ人, 高齢者, 短い学校教育年数, 現業系（ブルーカラー）, 高齢は低いヘルスリテラシーと強く関係, 教育年数や認知レベルを補正しても有意に関連.
Kalichman et al.[22]	2000	N=228, HIV陽性成人（平均年齢39.7歳）	TOFHLA	短い学校教育年数, 民族マイノリティ, ヘルスリテラシー・レベルは年齢・所得水準・性別・性的指向（同性愛）に無関係.
Arnold et al.[20]	2001	N=600, 妊娠女性, コーケシアン (303), アフリカ系アメリカ人 (296)	REALM	アフリカ系アメリカ人
Gausman and Forman[15]	2002	N=93, 男性 (22), 女性 (71), 平均年齢83歳	TOFHLA	高齢, 短い教育年数
Lindau et al.[17]	2002	N=529, 年齢18歳を超える英語を話す患者, 平均年齢27歳	REALM	非白人参加者, 保険に加入していないあるいは公的保険に加入している人々
Schillinger et al.[16]	2002	N=408, 英語とスペイン語を話す30歳以上の2型糖尿病患者 (San Francisco General Diabetic Patients with Low Health Literacy Study)	S-TOFHLA	高齢者, 女性, 非白人種, スペイン語を話す集団, 低い教育レベル, メディケア対象者, 糖尿病罹患年数の長い患者
Beers et al.[21]	2003	N=1805, アフリカ系アメリカ人58%, 66%男性 (Health Literacy Satisfaction Study)	REALM	アフリカ系アメリカ人, 高齢者, 低い教育レベル, 教育レベルで補正したら高齢は無関係, 人種は可能性あり

も有意であった[11]．都市部の公立病院の救急患者[12]，高血圧患者，糖尿病患者[13]，救急外来と喘息外来[14]，富裕退職者[15]，2型糖尿病患者[16]でも報告された．高齢者の医療費割合は高く，今後の医療費の適正化を考えるうえでも，介入ターゲットとして，高齢者のヘルスリテラシー向上はわが国でも重要な課題である．

3.2 マイノリティグループ，移民，民族

NALSは，多くのヒスパニック系住民とアフリカ系住民のリテラシーが低いことを明らかにした．また，その後，非白人住民[16,17]，ヒスパニック系住民[12,14,19]，アフリカ系住民[20,21]等のマイノリティグループではリテラシーが低く，ヘルスリテラシーも低いことが報告された．

ヒスパニック系住民は，現在，合衆国において最も急速に増加している民族グループであり，2000年の米国人口調査データ（U.S. & World 2001）では，1990年代に58%増加して3530万人となり，米国全人口の12.5%と推計された．米国のマイノリティグループの中で，アフリカ系住民を抜いていまや最大の民族グループになったと言われる．新しく急増しているヒスパニック系移民の課題は，従来のヒスパニック系と異なり，教育達成度（学歴）が低い点，また，ノースカロライナ州，ジョージア州，アーカンソー州，テネシー州，サウスカロライナ州，アラバマ州，ケンタッキー州等で増加が顕著であり（これまでは伝統的にテキサス州，カルフォルニア州，フロリダ州等に居住していた），スペイン語を話す公務員数が限られ，公的支援が不十分である点があげられる．

3.3 教育達成度，教育年数，学歴

教育が限られている人では一般的なリテラシーが限られており，NALS調査では高校を卒業していない人の80%以上の読解力はNALSのレベル1か2であった．また，教育が限られている集団のヘルスリテラシーについてはさらなる検討が必要だが，一般的なリテラシー不足が高頻度に起きている現状では，ヘルスリテラシー不足も起きていると考えられている[15,16,21,22]．

3.4 低所得

　低所得は，リテラシー，高齢，人種的・民族的マイノリティグループへの帰属，教育達成度，移民等の社会構造的因子と相互に関連し合う．低いリテラシーが低所得に結びつくのか，それとも社会構造的に教育機会が奪われているためリテラシーが低くなってしまうのか結論は出ていない．しかしながら，低所得者層で一般的なリテラシー不足とヘルスリテラシー不足が関連しているとする報告は多い．メディケイド受給者（低所得者用公的医療保険．米国では低所得者層の代理変数として有効とされる）のヒスパニック系住民 402 人の検討では，リテラシーレベルは平均第 5 学年生程度であり，5 分の 1 の患者では第 2 学年生程度であった[18]．2 つの都市部の公立病院の低所得の救急外来患者の検討では，ヘルスリテラシー不足とヒスパニック系住民の間に有意な関連があった．半分の患者が投薬の指示を理解できず，6 割が標準的なインフォームドコンセントの内容を理解できなかった[12]．

4. ヘルスリテラシーと健康アウトカム

　ヘルスリテラシーと健康アウトカム（健康状態や保健医療サービスの利用）との関連性についての研究は，米国で多く報告された．表 3 にヘルスリテラシーと健康アウトカムの関連を報告年順に整理した．
　図 2 に，ヘルスリテラシーと健康アウトカムの関連性における，米国の報告をもとに仮定された経路を紹介する[23]．ここでは，疾患の知識とセルフケア，健康リスク回避行動（生活習慣），予防ケアと定期的な医師へのアクセス，薬のコンプライアンスの 4 つを媒介変数（中間アウトカム）とし，最終アウトカムは健康状態，救急医療，入院医療としている．
　この経路では，ヘルスリテラシーが低い者は，疾病の知識やセルフケアが少ないため，健康リスク回避行動をとらず生活習慣が悪くなりやすい．また，医師の指示や予約票・紹介状の情報を正しく理解できないため，予防接種等の予防プログラムへの参加が少なく，定期的に医師を受診することも少ない．また，薬のコンプライアンスも悪い（処方された薬を指示されたように服用でき

表3 ヘルスリテラシーと健康アウトカムに関する先行研究

文献		対象集団	ヘルスリテラシー測定ツール	ヘルスリテラシー以外の解析方法	ヘルスリテラシーと関連する健康アウトカム
Williams et al.[12]	1995	N=2659, 貧困者とマイノリティの患者, 英語を話す患者 (1892) スペイン語を話す患者 (767)	TOFHLA		ヘルスリテラシーが低い人は, 医師の指示に従わない傾向があり, また予約票や紹介状を理解しにくい.
Baker et al.[35]	1997	N=2659, Atlanta Los Angeles (979), 英語を話す集団 (913) スペイン語を話す集団 (767) (Literacy in Health Care Study)	TOFHLA	インタビュー	ヘルスリテラシーの低い人は高い人に比べ健康状態の不調を訴えることが有意に多かった. この関連は, 年齢・性別・人種・社会経済指標を調整しても残った.
Baker et al.[41]	1998	N=979, (Literacy in Health Care Study)	S-TOFHLA	構成的インタビュー, Grady記念病院情報システム	リテラシーの低い患者は, 高い患者よりも救急科平均入院回数が1回以上多かった. この関係は年齢・性別・人種・健康に関する自己申告の社会経済的地位や医療保険を調整しても残った.
Bennett et al.[19]	1998	N=212, 低所得者: アフリカ系アメリカ人 (109), Caucasian (103), 平均年齢 70.8歳	REALM	医療記録レビュー, 病理学報告	ヘルスリテラシーが低い人は, 高い人に比べ, 進行がん (ステージD) になってはじめて病院を受診することが有意に多かった.
Moon et al.[29]	1998	N=543, 子供を診療所に連れて行く親 平均年齢32歳	REALM	インタビュー	ヘルスリテラシーは, 子供重症度の親の理解と有意に関連があった.
Williams et al.[14]	1998	N=483, 救急科 (273; 平均年齢37歳), 喘息クリニック (210; 平均年齢47歳)	REALM	インタビュー, 喘息治療薬の定量吸入器 (MDI) 使用法の観察	リテラシーが低い者は喘息知識スコアが低かった. 読解力が低い者はMDI使用のスキルが低かった.
Williams et al.[13]	1998	N=518, 高血圧患者 (402), 糖尿病患者 (114)	TOFHLA (in either English or Spanish)	インタビュー	ヘルスリテラシーが低いもしくは境界域の者は, 高血圧あるいは糖尿病 (低血糖症状) の知識が低かった.
Gazmararian et al.[31]	1999	N=406, health planに登録している女性 年齢構成: 19-24歳 (144), 25-29歳 (86), 30歳 (175)	S-TOFHLA	インタビュー	ヘルスリテラシーが低い人は, 避妊目的で, 他の方法より, 子宮内避妊用具 (IUD), 膣洗浄器具, 周期避妊法 (オギノ式), 避妊用ピル (levonorgestrel) 埋込錠を使用する頻度が高い. 避妊方法を4.4倍知りたがる. 妊娠しやすい時期に不正確な避妊知識をもちやすい. 以上の関係は年齢・人

著者	年	対象	測定尺度	アウトカム測定	結果
Kalichman et al.[27]	1999	N＝182, HIV 陽性成人（平均年齢 39.1 歳）	adapted reading comprehension section of TOFHLA		種・婚姻状況で調整しても有意であった．ヘルスリテラシーが低い HIV 陽性の成人は，高い人と比べて AIDS 治療量を間違いやすい．
Gazmararian et al.[36]	2000	N＝3260, メディケア新規登録者，英語を話す人（2956），スペイン語を話す人（304）	S-TOFHLA	老年期うつ病評価尺度（GDS），インタビュー	ヘルスリテラシーが低い者は，うつ症状を訴えることが多い．健康状態を調整すると有意でなくなる．
Kalichman and Rompa[34]	2000	N＝339, HIV 陽性成人（平均年齢 40 歳）	TOFHLA の一部（読解力テスト）		ヘルスリテラシーが低い HIV 感染者では，CD4 細胞数が少ない，ウイルス量が多い，抗レトロウイルス剤を服用しない，入院が多い，健康状態が悪い．
Kalichman et al.[22]	2000	N＝228, HIV 陽性成人（平均年齢 40 歳）	TOFHLA	アンケートあるいはインタビュー	ヘルスリテラシーが低い人は，ウイルス量が感知できないレベルで報告されることは少なく，ウイルス量と CD4 細胞数の意味を理解しておらず，医師が治療について聞くことが多く，医師がよく説明してくれるという者が多い．
Arnold et al.[20]	2001	N＝600, 妊娠女性：Caucasian（303），アフリカ系アメリカ人（296）	REALM	尿中コチニン濃度，自記式喫煙習慣調査	喫煙の害の知識に乏しく，子供への喫煙の影響にも関心が低かった．
Fortenberry et al.[38]	2001	N＝1035, 平均年齢 26 歳	REALM	構成的インタビュー	ヘルスリテラシーが低い人は淋病テスト陽性者が多かった．
Kaufman et al.[59]	2001	N＝61, 英語を母国語として話し，2～12 ヶ月の子供がいる 18 歳以上の初めての母親	REALM		ヘルスリテラシーが高い参加者は，最初の 2 ヶ月間で母乳で育てることを始めて，そしてその後も続ける者が多い．
Baker et al.[39]	2002	N＝3260, メディケア登録者：英語を話す人（2956），スペイン語を話す人（304）（Prudential Medicare Managed Care Study）	S-TOFHLA	構造インタビュー，ミニメンタルステート検査（MMSE），老年期うつ病評価尺度（GDS スケール），SF-12, 自記式心身評価	ヘルスリテラシーが低い登録者は健康状態が悪く，ヘルスリテラシーの高い人より有意に入院回数が多かった．この関係は，人口統計・所得・学校教育・認知機能・社会的支援を調整しても残る．

著者	年	対象	測定尺度	その他の測定項目	結果
Baker et al.[37]	2002	N＝2787, メディケア登録者：Caucasian (2343), アフリカ系アメリカ人 (354) 平均年齢 73 歳 (Prudential Medicare Managed Care Study)	S-TOFHLA	ミニメンタルステート検査 (MMSE), 自己報告スコア, マネージドケアの申し立て	ヘルスリテラシーとMMSE総合点とは相関関係があった.
Gordon et al.[56]	2002	N＝123, 慢性関節リュウマチの患者, 平均年齢 36 歳 年齢範囲 19-77 歳	REALM	インタビュー, 既往歴レビュー. HAQ, HADS スコア, Carstairs Index of social deprivation	ヘルスリテラシーが低い人は, 対照者と比べて, 過去 12 ヶ月で病院受診が 3 倍多かった.
Lindau et al.[17]	2002	N＝529, 年齢 18 歳を超える英語を話す患者, 平均年齢 27 歳 58％アフリカ系アメリカ人, 18％ヒスパニック系	REALM	インタビュー, カルテレビュー, 医師調査	ヘルスリテラシーは, 子宮頸部がんスクリーニングに関する知識と有意に関連した.
Schillinger et al.[16]	2002	N＝408, 年齢 30 歳を超える英語とスペイン語を話す 2 型糖尿病患者 (San Francisco General Diabetic Patients with Low Health Literacy Study)	S-TOFHLA	Diabetic care profile social support scale, Short form of CES-D, インタビュー, 病院のデータベース	社会因子, うつ状態, 社会支援, 治療レジメン, 糖尿病罹患年数を調整しても, ヘルスリテラシーはHbA1cの値と関連があった. ヘルスリテラシーが低い人は, 血糖値のコントロールが悪く, 糖尿病性網膜症有病率が高かった.
Scott et al.[25]	2002	N＝2722, 65-80 歳のメディケア新規登録者, 平均年齢 71 歳 (Prudential Medicare Managed Care Study)	S-TOFHLA	インタビュー	ヘルスリテラシーが低い人は, 予防健康サービス (インフルエンザと肺炎球菌ワクチン接種, マンモグラフィー, Papスメァ) を利用頻度が少ない.
Guerra and Shea[40]	2003	N＝1301, メディケイドかメディケアに加入している 18 歳を超える患者平均年齢 42.2 歳 (Health Literacy and Patient Satisfaction Study)	TOFHLA	Charlson Comorbidity Index, SF-12	ヘルスリテラシーが低い人は, 合併症を有する頻度が, 交絡因子を調整しても多かった.
Schillinger et al.[57]	2003	N＝74, 英語を話すがヘルスリテラシーの低い糖尿病患者, 平均年齢 64 歳 85％非白人 (San Francisco General Diabetic Patients with Low Health Literacy Study)	S-TOFHLA	テープレコーダーによる患者医師の対話記録	ヘルスリテラシーが高いことと, 医師が双方向性コミュニケーションの方針をもつことの, 2 点が良好な血糖コントロールと関連があった.

| Weiss BD[58] | 2004 | Arizona's managed-Medicaid plan, the Arizona Health Care Cost Containment System (AHCCCS) | IDR | ヘルスリテラシーが低いメディケイド受給者は,平均で年間$10688医療費がかかるが,高い受給者は$2891であった. |

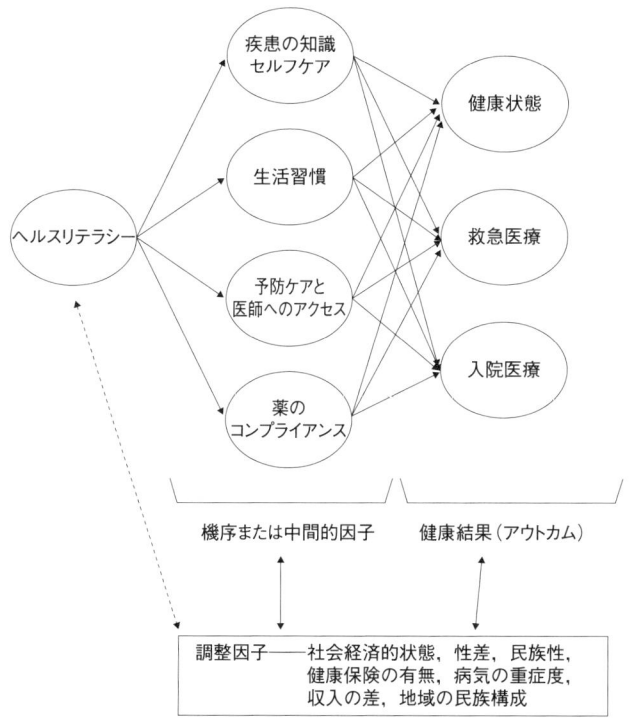

図中:
- ヘルスリテラシー
- 疾患の知識 セルフケア
- 生活習慣
- 予防ケアと医師へのアクセス
- 薬のコンプライアンス
- 健康状態
- 救急医療
- 入院医療
- 機序または中間的因子
- 健康結果(アウトカム)
- 調整因子――社会経済的状態,性差,民族性,健康保険の有無,病気の重症度,収入の差,地域の民族構成

出典)Lee SY, Arozullah AM, Cho YI. Health literacy, social support, and health: a research agenda. Soc Sci Med 58 (7): 1309-1321, 2004 より一部改変.著者邦訳.

図2 ヘルスリテラシーと健康結果(アウトカム)との関連モデル概略図

ない).その結果,タイムリーに,そして適切に,予防や医療サービスの恩恵を受けられないため,健康状態は低くなりがちで重症化して救急医療や入院医療の利用が多くなる概念が仮定されている.

ここでは,ヘルスリテラシーと媒介変数の関連を単純化しており,本来,社会構造要因(社会経済的地位,教育達成度,年齢,性別,人種,米国健康保険の適応範囲,疾患重症度,所得格差,民族構成)等の交絡因子を適切に調整する必要がある.また,媒介変数間の相互作用や最終アウトカムからのフィードバックが省略されている.たとえば,疾病が重症で,頻繁に入院医療を利用する人は,そのことで医療情報を上手に利用し,高いヘルスリテラシーを獲得する可能性がある[23].

4.1 疾患の知識,セルフケア,健康リスク回避行動(生活習慣)

ヘルスリテラシーが低い者は疾患の知識が少ないため,自分自身を正しくセルフケアする能力に乏しい.慢性疾患等の知識獲得が少なく[24],予防サービスの利用が低調である[13,25-27].ヘルスリテラシーが低い者は,喫煙の害[20],高血圧・糖尿病[13],乳がんリスク[28],子どもの疾患の重症度[29],喘息知識スコア[14],子宮頸部がんスクリーニング[30],避妊知識[31],HIV の治療[32]の知識が乏しい.

ヘルスリテラシーと健康リスク回避行動(生活習慣)との関連について詳細に検討したものは少ないが,ヘルスリテラシーが低い個人は,喫煙,飲酒,違法ドラッグの濫用,身体活動の少ない生活等の生活習慣をする傾向が強く,健康リスク回避行動をとらない傾向があると考えられる.これは,ヘルスリテラシーが低いと健康や医療を理解する能力を磨く機会が少なくなるからと考えられている.また,ヘルスリテラシーが低い個人は,医療指導に対しても懐疑的となり,生活習慣を改めるなどの健康リスク回避行動を取りにくくしていると考えられる.

4.2 予防ケアと医師へのアクセス

ヘルスリテラシーが低い者は,疾患の早期発見・早期治療の重要性に関する情報を理解する能力に乏しく,その情報へのアクセスも少ない.また医療

の意思決定への自主的な参加も少なく，予防ケアの利用が少ない．医師の説明が理解できず，予約票や紹介状等に書かれた情報の理解が不足し[12]，定期的な検診受診が少ない傾向がある．ヘルスリテラシーが低いと，予防健康サービス（インフルエンザと肺炎球菌ワクチン接種，マンモグラフィー，Papスメァ）の利用頻度が少なく[25]，外来受診回数が少ない[33]．

4.3 薬のコンプライアンス

ヘルスリテラシーが低いと薬のコンプライアンスが低いことが報告されている．喘息患者では，喘息治療薬の定量吸入器（MDI）の使用スキルが乏しかった[14]．また，HIV専門外来やAIDSサービス機関において，ヘルスリテラシーが低いHIV陽性患者は，投薬の治療量を間違える頻度が高いことが報告された[27]．また，抗レトロウイルス剤を服用しない患者が多かった[34]．

4.4 健康状態

ヘルスリテラシーの低い人は高い人に比べ健康状態の不調を訴えることが多い[35]．ヘルスリテラシーが低い者は，うつ症状を訴えることが多かった[36]．また，ヘルスリテラシーとMMSE総合点とは相関関係があった[37]．ヘルスリテラシーが低いHIV感染者では，CD4細胞数が少なくHIVウイルス量が多かった[34]．また，ヘルスリテラシーが低い人は淋病テスト陽性者が多かった[39]．ヘルスリテラシーが低いメディケア受給者では健康状態が悪かった[39]．糖尿病との関係ではヘルスリテラシーはHbA1cの値と関連があった．ヘルスリテラシーが低い人は，血糖値のコントロールが悪く，糖尿病性網膜症有病率が高く[16]，また合併症も多かった[40]．

4.5 救急医療，入院医療

ヘルスリテラシーの低い患者は高い患者より，救急科入院回数が1回以上多かった[41]．メディケア受給者では，ヘルスリテラシーが低い患者の入院回数が多かった[39]．また，HIV感染者ではヘルスリテラシーが低い患者の入院が多かった[34]．

4.6 医療費

ヘルスリテラシーが低いメディケイド受給者高齢者用公的医療保険は，平均で年間10688ドルも医療費がかかるが，高い受給者は2891ドルであった[18]．なかでも入院費は，ヘルスリテラシーが低い受給者で年間7038ドルに対し，ヘルスリテラシーが高い受給者で824ドルと大きな差であった．メディケア受給者においても同様の結果が得られている．年間で，救急救命医療で86ドル，処方薬で137ドル，入院費で1107ドルも，ヘルスリテラシーが十分備わっている受給者より多く要した[42]．

5. ヘルスリテラシーの評価

ヘルスリテラシーを評価するうえで代表的なツールを表4に示した[43]．この中で単語読解力テスト（Word Comprehension Test）のTOFHLA[44]と単語認識力テスト（Word Recognition Test）のREALM[45]は代表的なツールである．

単語読解力テストは，書かれた文章を読解して理解する能力を評価するものである．Cloze test 式の TOFHLA (Test of Functional Health Literacy in Adults) が有名である．Cloze test 式とは，文章中から規則的に抜き出された単語を当てはめさせるテスト形式で，いわゆる「穴埋め」式問題である．リテラシーが高い対象者は，文章内容をより理解しているため文章中の抜けている単語を埋めることができるという仮説に基づいている．TOFHLAは，米国の医療現場におけるヘルスリテラシー研究を目的に発展してきた．「読解力評価」と「数量的思考評価」の2部からなる．読解力評価部では50項目からなっており，上部消化管造影の指示，メディケイド申請書の「権利と責任」，同意書フォームからなる．数量的思考評価部は薬容器のラベル，血糖値，診療予約スケジュール等の17個の数字を理解する能力を評価する項目からなる．TOFHLAは，次に述べる単語認識力テストより高いリテラシーを必要とする．TOFHLAは測定に時間がかかるため，診療所や地域におけるヘルスリテラシー評価には適していない．

表4 代表的なヘルスリテラシー評価ツール一覧

	単語読解力テスト (comprehension)				単語認識力テスト (recognition)		
	TOFHLA	S-TOFHLA	IDL	WRAT-R3	SORT-R	REALM	LAD
種類	Cloze型医療に関する資料の読解力	Cloze型医療に関する資料の読解力,TOFHLAのshort version	読解力テスト	単語認識テスト	単語認識テスト	健康に関する単語認識テスト	糖尿病に関する単語認識テスト
時間	18～22分	7分	22分	3～5分	5～10分	2～3分	3～5分
スコアリング	ヘルスリテラシー：不適切 (inadequate),境界 (marginal),機能的 (functional)		ヘルスリテラシー：不適切 (inadequate),境界 (marginal),機能的 (functional)	いくつかのスコアが算出可能.特定の学年に変換することや特定の年齢群に対して標準化可能	0-200点,素点は10の学年群に変換可能 (pre-1～9-12)	0-66点,素点は4つの学年カテゴリ群に変換可能 (第3学年未満,第4-6学年,第7-8学年,第9学年以上)	0-60点,素点は3つの学年カテゴリに変換可能
対象者	成人のみ		全年齢	5～74歳	4歳以上	成人のみ	成人のみ
主な利点	スペイン語を話す集団にも利用可能 (Spanish version),機能的ヘルスリテラシーの評価可能		スペイン語を話す集団にも利用可能 (Spanish version)	未成年者にも使える	学校と職場で利用可能	簡便で対象者の負担が小さい,大きいフォントサイズの利用可能	簡便,糖尿病教育にも利用可能
主な限界	long versionは時間がかかる,簡便でなく,対象者に負担を与える		long versionは時間がかかる,簡便でなく,対象者に負担を与える	単語がやや患者には難しすぎる	フォントサイズが小さい,第9学年以上の評価が困難	第9学年以上の評価が困難,学年群の推定値だけで特定学年ではない	臨床応用のevidenceがまだ不十分
その他	very short versionもあり,相関性：WRAT-R3 0.74, REALM 0.84		相関性：WRAT-R3 0.74, REALM 0.84	相関性：REALM 0.88, TOFHLA 0.74, IDL 0.74	相関性：SORT-R 0.96	相関性：WRAT-R3 0.88, SORT-R 0.96, TOFHLA 0.84, IDL 0.84	相関性：WRAT-R3 0.81, REALM 0.90

　単語認識力テストは，単語を声に出して読むことを対象者に要求する評価法である．対象者が単語発音という初歩的スキルに問題があれば，リテラシーも低いと仮定する．単語認識力テストでは，対象者に簡単な単語から複雑な単語まで難易度の異なるさまざまな単語リストを利用する．評価作業は，対象者が発音できない単語が出てくるまで続けられる．このような単語認識

力テストは短時間で評価可能であり採点も簡便である．代表として，WRAT-R3（Wide Range Achievement Test R3）と REALM（Rapid Estimate of Adult Literacy in Medicine）があげられる．WRAT に比べて，REALM は，一般的な医療単語や，身体や疾病の普段使用する単語を多く取り入れて，保健医療分野のリテラシーを評価する目的で開発された．また，REALM では，対象者の自信を失わせないために，単語は徐々に難しくなる順番で提示される．とくに低いリテラシーレベルの個人をスクリーニングするのに有用である．

6. わが国のヘルスリテラシーの課題

近年，国内の教育格差研究が注目されているが[46-48]，教育格差と健康アウトカムとの関連についての研究報告も増えてきた．たとえば，高齢者の社会的不平等を検討した研究では，教育歴（健康に関する一般的知識水準の代理変数として「義務教育以下」と「高等教育以上」の二値化で検討）が，老研式活動能力指標による客観的健康および主観的健康の両者で，有意に関連することが報告された[49]．また，AGES（愛知老年学的評価研究）でも，教育年数が短い層（低学歴）では，長い層に比較して，不健康行動者（喫煙，常習飲酒，運動不足，検診未受診）や転倒歴がある者の割合が有意に高い傾向が報告された[50]．抑うつ[51]や閉じこもり[52]も，教育年数が短くなるほど多かった．

教育歴は，上述の高齢者の検討において，パーソナルネットワークとしての「つきあい」との間に有意な関連が示されており[53]，社会参加や情報アクセスという「人のつながり」の意味で社会関係資本（Social Capital）と関係する．今後，ここにヘルスリテラシーの視点を入れて，わが国の教育と健康アウトカムの相互関連について検討が必要である．

わが国の高校生の科学知識ランキングは，韓国に次いで世界第 2 位であり[54]，これまで高い教育レベルを維持してきた．また，わが国は，米国のような多民族国家でもなく識字率も高く，現時点ではヘルスリテラシーの課題は米国より少ないと考えられる．しかし，現実には，国民の間にリテラシースキルの格差が存在していると思われる．したがって，ヘルスリテラシー格

差が保健医療の効果に格差を生みだす可能性等について，わが国でも検討していく必要がある．この点，先行する米国のヘルスリテラシーの研究や取り組みは示唆に富んでいる．

　ヘルスリテラシーと高齢者の関連は上述したが，米国以上に高齢化が著しいわが国においては重要である．高齢者の保健医療に対するニーズの高さも考えると，最も注意を払うべき集団である．若年層にとって魅力的でわかりやすい情報内容が，高齢者に必ずしもわかりやすいとは限らない．高齢者に対する予防指導，医療指示の内容・方法の研究も十分検討されてはいない．たとえば，健康情報に用いられるパンフレットの場合，その文字の大きさ，色，図・表について，どのような形式が高齢者にとって最も適切か，ほとんど議論がなされてはいない．その点，カナダ保健省が1999年の国際老人年に発表した Communicating with Seniors ; Advice, Technique, and Tips [55] が参考になる．

　近年の情報技術（IT）の発達は個人の情報収集・管理の能力を一変させた．コンピューターは現代の「そろばん」であり，そのスキルはヘルスリテラシーにもつながる．とくにインターネットによる健康情報収集については，その内容の信頼性・精度管理に課題があるが，そこにアクセスできるかどうかで病気やセルフケアの知識，また生活習慣の改善等に格差が生じるのは想像に難くない．米国の Healthy People 2010 の第11章 Health communication で，目標項目として「自宅でインターネットを接続出来る割合」を項目立てしている．また，高齢者でも IT になじみが薄い場合，影響も大きいと考えられる．年齢と IT の二重の意味で注意が必要である．IT 化が高齢者に広く普及していない現時点では，digital divide（デジタル格差）がそのまま health divide（健康格差）になる懸念がある．

　米国で開発された評価ツールの多くはリテラシーそのものを評価するため，非識字率が低いわが国では，米国と同じ評価ツールをそのまま援用することは難しい．また，言語自体の多様性にも注意が必要である．たとえば，スペイン語を話す米国ヒスパニック集団において，単語の認識力と読解力（リテラシー）間に乖離の存在が知られている．REALM 等の単語認識力テストの多くは単語発音テストであり，発音できればそれ相当の読解力をもつことが

仮定されている．しかし，スペイン語の特徴として Phoneme-grapheme correspondance（sound-to-mark, 音素・表記一致性：音素がそのまま表記と同じことを言う．この場合，単語の意味を知らなくてもローマ字読みのように発音できてしまう．そのため，発音が評価の核心になっている REALM のような単語認識力テストはひらがなのような日本語でも使えない）があるため，スペイン語では単語発音が容易であり単語認識力テストだけではリテラシー評価が困難である．TOFHLA ではスペイン語版があるが，REALM などの単語認識力テストではスペイン語版が開発されていないことと無関係ではない．日本語のひらがなやカタカナ（漢字は別だが）にも Phoneme-grapheme correspondance の特性があり，わが国におけるヘルスリテラシー評価ツールの開発には工夫が必要である．

　わが国では，識字率が高く，大部分の国民が高いヘルスリテラシーを有すると考えられる．しかし，著しい高齢化の進展や IT 高度化のほかに，近い将来，外国移民増加や医療制度改革等，わが国のヘルスリテラシーに関わる課題が多く出てくるものと予想される．わが国でも，ヘルスリテラシーとその周辺課題について，今後一層の検討が進められていくことが期待される．

謝　辞

　多くの助言をいただいた North Carolina University の Dr. Shoou-Yih D. Lee に感謝します．

文　献

1) Lantz PM, House JS, Lepkowski JM, Williams DR, Mero RP, Chen J : Socio-economic factors, health behaviors, and mortality ; results from a nationally representative prospective study of US adults. JAMA 279(21): 1703-1708, 1998.
2) Varo JJ, Martinez-Gonzalez MA, De Irala-Estevez J, Kearney J, Gibney M, Martinez JA : Distribution and determinants of sedentary lifestyles in the European Union. Int J Epidemiol 32(1): 138-146, 2003.
3) Marmot MG (Editor), Wilkinson RG (Editor): Social Determinants of Health ; 1st edition, Oxford University Press, 1999.
4) Department of Health : UK, Saving Lives ; Our Healthier Nation. HMSO, London, 1999. http://www.official-documents.co.uk/document/cm43/4386/4386.htm

5) Department of Health and Human Services Healthy People 2010. DHHS, Washington DC. 2000. http://www.health.gov/healthypeople/document/html/volume1/11healthcom.htm.
6) Nutbeam D : Health literacy as a public health goal ; A challenge for contemporary health education and communication strategies into the 21st century. Health Promotion International **15**(3): 259-267, 2000.
7) Nutbeam D. Kickbusch I : Advancing health literacy ; A global challenge for the 21st century. Health Promotion International **15**(3): 183-184.
8) Kirsch IS, Jungeblat A, Jenkins L, Kolstad A : Adult literacy in America : A first look at the results of the National Adult Literacy Survey. Washington, DC : National Center for Educational Statistics, U.S. Department of Education, 1993.
9) Davis TC, Crouch MA, Wills G, Miller S, Abdehou DM : The gap between patient reading comprehension and the readability of patient education materials. J Fam Pract **31**(5): 533-538, 1990.
10) Gazmararian JA, Baker DW, Williams MV, Parker RM, Scott TL, Green DC, Fehrenbach SN, Ren J, Koplan JP : Health literacy among Medicare enrollees in a managed care organization. JAMA **281**(6): 545-551, 1999.
11) Baker DW, Gazmararian JA, Sudano J, Patterson M : The association between age and health literacy among elderly persons. J Gerontol B Psychol Sci Soc Sci **55**(6): S368-374, 2000.
12) Williams MV, Parker RM, Baker DW, Parikh NS, Pitkin K, Coates WC, Nurss JR : Inadequate functional health literacy among patients at two public hospitals. JAMA **274**(21): 1677-1682, 1995.
13) Williams MV, Baker DW, Parker RM, Nurss JR : Relationship of functional health literacy to patients' knowledge of their chronic disease. A study of patients with hypertension and diabetes. Arch Intern Med **158**(2): 166-172, 1998.
14) Williams MV, Baker DW, Honig EG, Lee TM, Nowlan A : Inadequate literacy is a barrier to asthma knowledge and self-care. Chest **114**(4): 1008-1015, 1998.
15) Gausman Benson J, Forman WB : Comprehension of Written Health Care Information in an Affluent Geriatric Retirement Community ; Use of the Test of Functional Health Literacy. Gerontology **48**: 93-97, 2002.
16) Schillinger D, Grumbach K, Piette J, Wang F, Osmond D, Daher C, Palacios J, Sullivan GD, Bindman AB : Association of health literacy with diabetes outcomes. JAMA **288**(4): 475-482, 2002.
17) Lindau ST, Tomori C, Lyons T, Langseth L, Bennett CL, Garcia P : The association of health literacy with cervical cancer prevention knowledge and health behaviors in a multiethnic cohort of women. Am J Obstet Gynecol **186**(5): 938-943, 2002.
18) Weiss BD, Blanchard JS, McGee DL, Hart G, Warren B, Burgoon M, Smith KJ : Illiteracy among Medicaid recipients and its relationship to health care costs. J Health Care Poor Underserved **5**(2): 99-111, 1994.
19) Bennett CL, Ferreira MR, Davis TC, Kaplan J, Weinberger M, Kuzel T, Seday MA, Sartor O : Relation between literacy, race, and stage of presentation among low-income patients with prostate cancer. J Clin Oncol **16**(9): 3101-3104, 1998.

20) Arnold CL, Davis TC, Berkel HJ, Jackson RH, Nandy I, London S : Smoking status, reading level, and knowledge of tobacco effects among low-income pregnant women. Prev Med 32(4): 313-320, 2001.
21) Beers BB, McDonald VJ, Quistberg DA, Ravenell KL, Asch DA, Ahea JA : Disparities in health literacy between African and non-African American primary care patients. Abstract. J General Intern Med 18 (Suppl 1): 169, 2003.
22) Kalichman SC, Benotsch E, Suarez T, Catz S, Miller J, Rompa D : Health literacy and health-related knowledge among persons living with HIV/AIDS. Am J Prev Med 18(4): 325-331, 2000.
23) Lee SY, Arozullah AM, Cho YI : Health literacy, social support, and health ; a research agenda. Soc Sci Med 58(7): 1309-1321, 2004.
24) Gazmararian JA, Williams MV, Peel J, Baker DW : Health literacy and knowledge of chronic disease. Patient Educ Couns 51(3): 267-275, 2003.
25) Scott TL, Gazmararian JA, Williams MV, Baker DW : Health literacy and preventive health care use among Medicare enrollees in a managed care organization. Med Care 40(5): 395-404, 2002.
26) Davis TC, Arnold C, Berkel HJ, Nandy I, Jackson RH, Glass J : Knowledge and attitude on screening mammography among low-literate, low-income women. Cancer 78(9): 1912-1920, 1996.
27) Kalichman SC, Ramachandran B, Catz S. Adherence to combination antiretroviral therapies in HIV patients of low health literacy. J Gen Intern Med 14 (5): 267-273, 1999.
28) Jones AR, Thompson CJ, Oster RA, Samadi A, Davis MK, Mayberry RM, Caplan LS : Breast cancer knowledge, beliefs, and screening behaviors among low-income, elderly black women. J Natl Med Assoc 95(9): 791-797, 802-805, 2003.
29) Moon RY, Cheng TL, Patel KM, Baumhaft K, Scheidt PC : Parental literacy level and understanding of medical information. Pediatrics 102(2): e25, 1998.
30) Sharp LK, Zurawski JM, Roland PY, O'Toole C, Hines J : Health literacy, cervical cancer risk factors, and distress in low-income African-American women seeking colposcopy. Ethn Dis 12(4): 541-546, 2002.
31) Gazmararian JA, Parker RM, Baker DW : Reading skills and family planning knowledge and practices in a low-income managed-care population. Obstet Gynecol 93(2): 239-244, 1999.
32) Van Servellen G, Brown JS, Lombardi E, Herrera G : Health literacy in low-income Latino men and women receiving antiretroviral therapy in community-based treatment centers. AIDS Patient Care STDS 17(6): 283-298, 2003.
33) Friedland RB : Understanding health literacy ; New estimates of the costs of inadequate health literacy. Working Paper. National Academy on an Ageing Society. 1998.
34) Kalichman SC, Rompa D : Related Functional health literacy is associated with health status and health-related knowledge in people living with HIV-AIDS. J Acquir Immune Defic Syndr 25(4): 337-344, 2000.

35) Baker DW, Parker RM, Williams MV, Clark WS, Nurss J: The relationship of patient reading ability to self-reported health and use of health services. Am J Public Health **87**(6): 1027-1030, 1997.
36) Gazmararian J, Baker D, Parker R, Blazer DG: A multivariate analysis of factors associated with depression; evaluating the role of health literacy as a potential contributor. Arch Intern Med **160**(21): 3307-3314, 2000.
37) Baker DW, Gazmararian JA, Sudano J, Patterson M, Parker RM, Williams MV: Health literacy and performance on the Mini-Mental State Examination. Aging Ment Health **6**(1): 22-29, 2002.
38) Fortenberry JD, McFarlane MM, Hennessy M, Bull SS, Grimley DM, St Lawrence J, Stoner BP, VanDevanter N: Relation of health literacy to gonorrhoea related care. Sex Transm Infect **77**(3): 206-211, 2001.
39) Baker DW, Gazmararian JA, Williams MV, Scott T, Parker RM, Green D, Ren J, Peel J: Functional health literacy and the risk of hospital admission among Medicare managed care enrollees. Am J Public Health **92**(8): 1278-1283, 2002.
40) Guerra CE, Shea JA: Functional health literacy, comorbidity and health status; Abstract. J General Intern Med **18** (Suppl 1): 174, 2003.
41) Baker DW, Parker RM, Williams MV, Clark WS: Health literacy and the risk of hospital admission. J Gen Intern Med **13**(12): 791-798, 1998.
42) Haward DH: Commissioned papers. The relationship between health literacy and medical costs. Health Literacy: A Prescription to End Confusion. Lynn Nielsen-Bohlman, Allison M. Panzer, David A. Kindig, Editors, Committee on Health Literacy. National Academies Press. Washington D.C., 2004.
43) Davis TC, Michielutte R, Askov EN, Williams MV, Weiss BD: Practical assessment of adult literacy in health care. Health Educ Behav **25**: 613-624, 1998.
44) Parker RM, Baker DW, Williams MV, Nurss JR: The test of functional health literacy in adults; a new instrument for measuring patients' literacy skills. J Gen Intern Med **10**(10): 537-541, 1995.
45) Davis TC, Crouch MA, Long SW, Jackson RH, Bates P, George RB, Bairnsfather LE: Rapid assessment of literacy levels of adult primary care patients. Fam Med **23**(6): 433-435, 1991.
46) 苅谷剛彦：階層化日本と教育危機―不平等再生産から意欲格差社会（インセンティブ・ディバイド）へ．有信堂高文社（東京），2001．
47) 苅谷剛彦：大衆教育社会のゆくえ―学歴主義と平等神話の戦後史，中公新書，中央公論社，1995．
48) 橘木俊詔・斎藤貴男・苅谷剛彦・佐藤俊樹：封印される不平等．東洋経済新報社，2004．
49) 深谷太郎：I部．高齢者の社会的不平等の諸側面．2章「健康と心身機能」平岡公一編：高齢期と社会的不平等．東京大学出版会（東京）: 29-50, 2001．
50) 松田亮三・平井 寛・近藤克則・斎藤嘉孝・「健康の不平等」研究会：日本の高齢者―介護予防に向けた社会疫学的大規模調査，高齢者の保健行動と転倒歴―社会経済的地位との相関．公衆衛生 **69**: 231-235, 2005．
51) 吉井清子・近藤克則・平井 寛・他：日本の高齢者―介護予防に向けた社会疫学的大規模調査，高齢者の心身健康の社会経済格差と地域格差の実態．公衆衛生 **69**:

145-148, 2005.
52) 平井 寛・近藤克則・市田行信・他：日本の高齢者—介護予防に向けた社会疫学的大規模調査，高齢者の「閉じこもり」．公衆衛生 69：485-489, 2005.
53) 藤村正之：I部．高齢者の社会的不平等の諸側面．1章「社会参加，社会的ネットワークと情報アクセス」平岡公一編：高齢期と社会的不平等．東京大学出版会（東京), 2001.
54) Lemke M, Calsyn C, Lippman L, et al : US Department of Education, National Center for Education Statistics. Outcome of Learning ; Results from the 2000 program for International Student Assessment of 15-year-olds in Reading, Mathematics, and Science Literacy, NCES 2000-115. Washington, DC, 2001.
55) Canada Ministry of Health : Communicating with Seniors ; Advice, Technique, and Tips, 1999.
56) Gordon MM, Hampson R, Capell HA, Madhok R : Illiteracy in rheumatoid arthritis patients as determined by the Rapid Estimate of Adult Literacy in Medicine (REALM) score. Rheumatology (Oxford) 41(7): 750-754, 2002.
57) Schillinger D, Piette J, Grumbach K, Wang F, Wilson C, Daher C, Leong-Grotz K, Castro C, Bindman AB ; Closing the loop ; physician communication with diabetic patients who have low health literacy. Arch Intern Med ; 163(1): 83-90, 2003.
58) Weiss BD, Palmer R : Relationship between health care costs and very low literacy skills in a medically needy and indigent Medicaid population. J Am Board Fam Pract 17(1): 44-47, 2004.
59) Kaufman H, Skipper B, Smoll L, Terry T, McGrew M : Effect of literacy on preast-feeding outcomes, South Med J 94(3): 293-296, 2001.

第7章　ジェンダーと健康

土井由利子

1. はじめに

　本章では，社会疫学の研究領域において，ジェンダーと健康に関する概念および理論の整理を行い，事例研究を通し，ジェンダーと健康に関する社会疫学研究の科学的・社会的意義を確認するとともに，その方法論と研究成果の活用の可能性について今後の展望を含め述べたいと思う．そこで，まず，本論に入る前に，そもそもジェンダーとは何か，もっと広く言えば，性とは何か，そして，その文脈の中で健康とはいったい何を指すのかを先行文献をもとに概観し，用語の定義と整理を行うことによって，性や健康に関する理解を深めておきたいと思う．

2. ジェンダーと性

2.1　生物学的な性と社会的な性

　人間の性に関する一般的な通念は，生物学的な性（セックス sex）としての男（雄 males）と女（雌 females）であろう．しかし，後で詳述するように，われわれ人間の社会では，男（男性 men）と女（女性 women）というふうに，別の呼称で括る場合もある．前者の生物学的な性に対し，後者は，人間が自分たちの手で形成してきた社会によって決定された性という意味で社会的な性（ジェンダー gender）と呼ばれる．しかし，そのいずれであっても，私たち人間は，男と女という2つの性で構成される二分法的な世界で生きる種として

認識されていると言えよう.

この二分法としての性の捉え方は,いわゆる疫学の分野でも同様である.例えば,John M. Lastによる疫学辞典第4版 A Dictionary of Epidemiology Fourth Edition1 [1]では,セックスに関する用語として,性比 sex ratio という用語が掲載されており,"ある性に対する他の性の割合"と説明されている (p. 167).この辞典では,セックスの定義や説明はなく,ジェンダーについてだけ,次のように説明されている (p. 75)."ジェンダーとは,人,動物,物などの名詞を男性・女性・中性として表示する文法用語のことであるが,一部の英語圏においては,男と女について文化的に決定づけられた自覚・態度・信条,ときとして性的指向も含む総体的な性としての意味を持つ.これは,性を非差別的あるいは婉曲的に表現するものであるが,統計表の表頭にセックスの代わりにジェンダーという用語を使うと,ドイツ語のように名詞に3つの性を持つ言語を母語とする者は当惑してしまう".

次に,米国の National Institute of Health (NIH:国立衛生研究所) と国立アカデミー National Academies の Institute of Medicine (IOM:医学研究所),そして,World Health Organization (WHO:世界保健機構) によるセックスとジェンダーに関する定義を紹介する.

NIH は,21世紀に向けた女性の健康に関する研究のための協議事項 Agenda for Research on Women's Health for the 21st Century [2]の中で,"生物学的な差異による特徴"をセックス(男または女),"文化的な社会的歴史的プロセスの結果として理解されるところの特徴"をジェンダー(男性または女性)として定義している (p. 15).そして,IOM は,セックス差とジェンダー差の生物学を理解するための委員会 Committee on Understanding the Biology of Sex and Gender Differences(生物学,遺伝学,医学などの16人の専門家)を発足させ,"Exploring the Biological Contributions to Human Health: Does Sex Matter?"として報告書にまとめ[3],その中で,セックスを"染色体により決定付けられた生殖器およびその機能により男と女に分けられる",ジェンダーを"男性あるいは女性としての個人の自己表現,または,その人の表現にもとづいた性が社会的な慣例によってどのように受け止められるかということであり,生物学的要素に根ざし,環境と経験により形

づくられる"と定義している (p.20).

一方,WHO は,ジェンダーと健康に関する専門書 Gender and Health [4] の中で,セックスを"女か男かどちらかを示す人間の遺伝的・生理的な生物学的特徴",ジェンダーを"社会的に決定された女性および男性の役割と責任を意味し,このことは,生物学的差異からではなく,社会の成り立ちによって女性や男性として認識され期待される考えや行動と関連している"と定義している (p.5).

このように,NIH,IOM,WHO ともにセックスの定義では見解がほぼ一致しているものの,ジェンダーの定義や取り扱いにおいては,強調するところや焦点の当て方が,三者で微妙に異なっている.例えば,IOM は[3],セックスとジェンダーをそれぞれ生物学的な性と社会学的な性と定義し両者を明確に区別して使うことを提言しているが,ジェンダー・アイデンティティ gender identity を例に取り,セックスとジェンダーの明確な線引きの難しさについても言及している.心理学の分野では,心理学的特性も含めた生物学的性に対する認識(男である maleness や女である femaleness といった内面化された感覚 internalized sense)のことをジェンダー・アイデンティティと呼んでいる[5].従来,このジェンダー・アイデンティティは養育によって決定されるものと考えられ支持されてきたが,IOM は,胎生期や新生児初期における男性ホルモンが人のジェンダー・アイデンティティや性特異的行動の決定に強く影響するとした見解を紹介し,社会的な要因と生物学的な要因の両者がどのように協調してジェンダー・アイデンティティを形成していくのか,そのメカニズムについては,実は未知の部分も多い点を指摘している.他方,WHO は,性別役割 gender role や性差にもとづく不平等 gender inequalities に注目し,健康との関連で,政策環境やヘルスセクターリフォームにおいてジェンダー問題を取り上げ,特に研究者や政策決定者に対して,社会的性の公正・平等 gender equity and equality の重要性を訴えている[4].

2.2 二分法としての性と非二分法としての性

上述したように,生物学的な性であれ社会的な性であれ,男と女または男性と女性というふうに人間を完全に2型性の種と見なして何れかの性に指定

する性別概念があり，私たちは，この二分法的世界で生きている．

他方，人間の生物学的な性には，男と女という2つの性だけではなく，少なくとも5つの性（男，男性仮性半陰陽，半陰陽，女性仮性半陰陽，女）が存在し[6]，そして，それ以上に，非生殖系の生物学的特徴（例えば，性ホルモンによって影響を受ける身体的表現形である声や体毛など）は多様性に富むものであり，強固な二分法的性別概念に対し，非二分法的性別概念を主張する研究者たちがいる[6,7]．

同様に，男性と女性を男性らしさmasculinityや女性らしさfemininityといった明確な二分法で区別することの難しさを指摘する研究者もいる[8]．それでは，ここで，簡単な問答を行ってみよう．以下に挙げた特性が自分に当てはまれば「はい」当てはまらなければ「いいえ」で答えてみて頂きたい：1) 無口 2) 攻撃的 3) 野心的 4) 分析的 5) 独断的 6) 立身したい 7) 競争的 8) 荒々しい 9) 自立的 10) 支配的 11) 強力な個性 12) 強壮 13) 不死身 14) 情緒的 15) 表情豊か 16) 思いやり 17) 無邪気 18) 丁重 19) 誠実 20) 過敏 21) 脆い 22) 物分りのよい 23) 従順 24) だまされやすい 25) 洗練 26) 心暖かい．あなたの「はい」の数はいくつだったろうか？　前半の13項目が男性らしさ，後半の13項目が女性らしさとされるジェンダーのステレオタイプである[8]．あなたの生物学的な性をまったく考慮に入れずジェンダーだけに焦点を絞った場合，果たして，あなたは男性（前半がすべて「はい」かつ後半がすべて「いいえ」）であったろうか，あるいは，女性（前半がすべて「いいえ」かつ後半がすべて「はい」）であったろうか？　おそらく，多くの読者は，男らしいあるいは女らしいとされる特性が混在（前半と後半に「はい」が分散）していたのではないだろうか？

このように，性は，男と女，男性と女性というふうに単純に区別できるものではない．しかし，便宜上，二分法的性別概念とこの概念を基本とした枠組の中で，私たちが暮らす社会は営まれているのである．故に，この社会の運用に性の非二分法的現実がフィットしないことが起こり得るのも，想像に難くない．

2.3 社会的な性を決定する要因

ここまでは，二分法的であれ非二分法的であれ，社会的な性であるジェンダーが存在することを前提に論を進めてきた．実際，私たちは，自分の帰属する社会あるいは集団によって，女性や男性として認識され期待される考えや行動と課される役割や責任が決定されている現実を経験しているので，上述した性に関する定義とともに，実生活上での実感としても，ジェンダーの存在を当然のこととして受け入れていると言えよう．それでは，ジェンダーを決定する要因とはいったい何か？　さらに論を進める前に，法学分野における性に関する定義や立場について，その第2次大戦後の歴史的取り組みとともに，ここで簡単に紹介しておきたいと思う[9]．なぜなら，ジェンダーは，私たちが自分たちの手で形成してきた社会によって決定される性であり，そして，私たちの社会は，法という基本的な枠組みの中で運営されているからである．

第2次世界大戦後（1945年以降），日本や欧米諸国では，参政権や財産権などあらゆる法的権利における男女の平等が憲法で保障されるようになった．これは，法の下では，セックスもジェンダーも理論的あるいは形式的には存在しないことを意味している（表1のI）．しかし，現実に目を向けてみると，性別による取り扱いの差異は存在し，この差は未だに解消されないまま現在に至っている．この問題を打開する国際的な取り組みとして，「女子差別撤廃条約（女子に対するあらゆる形態の差別撤廃に関する条約）」が1979年に国連

表1　性に関する取り扱いの差異

	I	II	III	IV
生物学的な性 生殖系	−	+	+	+
非生殖系	−	−	+	+
社会的な性	−	−	−	+

注）I　生物学的な絶対的性差（生殖系），相対的性差（非生殖系）および社会的な特性上の性差がない．
　　II　生物学的な絶対的性差（生殖系）のみある．
　　III　生物学的な絶対的性差（生殖系）および相対的性差（非生殖系）のみある．
　　IV　生物学的な絶対的性差（生殖系），相対的性差（非生殖系）および社会的な特性上の性差がある．

総会で採択され，1981年に発効した．この条約は，男女の異なる取り扱いを原則的に一切差別であるとみなすものである．唯一認められた例外は，生殖系の絶対的性差である妊娠・出産・授乳を根拠とした性別による取り扱いの差異であり，それも，産前産後の期間だけに限定して容認された．かつては（あるいは今も）女性は子供を産み育てる性であるといった母性概念が広く社会に浸透していたが，この条約は，子供を育てる性に男女の差異はないとし，したがって，子供の養育にまで例外適用を認めなかったのである．さらに，これまで女性にのみ適用されていた母性保護（深夜・休日勤務の禁止や危険業務の従事制限など）を女性差別とみなし，非生殖系の相対的性差である身体的特質を理由とした性別による取り扱いの差異も認めない立場を取った（表1のII）．日本は，1985年にこの条約に加盟し，この条約が，わが国の現在の男女共同参画政策の根幹となっている．

それでは，ジェンダーを決定する要因とは何か，という問いに立ち返って考えてみよう．ジェンダーの本質的な決定要因とは，社会のあらゆる側面における性別を理由とした取り扱いの差別である．国際社会は，この点について合意形成に到達し，1980年を境に，女性に対する差別撤廃に向けて大きく舵を切ったのである．女性を対象としたのは，社会の中で構造的性差別を受けていた多くが，歴史的に，女性であったことによる．

この画期的な国際社会の動きは，健康科学分野にも大きな影響を与えた．性と言えば，生物学的な性ただ1つであった伝統的な生物医学の領域に（表1のIII），社会的な性という全く異質の性の概念を持ち込んだのである（表1のIV）．当初は随分と議論を呼んだようであるが，四半世紀が経ち，このジェンダーという用語・概念は，健康科学分野においても広く受け入れられるようになった．

それでは，ここで，ジェンダーを構成する要素について簡単に整理しておこう．生物学的な性であるセックスの本質的な決定要因は性染色体である．そして，その主な発現の場は生殖器であり，それによって影響を受ける身体の形態や機能が発現の内容である．同様に，期待される考えや行動と課される役割や責任が性別を理由に差別されることがジェンダーの決定要因であるので，この要因が主に作用する場としては，1）家庭，2）職場，3）政治経

済，4）保健医療現場などがあり，作用する内容としては，それぞれ，1）家事・育児・介護，2）雇用・賃金・職階職位，3）参政（投票・議員）・資源（資産・所得）分配，4）アクセス・サービスなどが考えられる[10-12]．そして，生物学的な性と社会的な性の根本的な違いは，後者は，決定要因を操作（介入）することにより変化をもたらす事が可能であるという点である．

2.4 ヘルス・アウトカムとしての社会的な性

　健康には性差があるのか，あるとすれば，生物学的な性差によるものか，社会な性差によるものか，その両者によるものか，そうであるとすれば，そのメカニズムはいったいどのようなものなのか？　このリサーチ・クエスチョンに対し，伝統的な生物医学の領域では，身体的あるいは精神的な健康に生物学的な性であるセックスがどのように関与しているかについて追求してきた（生物医学的パラダイム図1）．この場合，生物学的な性は，それ自体を変化させることが通常できないので，主に，交絡要因あるいは作用修飾要因として取り扱われてきた．近年，社会医学的な領域では，社会的な性であるジェンダーが変容可能であることから，これをリスク・ファクターとして，ジェンダーが身体的あるいは精神的な健康にいかに関与しているのかについて研究されるようになり[12]，さらに，セックスとジェンダーを同時に投入したより統合的なモデルと学際的な研究の必要性が認識されるようになった[13]（社会医学的パラダイム図1）．

　WHOは，健康憲章の中で，健康とは単に疾病がないということではなく，完全に身体的・心理的・社会的に満足のいく状態であると定義した[14]．この定義に照らし合わせてみると，社会的な性であるジェンダーの本質とは，社会的に完全に満足のいく状態 social well-being から逸脱した状態であり，ジェンダーの存在する状態そのものが不健康なヘルス・アウトカムであることを意味している．性差別撤廃の条約や制度の整備が進んでいる一方で，社会はこの動きに充分にはキャッチ・アップし切れていない現実があり，このキャッチ・アップされていない乖離状態が性差別に起因するところの社会的不健康状態であるとも換言できる．おそらく，この乖離を如何にして埋めていくかが，これからジェンダーと健康に関する研究や施策を進めていく際の1

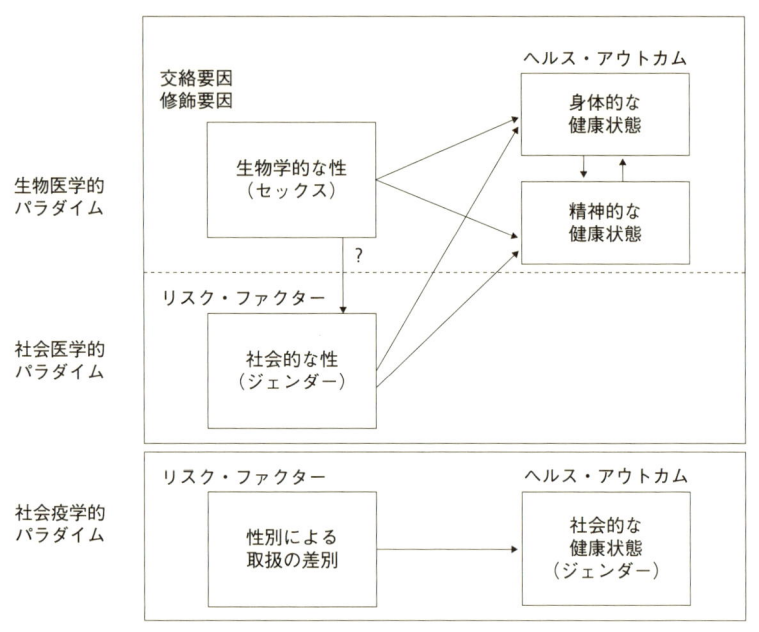

```
                 交絡要因              ヘルス・アウトカム
                 修飾要因              ┌──────────┐
                 ┌──────────┐       │ 身体的な    │
  生物医学的      │ 生物学的な性 │──→  │ 健康状態    │
  パラダイム      │ （セックス） │      └──────────┘
                 │           │      ┌──────────┐
                 └─────┬────┘──→  │ 精神的な    │
                       ?            │ 健康状態    │
                 - - - ↓ - - - - - -└──────────┘- - -
                 リスク・ファクター
                 ┌──────────┐
  社会医学的      │ 社会的な性  │
  パラダイム      │ （ジェンダー）│
                 └──────────┘

                 リスク・ファクター            ヘルス・アウトカム
                 ┌──────────┐            ┌──────────┐
  社会疫学的      │ 性別による   │            │ 社会的な    │
  パラダイム      │ 取扱の差別   │─────→    │ 健康状態    │
                 │           │            │ （ジェンダー）│
                 └──────────┘            └──────────┘
```

注）図は他の関連要因などは省略し単純化．
図1　性と健康に関する3つのパラダイム

つのキーポイントになると思われる．そのためには，従来の健康科学分野におけるジェンダーと健康に関するパラダイムとは異なる，ジェンダーそのものを社会的不健康状態であるヘルス・アウトカム，ジェンダーの決定要因である性別による取扱の差別をリスク・ファクターとする視点に立ったパラダイムが必要になってくると思われる（社会疫学的パラダイム図1）．なお，生物学的な性は，それ自体が帰結としての健康であると捉えられることはなく，この点が，社会的な性と生物学的な性とのもう1つの根本的な相違点とも言える．

3. 性差と睡眠

次に，社会医学的な立場から，睡眠に関する疫学研究の事例を取り上げ，睡眠と性差について明らかになったこととそうでないことを整理し，睡眠と

いうレンズを通して見えてくる社会とジェンダー差について述べたいと思う．

3.1 日本人の睡眠についての性差

一般成人の睡眠

　筆者らは，1997年，20歳以上の日本人を対象に，不眠の有症率および睡眠薬の常用率とハイリスクグループを把握する目的で，「睡眠と健康に関する全国調査」を実施した[15]．対象者は全国から無作為に選ばれた20歳以上の日本人男女2800人である．この対象者に睡眠と健康に関する自記式調査票を郵送し，無記名式で回答を得た（回収率67.5％）．この調査では睡眠を評価する尺度としてピッツバーグ睡眠質問票（PSQI）を用いた．過去1ヶ月間に週3回以上の頻度で30分以内に眠ることができなかったものを入眠困難（寝付きがわるい），同様の頻度で夜中や明け方に目が覚めたものを中途覚醒，同様の頻度で入眠困難あるいは中途覚醒の症状があったものを不眠と定義した．睡眠薬の使用については，同様の頻度で眠るために薬を服用したものを睡眠薬の常用と定義した．また，同様の頻度で過去1ヶ月間に睡眠の質が悪いと自己評価されたものを主観的な睡眠の質の悪さと定義した．解析を行った対象者は，不明回答を除く，1871人（男性920人，女性951人）であった．性・年齢階級別に，上記の各定義にもとづく有症率および常用率が算出し，さらに，男女別に，1995年の国勢調査の年齢分布をもとに年齢調整した有症率および常用率を推定した．また，年齢の影響および性差についても統計学的検定を行った．

　不眠の有症率（95％信頼区間）は，男性で17.3％（14.6-20.0％），女性で21.5％（18.8-24.3％）であった．そして，男女とも加齢とともに不眠の有症率が高くなる傾向にあった（$p<0.05$）．特に80歳以上の男性では30.5％，女性では40.3％と高い有症率が示された（図2）．しかし，統計学的に不眠に有意な性差を認めることはできなかた．ところが，不眠の症状を入眠困難と中途覚醒に分けて検討してみると，興味深い結果となった．入眠困難では，図3に示すように，男性の8.6％（5.6-10.6％）に比べ，女性は12.6％（10.4-14.8％）と有意に高い有症率を示した．そして，女性にのみ加齢の影響がみられ，50歳代と80歳以上の女性においては，その有症率の高さが顕著であった（$p<$

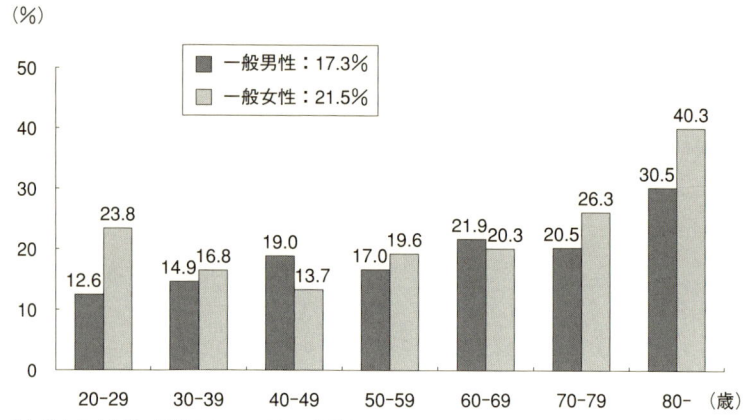

注）男女とも加齢の影響あり，p＜0.05；性差なし．
出典）Doi Y, Minowa M, Okawa M, Uchiyama M : Prevalence of sleep disturbance and hypnotic medication use in relation to sociodemographic factors in the general Japanese adult population. J Epidemiol 10 : 79-86, 2000 から引用，改変．

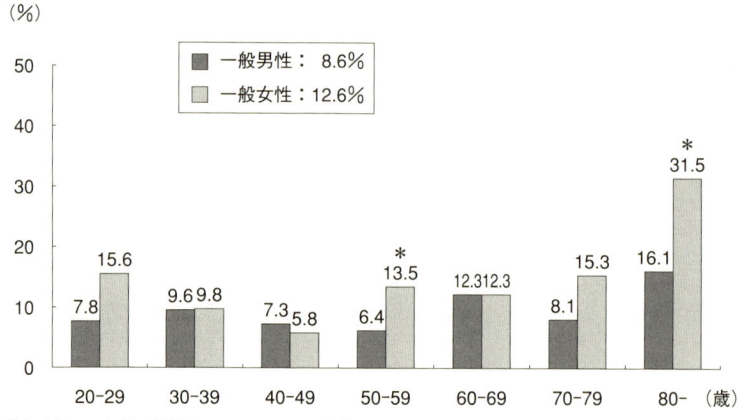

図2　不眠の有症率

注）女性のみ加齢の影響あり，p＜0.05；＊性差あり p＜0.05．
出典）Doi Y, Minowa M, Okawa M, Uchiyama M : Prevalence of sleep disturbance and hypnotic medication use in relation to sociodemographic factors in the general Japanese adult population. J Epidemiol 10 : 79-86, 2000 から引用，改変．

図3　入眠困難の有症率

(%)

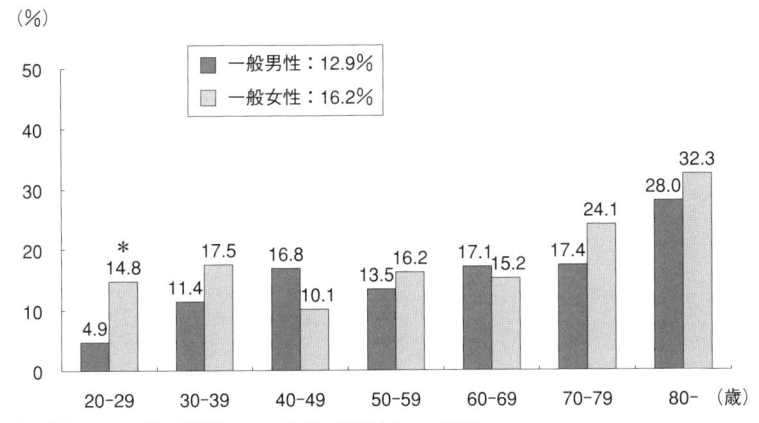

一般男性：12.9%
一般女性：16.2%

年齢	男性	女性
20-29	4.9	*14.8
30-39	11.4	17.5
40-49	16.8	10.1
50-59	13.5	16.2
60-69	17.1	15.2
70-79	17.4	24.1
80-	28.0	32.3

注）男女ともに加齢の影響あり，$p<0.05$；*性差あり，$p<0.05$．
出典）Doi Y, Minowa M, Okawa M, Uchiyama M : Prevalence of sleep disturbance and hypnotic medication use in relation to sociodemographic factors in the general Japanese adult population. J Epidemiol 10 : 79-86, 2000 から引用，改変．

図4　中途覚醒の有症率

0.05）．中途覚醒では，男性の有症率は12.9%（10.6-15.3%），女性は16.2%（13.8-18.6%）で，男女ともに加齢の影響がみられた（$p<0.05$）．そして，20歳代でのみ，男性に比べ女性の有症率が有意に高かった（$p<0.05$）（図4）．

　他の調査においても，上述と同様の結果が報告されている[16]．20歳以上の日本人を対象に，不眠とライフスタイルや健康との関連をみる目的で，比較的都市部に在住する一般成人から無作為に抽出された4000人を対象に，1997年，面接による疫学調査が行われた（回収率75.8%）．この調査では，入眠困難，夜間中途覚醒，早朝中途覚醒の症状が少なくとも1つ以上常時～しばしばあれば不眠ありと定義された．この定義による不眠の有症率は男性22.3%（20.1-24.5%），女性20.5%（18.4-22.6%）で，性差は認められなかったが，20-39歳の対象者に比べると60歳以上の者ではその有症率が約2倍高いという結果であった．入眠困難では，男女あわせた有症率は8.3%（7.3-9.4%）と推定され，男性に比べ女性ではその有症率が約1.4倍高かった．しかし，加齢の影響は認められなかった．夜間中途覚醒および早朝中途覚醒では，男女あわせた有症率はそれぞれ15.0%（13.6-16.3%）および8.0%（7.0-9.0%）であった．両者とも加齢の影響を認めたが（20-39歳の対象者に比べ60歳以上

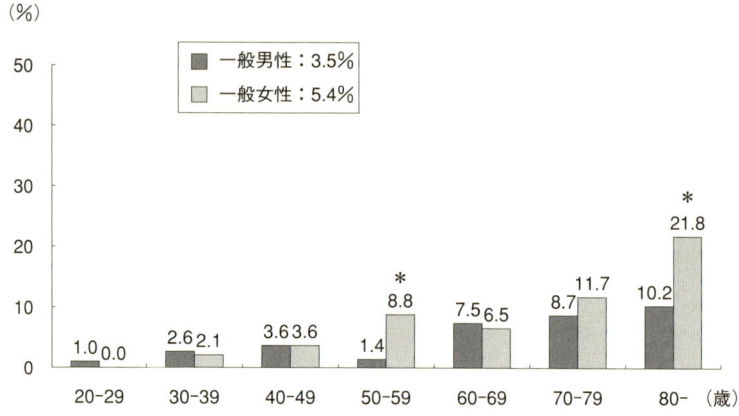

注）男女ともに加齢の影響あり，p＜0.05；*性差あり，p＜0.05．
出典）Doi Y, Minowa M, Okawa M, Uchiyama M : Prevalence of sleep disturbance and hypnotic medication use in relation to sociodemographic factors in the general Japanese adult population. J Epidemiol 10 : 79-86, 2000 から引用，改変．

図5　睡眠薬の常用率

ではそれぞれ2.4倍，3.0倍と有意に有症率が高かった），性差は認められなかった．

　図5に，過去1ヶ月間に週3回以上眠るために薬を使用していた者の割合を示した[15]．これは，眠れないから一時的に睡眠薬を服用するというより，慢性的に睡眠薬を常用している者の割合と考えられる．年齢調整済みの常用率は，男性3.5%（2.3-3.7%），女性5.4%（4.1-6.8%）であった．そして，男女ともに，加齢とともに睡眠薬を常用する者の割合が高くなる傾向にあった（p＜0.05）．特に80歳以上の女性ではその割合が20%を超え顕著であった．なお，男女差をみると，80歳以上の年代と50歳代の年代において，女性の方が男性に比べ睡眠薬を常用する者の割合が有意に高くなっていた（p＜0.05）．これは，図3に示した入眠困難の有症率のパターンと似ている．両者の相違点は，当然ながら睡眠薬の常用率が入眠困難の有症率に比べ低いことと，20歳代の女性で入眠困難の有症率が比較的高いわりに睡眠の常用率が非常に低かったことである．50歳代，80歳以上の女性では，寝つきが悪いために，他の性年齢階級グループに比べ，睡眠導入を目的に睡眠薬を常用する傾向にあることが示唆された．

勤労者の睡眠

近年，勤労者の睡眠に対する関心が高まっている[17]．しかし，勤労者における睡眠とその性差に焦点を当てた疫学研究は極めて少ない．そもそも，日本の一般企業に常勤で勤める女性の絶対数が少ないので，性差を検討しようとしても解析に足る女性勤労者の数を確保できないという現実がある．そのため，調査の対象者の中に女性が少数含まれていても解析の段階で除外されるか，あるいは，男性と一括して解析されてしまうことになる．一般勤労者を対象にした日本における睡眠の疫学研究13のうち9つまでが男性従業員を対象にした研究であった[17]．

筆者らは，首都圏の企業に勤務する20-59歳の一般勤労者約6000人を対象に1999年と2000年の2回にわたり睡眠と健康に関する疫学調査が実施した（回収率はそれぞれ91.0%と85.9%）．交代勤務者などを除く一般勤労者4868人（男性4003人 女性865人）を対象に，不眠や睡眠の質の悪さや日中の過眠などを含め主観的睡眠を包括的に評価することを試みた．評価尺度として前述のPSQIを用い，PSQIが6点以上をpoor sleep quality（包括的睡眠の質の悪さ）とし，その有症率を性・年齢階級別に算出した[18]．その結果，男性32.6-43.9%，女性41.8-44.6%で，20歳代の女性を除く全ての性・年齢階級において，一般成人（図6）に比べ本対象者（図7）でその有症率が有意に高いことがわかった[18,19]．そして，男性では年齢が若いほど，女性では年齢が進むほど有症率が高くなる傾向がみられた．また，50歳代においては，一般成人同様勤労者においても，男性に比べ女性で包括的な睡眠の質の悪いことが示唆された．さらに，包括的な睡眠の質の悪い者はそうでない者に比べ，主観的不健康感で約5倍，病欠で約2倍，仕事上のトラブルおよび人間関係上のトラブルでそれぞれ約2.5倍，有意に高くなることが示唆された（事故は件数が少なかったため有意差を検出できなかったが約2倍）．その関連要因としては，ストレス，仕事の不満，高血圧，寝室の環境，若年，無配偶などが示唆された．

勤労者にとって，日中の過度の眠気（過眠）は，仕事の能率や安全の面で重大な問題を起こす可能性がある．上記の同じ対象者に対し，日中の主観的眠気の程度を測定する尺度であるEpworth Sleepiness Scaleを用い，その有

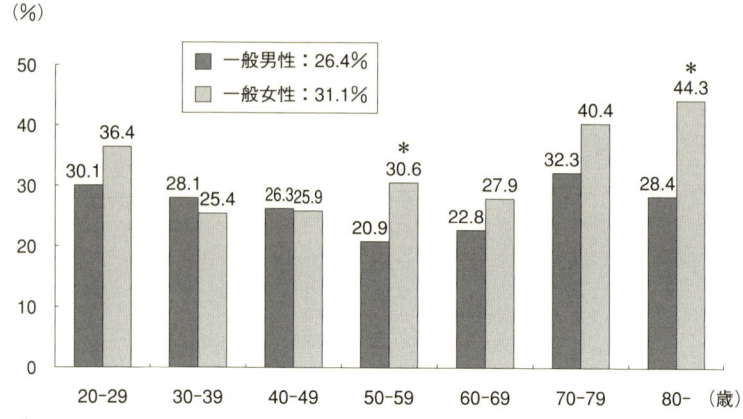

注）男女とも加齢の影響あり，p<0.05；*性差あり．
出典）Doi Y, Minowa M, Uchiyama M, Okawa M. Subjective sleep quality and sleep problems in the general Japanese adult population. Psychiatry Clin Neurosci 55 : 213-215, 2001 の Figure 2 を American Public Health Association の許可を得て引用，改変．

図6 Poor sleep quality（包括的な睡眠の質の悪さ）の有症率

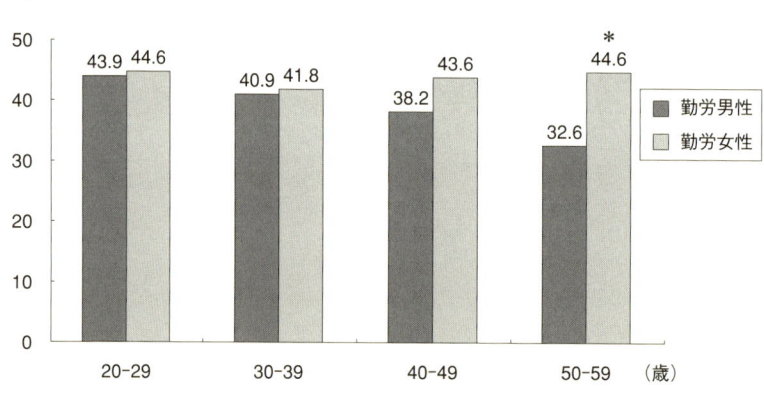

注）男女とも加齢の影響あり，p<0.05；*性差あり．
出典）Doi Y, Minowa M, Tango T : Impact and correlates of poor sleep quality in Japanese white-collar employees. Sleep 26 : 467-471, 2003 から引用，改変．

図7 Poor sleep quality（包括的な睡眠の質の悪さ）の有症率

症率を算出した[20]．日中の過眠の有症率は，男性で 7.2%，女性で 13.3% であり，男性に比べ女性で有意に高かった．睡眠時間についてみると，7時間未満が男性では 65.3%（このうち 6 時間未満は 22.7%），女性では 76.5%（このうち 6 時間未満は 31.7%）と，男性に比べ女性で有意に短かった．そして，主観的な睡眠不足感についても，女性（53.4%）の方が男性（40.3%）に比べ，その割合が有意に高かった．また，就床時刻・起床時刻についてみると，女性（54.2%）に比べ男性（57.9%）の方が不規則な割合が僅かに高く，男性で毎日の変動が大きい割合（17.8%）が高かったのに対し，女性では週日と週末とで差がある割合（44.0%）が高かった．この 3 つの要因（睡眠の量，睡眠の質，睡眠・覚醒リズム）は，男女ともに，日中の過眠と有意に関連していた．興味深かった点は，配偶者の有無や育児・介護の必要な家族との同居の有無が，男性と女性では全く違った様相で，日中の過眠に影響していたことであった．男性では，有配偶者や育児・介護の必要な家族と同居している者ほど日中の過眠が少なく，他方，女性では，育児・介護の必要な家族と同居している者ほど日中の過眠が多かった（配偶者の有無は関連がなかった）．そして，日中の過眠は，男女とも抑うつ的な気分と有意に関連していた．

3.2 睡眠を通して見える社会とジェンダー差

以上より，睡眠（不眠や過眠）には性差があるらしい，また，睡眠薬の服用といった対処行動にも性差があるらしい，その性差はライフステージごとに違いがあるらしい，ということが示唆された．このような睡眠における性差が，果たして生物学的な性差によるものか，社会な性差によるものか，その両者によるものか，そうであるとすればそれぞれの寄与度はどの程度なのか，また，そのメカニズムとはいったいどのようなものであるのか，ここで紹介した研究の中では明らかにすることができなかった．

しかし，得られた研究結果をジェンダーの視点に立って見てみると，睡眠というレンズを通して見える社会の断面やジェンダー差が浮かび上がってくる．例えば，20 歳代の一般女性で中途早朝覚醒が多いのは育児による睡眠の中断の反映かもしれない，50 歳代の一般女性や勤労女性で入眠困難が多く睡眠の質が悪いのは更年期による生物学的な変化による影響だけでなく女性特

有のジェンダー・ロールから派生した人生の危機と関連があるのかもしれない．高齢女性の入眠困難や睡眠の質の悪さは自身の罹病によるだけでなく配偶者の罹病に伴う介護（老々介護）と関連があるのかもしれない．そして，これらの中高年の女性の多くが睡眠薬の処方を受けていたことは，女性であることを理由に医療機関へのアクセスが制限されなかった，国民皆保険によるジェンダー・フリーの良い面を映し出しているとも考えられる．そういう意味では，むしろ，20歳代の女性で入眠困難が多かったにもかかわらず，睡眠薬の処方を受けていた者が極めて少なかったのは何故か，ジェンダーの視点に立ってその理由を探ってみる必要があろう．また，フルタイムで働く勤労者にとって，配偶者や家族の存在は，男性では睡眠を確保し日中の覚醒レベルを高め，女性では睡眠を犠牲にし日中の過度の眠気を招くというように，男性と女性では全く正反対の意味を持っていた点は注目に値する．

　睡眠に関する疫学研究から，睡眠（不眠や過眠）は，私たちの健康・安全（健康感・抑うつ的気分・病欠・事故）やQOL・生産性（仕事・人間関係）と有意に関連していることが確認され，快適な睡眠の確保が，私たちの生命・人生にとって如何に重要であるかということを認識することができた．生物医学分野においては，快適な睡眠を確保するために，薬物治療や認知行動療法や光療法などの臨床研究やメカニズム解明のための基礎研究が着実に進んでいる．しかし，その睡眠に影響を及ぼす要因として社会的な性差が関与しているとしたら？　生物学的な性だけでなく社会的な性も考慮に入れた研究をもっと積極的に進め，Sex & Gender Specific Medicineと称されるように，セックス差を考慮に入れた適切な治療の提供とともにジェンダーの視点に立った社会医学的な介入を併せて行っていく必要があると思われる．

4. 今後の展望

　最後に，ジェンダーと健康に関する社会疫学研究の方法論と研究成果の活用の可能性について今後の展望を含め述べたいと思う．

　前述したように，性別による取扱の差別を解消するために，わが国は，1985年に国連の「女子差別撤廃条約」に加盟し，1999年には「男女共同参画

社会基本法」を公布・施行し，5つの基本理念（①男女の人権の尊重　②性別役割分担意識にとらわれない制度・慣行　③政策・立案・決定への男女の共同参加　④家庭生活・家庭外生活における活動の両立　⑤国際協調）をもとに積極的な改善措置に取り組んできた．例えば，この基本法にもとづき，2000年には「男女共同参画基本計画」が閣議決定され，その中で，11の重点目標が掲げられ，都道府県・市区町村は，2010年を目処にこの目標を達成すべく数値目標を設定し地域の特性に配慮した取り組みを進めている．このように，日本におけるジェンダーに対する取り組みは，人権の尊重・擁護という核になる部分を推進力として進められてきた．そのため，ジェンダーそれ自体が健康課題であるという捉え方が，実は，健康科学の分野においてすら抜け落ちてしまっていたように思われる．性別を理由とする取扱の差別に起因する社会的不健康がまさにジェンダーであるので，これまで健康科学分野の周辺に置かれた感のあるジェンダーの問題を，より中央の場所に招じ入れる必要があるのではなかろうか？

　社会疫学研究が，健康科学分野でジェンダーという健康課題を解決しようとする際に期待される可能性としては，主に，次の3点が考えられる．まず第1は介入研究デザインを用いた地域試験である（社会疫学的パラダイム）．例えば，職場や地域における性別役割意識を変容させるために開発されたプログラムを導入した介入群と対照群を設定し両群間で性別役割意識に差を認めることができるか，あるいは，両群間でエンパワーメントに差を認めることができるか，というように仮説の確認と介入の評価を行うことができる．第2はメカニズムの解明のための分析疫学研究の応用である（社会医学的パラダイム）．人は，この部分が社会的な性で別のこの部分が生物学的な性であるというふうに分割されているわけではなく，両者が他の要因とも複雑に絡み合いながら，社会という生態系の中で生きている（図8）[21,22]．これは，蜘蛛の糸のように張り巡らされた複雑な因果関係とも比喩され[23]，この蜘蛛の糸を解明したいという研究者の欲求は，より良く人間を知りたいという純粋に科学的な動機付けから生まれる．そして，その研究から得られる成果は，より効果的な介入方法の開発・実施へと繋がっていく．第3はジェンダー差を解消する際に採用されたゴールドスタンダードに関する検証研究である（社

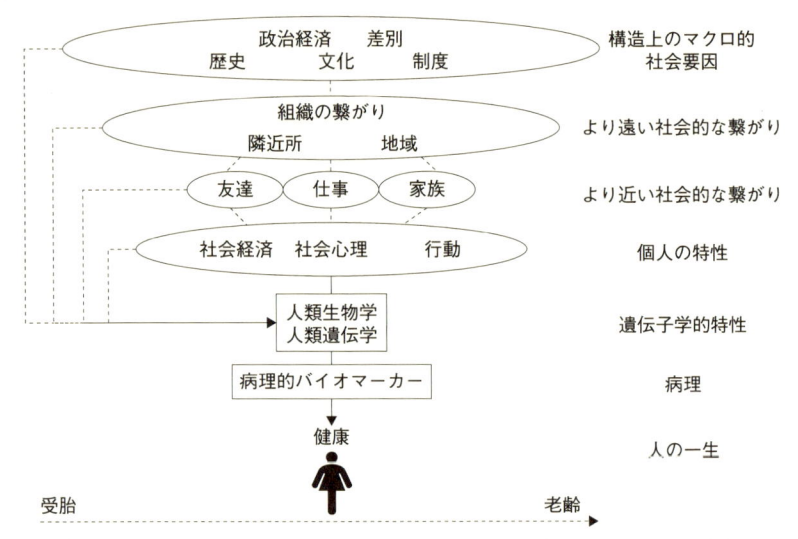

```
                    政治経済    差別          構造上のマクロ的
                 歴史    文化    制度            社会要因

                    組織の繋がり              より遠い社会的な繋がり
                 隣近所      地域

                友達    仕事    家族         より近い社会的な繋がり

              社会経済  社会心理    行動        個人の特性

                   人類生物学                 遺伝子学的特性
                   人類遺伝学

                 病理的バイオマーカー            病理

                     健康                    人の一生

     受胎                          老齢
```

出典) Lynch JW. Social epidemiology: some observations on the past, present and future. Australas Epidemiologist 7: 7-15, 2000 より転載. The AEA Journal 編集長の Dr. Jo Rayner と Dr. John Lynch のご厚意により転載許可を得た.

図8　健康と加齢の概念

会疫学的パラダイム・社会医学的パラダイム).「女子差別撤廃条例」にもとづいて，女性の深夜・休日勤務の禁止や危険業務の従事制限などが廃止された．これは就業の自由裁量における男女同権という意味では確かに合理的かもしれない．しかし，1988年以来過労死の労災件数が今もなお増加傾向にある日本の現状をみると，超過労働が常態化している男性の就業慣行に女性が適応しなければ男性と同等の職業生活を営むことができないのかという疑問が生じる．これまで過労死の多くは男性であったが今後は女性の過労死も男性並みに増えるのであろうか？　健康という観点からジェンダーに関するゴールドスタンダードの検証を行っていく必要があると思われる．

　ジェンダーの発見と社会への提言はフェミニズムの功績によるところが大きかったため，女性サイドからこの問題が取り上げられることが多かった．近年は，男性サイドからも研究報告や提言が行われるようになり[8,24,25]，ジェンダーと健康の重要性がこれまで以上に認識されるようになってきた．男性らしさ・女性らしさや父性・母性を超越した人間らしさ・人間性の追求がジ

ェンダーと健康の究極の目標と言えよう.

文　献

1) Last JM: A Dictionary of Epidemiology Fourth Edition. Oxford: Oxford University Press, 2001.
2) Fishman JR, Wick JG, Koenig BA: The use of "sex" and "gender" to define and characterize meaningful differences between men and women. In: U.S. Department of Health and Human Services, Public Health Services, National Institute of Health: Agenda for Research on Women's Health for the 21st Century. A Report of the Task Force on the NIH Women's Health Research Agenda for the 21st Century, Volume 2 (NIH Publication No. 99-4386). Bethesda MD: NIH 15-22, 1999.
3) Weizemann TM, Pardue M eds: Exploring the Biological Contributions to Human Health; Does Sex Matter? Washington DC: National Academy Press, 2001.
4) World Health Organization: Gender and Health; A Technical Paper. Geneva: World Helath Organization, 1998.
5) Notman MT, Nadelson CC: Gender, development, and psychopathology. In: Seman MV, editor: Gender and Psychopathology. Washington DC: American Psychiatric Press, Inc.: 1-16, 1995.
6) Fausto-Sterling A: The five sexes. The Scineces [March/April]: 20-25, 1993.
7) Fausto-Sterling A: The five sexes, revised. The Scineces [July/August]: 19-23, 2000.
8) Moynihan C: Theories in health care research-Theories of masculinity. BMJ **317**: 1072-1075, 2000.
9) 横田耕一:性差別と平等原則, 現代の法11 ジェンダーと法. 東京:岩波書店:71-100, 1997.
10) Moss NE: Gender equity and socioeconomic inequality; a framework for the patterning of women's health. Social Science & Medicine **54**: 649-661, 2002.
11) Krieger N: Genders, sexes, and health; what are the connections-and why does it matter? International Journal of Epidemiology **32**: 652-657, 2003.
12) Kawachi I, Kennedy BP, Gupta V, Prothrow-Sith: Women's status and the health of women and men; a review from the States. Social Science & Medicine **48**: 21-32, 1999.
13) Bird CE, Rieker PP: Gender matters; an integrated model for understanding men's and women's health. Social Science & Medicine **48**: 745-755, 1999.
14) World Health Organization: Constitution in basic documents. Geneva: World Health Organization, 1948.
15) Doi Y, Minowa M, Okawa M, Uchiyama M: Prevalence of sleep disturbance and hypnotic medication use in relation to sociodemographic factors in the general Japanese adult population. J Epidemiol **10**: 79-86, 2000.
16) Kim K, Uchiyama M, Okawa M, Liu X, Ogihara R: An epidemiological study

of insomnia among the Japanese general population. Sleep **23**: 1-7, 2000.
17) Doi Y: An epidemiologic review on occupational sleep research among Japanese workers. Ind Health **43**: 3-10, 2005.
18) Doi Y, Minowa M, Uchiyama M, Okawa M: Subjective sleep quality and sleep problems in the general Japanese adult population. Psychiatry Clin Neurosci **55**: 213-215, 2001.
19) Doi Y, Minowa M, Tango T: Impact and correlates of poor sleep quality in Japanese white-collar employees. Sleep **26**: 467-471, 2003.
20) Doi Y, Minowa M: Gender difference in excessive daytime sleepiness among Japanese workers. Social Science & Medicine **56**: 883-894, 2002.
21) Lynch JW: Social epidemiology; some observations on the past, present and future. Australas Epidemiologist **7**: 7-15, 2000.
22) Bartely M, Sacker A, Schoon I, Hunt K: Social and economic trajectries and women's health. In: Kuh D, Hardy R, editors: A Life Course Approach to Women's Health. Oxford: Oxford University Press: 233-254, 2002.
23) Krieger N: Epidemiology and the web of causation: has anyone seen the spider? Social Science & Medicine **39**: 887-903, 1994.
24) Kraemer S: The fragile male. BMJ **321**: 1609-1613, 2000.
25) Doyal L: Sex, gender, and health; the need for a new approach. BMJ **323**: 1061-1063, 2001.

第8章　文化と健康

岩田　昇

1. 文化とは何か

1.1　文化の定義

　人類学や社会学などの学問領域では，文化をどう捉えるのかについて，非常に古くから議論がなされてきた．文化についての古典的な定義は，「社会の成員としての人によって獲得された知識・信条・芸術・道徳・法・慣習や，その他の能力や習慣を含む複雑な総体」[1]や「象徴によって獲得され，伝えられていく行動の，または行動のための顕在的・潜在的パターン」[2]というものである．
　最近のものでは，「社会あるいは社会的グループの固有の精神的（spiritual）・物質的・知的・情緒的特徴の総体であり，芸術や文学も加えた，ライフスタイル・共存の方法・価値システム・伝統・信条などを包括するもの」という2002年に出されたUNESCOの定義[3]がある．文化とは，衣・食・住などの日常生活に関わる習慣や，芸能・道徳・宗教・政治・経済といった社会構造まで，人々が形成してきたシステムや慣習・振舞いなど，きわめて広範な要素の複合的かつ階層的体系なのである．
　文化という概念は，ある程度以上の規模の人間集団（＝社会）に対して用いられる．同一の文化様式を共有する地域のことを文化圏と呼ぶ．ある文化圏で生まれた人間は，その成長に伴う社会化の過程で文化を教えられ学習する．文化はその社会における生存・生活に適応的であり，教育はその文化圏の成員として必要な知識を身につけさせる役割を持つ．この学習過程におけるコ

ミュニケーションの媒体として言語・文字が用いられる．

　言語体系は，それが内包される文化圏における人間の精神過程を反映したものであり，そこには人間関係・価値・規範・信念・態度など，私たちの生活様式を構成する基本的要素がすべて盛り込まれている．その意味で，言語は文化の構成要素であると共に，文化を継承・維持するための媒体という大きな役割を担っている．この認識は，移民およびその子孫における異文化受容の程度を移民前の母国語の理解度・使用頻度によって測定・評価しようとする試み[4]にも反映されている．

1.2　従来の社会医学・疫学研究における文化の捉え方

　これまでの社会医学研究において，文化は直接的に説明変数として取り上げられてこなかった．というよりむしろ，当該領域における自然科学的アプローチを執る上で，曖昧さを多分に含む文化的要素は排除されてきた．

　米国のような多民族国家における疫学研究では，人種・民族（race/ethnicity）という変数はほとんど常に盛り込まれてきた．人種が身体的特徴の共通性という生物的色彩が強い言葉であるのに対し，民族は帰属社会的共通性という文化・心理的色彩が強い[5]．しかし，これまでの研究では人種と民族が一括りにされ，性・年齢と共に，統計的に統制すべき交絡因子として用いられているに過ぎなかった[6]．なぜなら，ほとんどの研究の主眼は人種や民族によらない共通の危険因子―健康指標関係の抽出であり，文化的要素は真の関係性を見出す際のノイズとされてきたからである．

　一方，健康指標の国際比較などでは，国の背後にあって，健康指標に関わり得るであろう社会的因子（文化的要素）の違いがしばしば議論されてきた．そこでは，国＝文化圏という単純図式化された形で考察されてきた．したがって，文化を何らかの形で具体的に変数化したものではなく，人種ないし民族間の比較を主眼とする研究と同レベルにとどまっていた[7]．

　本章ではこれまで多くの疫学研究が標的としてきた身体的健康状態に焦点を絞り，その影響因子としての文化（文化的要素）を考えていく．残念ながらこれまで，身体的健康状態と文化の構成要素との関連性を実証した研究報告は多くない．そのことは同時に，文化と健康との直接的な関連を科学的に明

らかにすることの難しさを反映するものである．したがって本章の記述は，あくまでも私論であることを予めお断りしておく．

2. 社会疫学における文化の捉え方

2.1 文化の階層的理解

　文化は地域や集団，時代によって異なる．文化とその中にいる個人の関係は，あたかもゲシュタルト心理学の地と図のような関係性にある．つまり，個人が前景に位置し，文化はその背景に潜在的に存在していると考えることができる．したがって個人の単位だけで見ていたのでは，同時に文化を観察することは難しい[5]．

　UNESCOの定義[3]に挙げられているような文化の構成要素のすべてを把握することは，現実的には不可能である．しかし，現在の疾病構造の中心となっている非感染性慢性疾患の発生機序や治療・(再発) 予防のための生活指導などを見ると，文化にはいくつもの重要な危険・増悪因子 (ないし予防・改善因子) が潜んでいることが分かる．それらは特に，ある文化固有の価値や規範，行動様式・ライフスタイル，その学習・伝播などである．

　価値とは，広くその社会の構成員に共有された信念や個人に内面化された集団規範のことである．この規範を学習することにより，その社会の構成員の行動規則を理解し，継承していくようになるのである．その意味で，価値システムは文化の構成要素の中でも中核をなすものと考えられる．

　ところで，社会疫学領域における研究アプローチの特徴の1つに，マルチレベル分析 (Multi-level Analysis) の活用がある．この分析法によって，データの特性 (階層的構造) を活かした解析が可能となり，健康指標 (目的変数) に対して，各階層水準にある説明変数の影響や異なる水準間の交互作用の影響が明らかにされる (第10章参照)．個人および集団の健康問題に対する影響因子として文化を取り上げてみると，その構成要素はきわめて階層的であることに気づく．ここでは，試みとして，社会疫学における健康影響変数としての文化的要素をマクロ・メゾ・ミクロの3階層に分類してみる (図1)．

⟨マクロ水準⟩
範囲：国・国を越える規模
要素：価値システム，精神的
　　　特徴，信条，言語など

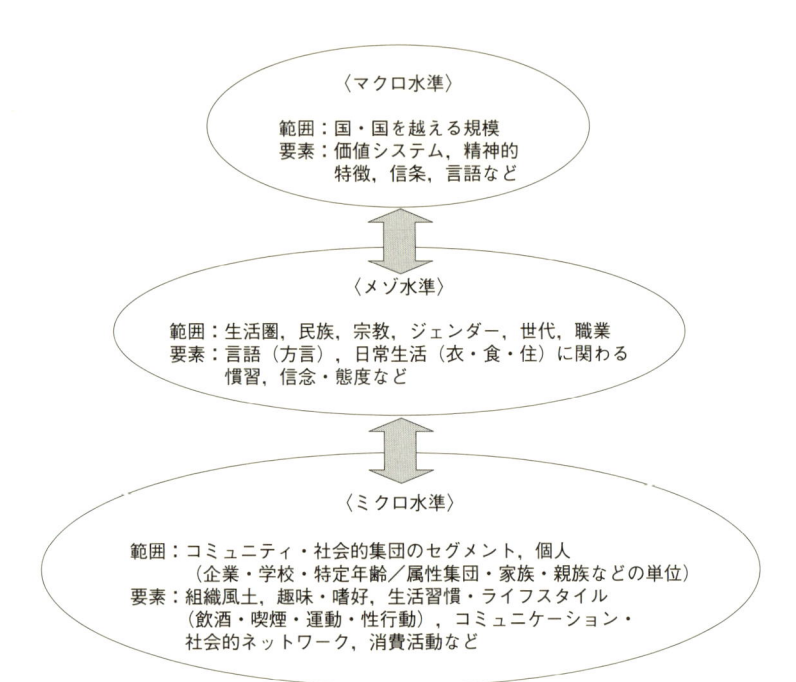

⟨メゾ水準⟩
範囲：生活圏，民族，宗教，ジェンダー，世代，職業
要素：言語（方言），日常生活（衣・食・住）に関わる
　　　慣習，信念・態度など

⟨ミクロ水準⟩
範囲：コミュニティ・社会的集団のセグメント，個人
　　　（企業・学校・特定年齢／属性集団・家族・親族などの単位）
要素：組織風土，趣味・嗜好，生活習慣・ライフスタイル
　　　（飲酒・喫煙・運動・性行動），コミュニケーション・
　　　社会的ネットワーク，消費活動など

図 1　文化の階層的理解

2.2　マクロ水準

　国の単位，ないし国を越える規模で相違が認められる文化的要素をマクロ水準とする．価値システム・精神的特徴・信条，さらに言語などがこの水準の要素となる．
　ホフステッド (Hofstede, G)[8]は世界 50 ヶ国の IBM 従業員を対象に同一の価値観調査を行い，個人主義―集団主義 (individualism―collectivism)，権力／距離 (power/distance)，不確実性の回避 (uncertainty avoidance)，時間志向性 (short-term/long-term orientation)，女性性―男性性 (femininity―masculinity) という 5 つの次元を報告している．これらの次元のうち，最も広く知られているのは個人主義―集団主義で，人が個人として行動・思考・存在するか，それとも社会の構成員として行動・思考・存在するかの程度を表す次元である[9]．

一方,ボンド(Bond, MH)[10]は世界21ヶ国の大学生を対象にホフステッドと類似した質問紙調査を行い,社会的統合—文化的内面性(social integration—cultural inwardness),名声—社会的道徳性(reputation—social morality)という2つの価値次元を抽出している.社会的統合とは,他者に対する忍耐強さ・調和に価値を置く考え方で,我慢・非競合的・信頼意義・持続性などを強調する.文化的内面性とは,伝統を守ることへの価値・文化的優越性の感覚・社会慣習的儀式の保持などである.名声—社会的道徳の次元は,「自分をより良く見せること」対「良く振舞うこと」の軸ともいえる.

2.3 メゾ水準

同一のマクロ水準の文化圏(多くの場合,国)の構成員の内,コミュニティ・社会的集団などで相違が認められる文化的要素をメゾ水準とする.ここでコミュニティ・社会的集団とは,地理的分布等による生活圏の単位や,地理的分布によらない民族や宗教,さらに性(ジェンダー)・世代・職業などの単位を指す.これらは,ある国における部分集合としてメゾ水準の文化を形成し,マクロ水準の文化圏に包含されているといえる.

メゾ水準の文化的要素の代表的なものは,言語(方言),衣・食・住などの日常生活に関わる知識や慣習,およびこれらに関わる信念・態度である.また,第3章および次章で詳述される社会階層や社会関係資本(social capital)などもここに含まれる.ブラジル以外の南米(スペイン語圏)などを想起すれば,言語をメゾ水準の文化的要素とすることに違和感があるかもしれない.しかし,多言語多民族国家において,言語とその他のメゾ水準の文化的要素は表裏一体の関係にある.移民を対象とした精神科領域の研究などで,異文化受容の程度を表す指標として言語が頻用されている[4]のは,それがマクロ水準の文化圏におけるメインカルチャーに対するサブカルチャー(メゾ水準の文化的要素)の保持の程度と呼応するからである.

2.4 ミクロ水準

メゾ水準の文化を形成するコミュニティ・社会的集団を,さらに細分化したセグメントにおいて相違が認められる文化的要素をミクロ水準とする.そ

の文化的要素も，メゾ水準の文化的要素を個々に細分化したものである．例えば，企業や学校などの組織風土や家族・親族単位での慣習，また限局した年齢・属性集団に見られる個々の趣味・嗜好・行動様式などが該当する．これまでの疫学研究で扱われてきた生活習慣や予防意識・行動（飲酒・喫煙・性行動を含む）やコミュニケーション（社会的ネットワークを含む）・消費活動などの個人水準の変数も含まれる．ミクロ水準の文化的要素は，メゾ水準の文化的要素から常に影響を受けているものと考えられる．

　アラメダ郡研究（Alameda County Study）[11,12]で死亡率との関係が明らかにされた社会的ネットワーク（ミクロ水準）はまた，転居・転職などの個人要因（ミクロ水準），人種・社会階層・都市化などの社会文化的要因（メゾ水準）との関連も報告されている．すなわち，追跡期間中の住民の死亡率に影響するミクロ水準の変数（社会的ネットワーク）は，メゾ水準の要因の影響を受けており，死亡率はこれら2つの水準の変数から影響を受けていると解釈できるのである．当時は不可能であったが，マルチレベル分析（Multi-level Analysis）という解析モデルが構築された現在，これらの異なる水準間にまたがる（クロス水準の）交互作用の影響も同時に検討することが可能となっている．

3. 文化と健康との関連

3.1 マクロ水準の文化と健康との関連：国際間・異文化間比較の例

　マクロ水準の文化変数を身体疾患との関係で検討した研究はきわめて少ない．先にも記したように，ボンド（Bond, MH）[10]は世界21ヶ国の大学生への調査から，社会的統合―文化的内面性，名声―社会的道徳性のそれぞれを対極とする2次元（因子軸）を抽出し，その次元上における各国の価値観の評定平均を算出した．図2は，説明のために彼の表[10]を図にプロットしたものである．面白いことに第2象限（文化的内面性＋，名声＋）には1つもプロットされず，第1象限（社会的統合＋，名声＋）には欧州や北南米の国々，第4象限（社会的統合＋，社会道徳性＋）にはアジアの国々が多い．その一方で，「社会的統合」の値は，いわゆる先進国の方が高い傾向にあることがうかがえる．

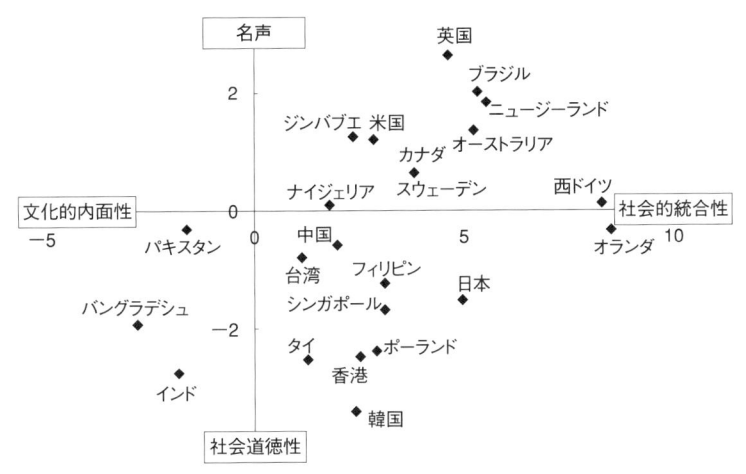

出典) Bond MH : Finding universal dimensions of individual variation in multicultural studies of values ; the Rokeach and Chinese values survey. Journal of Personality and Social Psychology 55 : 1009-1015, 1988 の Table 2 に基づいて筆者が作図.

図2　価値観次元上にプロットした各国の位置

　この対極化の妥当性については異論もあるところだろう．むしろ，社会心理学領域などの異文化比較[13]でしばしば用いられる，個人主義―集団主義というホフステード（Hofstede, G)[8]の二極化の方が受け入れられやすいのかもしれない．しかしながらボンド（Bond, MH)[14]はさらに，この2次元を用いて国ごとの疾病の発生率との関係を国民総生産（以下 GNP）と共に検討している点で注目に値する（表1）．このようなマクロ水準での文化次元と身体的健康状態との関連性を検討した報告は他にほとんど例を見ず，その意味では貴重な参考資料となっている．

　表1に提示された結果を概観する．GNP は人口動態関連の指標，心疾患や結腸・乳房の新生物，動脈硬化症との関連が認められる．GNP の相関成分を除外した後の価値観2次元と各疾患指標との関連性を見ると，社会的統合―文化的内面性の軸では，「社会的統合」の価値観が高いほど，脳血管疾患，胃および十二指腸潰瘍，胃・結腸・直腸・S字結腸・肛門などの新生物の罹患は有意に高くなっている．一方，「文化的内面性」の価値観が高くても，検討したどの疾患との関連も認められない．名声―社会道徳性の軸では，

表1 生命表指標・疾患罹患率と価値次元・国民総生産（GNP）との関連

部位	国数	GNPとの相関	価値次元との偏相関（GNPの影響除外）		説明率(%)	
			社会的統合	名声	GNP	価値次元
平均寿命	23	.76**	.33	−.32	58**	12*
出生率	22	−.70**	−.40*	.29	49**	17*
5歳未満の死亡率	22	−.74**	−.52**	.26	54**	20**
新生物（直腸・S字結腸・肛門）	12	.14	.72**	.55*	2	65**
他の全悪性新生物	12	.42	.55*	.43	18	32*
新生物（胃）	12	.09	.55*	−.08	1	36*
他の循環器系疾患	12	.21	.52*	.07	5	25
脳血管疾患	14	.61*	.51*	.01	37*	19
胃および十二指腸潰瘍	14	.39	.49*	.39	15	9
新生物（子宮頸部）	12	−.20	.38	.20	4	15
急性心筋梗塞	12	.56*	.37	.86**	31	53**
他の虚血性心疾患	12	.74**	−.32	.84**	55**	32*
新生物（結腸）	12	.77**	.51*	.73**	60**	26
新生物（気管・気管支・肺）	12	.47	.32	.59**	22	29
白血病	12	.08	.30	.51	1	29
肝硬変	14	.37	.14	−.50*	13	27
新生物（乳房：女性）	12	.51*	.35	.49	26	21
高血圧	14	.04	.11	−.45	0	27
アテローム性動脈硬化症	11	−.62*	.27	−.17	39*	8
慢性リューマチ性心疾患	14	−.09	.24	.05	1	4

注）*：p<.05，**：p<.01
出典）Bond MH：Chinese values and health：a cultural-level examination. Psychology and Health 5：137-152, 1991 の Table 3 および Table 4 を基に作表．

「名声」への価値観が高いほど，急性心筋梗塞や他の虚血性心疾患，結腸・直腸・S字結腸・肛門の新生物，気管・気管支・肺の新生物の罹患は有意に高くなっている．一方，「社会道徳性」の価値観が高いことは，肝硬変のみ有意に高くなっている．

これらからボンド（Bond, MH）[14]は，「文化的内面性」や「社会道徳性」の価値観が優位な文化圏の方が，「社会的統合」や「名声」の価値観が優位な文化圏よりも，消化器系の潰瘍・新生物，心疾患や循環器系疾患の罹患に関しては健康的であると結論付けている．その一方で，どの次元とも寿命とは関連が見られず，慢性リューマチ性心疾患・アテローム性動脈硬化症・高血圧・乳がん・子宮頸がんなどの疾患との関連も認められていない．

この結果は国単位の相関・重回帰分析に基づくものであり，必ずしも疫学的に実証されたものではないことに留意すべきである．ただ興味深いのは，

GNPよりも価値次元の方が,有意な関連を示す病態が多いということである.さらに,価値次元によって関連する病態が異なっているということである.またGNPに関連する病態とGNPの影響を除外した名声に関連する病態には共通しているものが多いことより,文化圏と経済活動とが関連している様子も推察される.

　個人主義―集団主義の次元と身体健康との関連を検討した報告はない.しかし,帰属集団の構成員間の調和や相互のサポートを促進する「集団主義」の価値システム[15]は,健康増進的・予防的効果をもたらすものと期待されている[13].表1の結果と合わせてコミュニティレベル(メゾ水準)で見ると,「文化道徳性」は集団主義的過程を経て,人々の健康に利益をもたらしていると考えることができる.一方,社会的サポートを提供したり,構成員間の調和をはぐくんだりすることの乏しいコミュニティでは,個人の対処機制が損なわれ,その結果「文化的孤立」が脳血管疾患や消化器系疾患の増加を招いているという推論[5]もある.

　個人主義―集団主義の次元は,精神医学や心理学領域においては頻繁に使われている.個人主義的文化圏における心理療法では,距離をおいた専門家的治療関係による自己の内面洞察に向けた治療が好まれる.罪悪感・疎外・孤独感などが治療対象となる.それに対して,集団主義的文化圏では,距離が近く個人的で感情的な治療関係による父性的・指示的な養育的立場での治療が好まれる.治療の標的は自己理解よりむしろ苦悩の軽減である[16].この議論は,身体疾患への治療行為についても言えるのではないかと思われる.がんの告知問題におけるこの二極文化圏での態度の相違などは,その典型的な例であろう.AIDS予防のための行動変容を含む健康教育などでも,個人主義的文化圏と集団主義的文化圏の違いが考慮されてきている[17].

3.2　メゾ水準の文化と健康との関連:民族と移民コミュニティの例

　メゾ水準の文化変数を検討したこれまでの研究のほとんどは,移民を対象としたものである.すなわち,異文化受容と健康問題との関連性に関する研究である.例えばアジア系移民を対象とする研究のほとんどは,主に米国への移住者およびその家族・子孫に対して,ホスト国の文化にどのくらい順応

表2 アジア系移民を対象とした疫学研究における異文化受容測度の使用頻度

分類―項目内容	目的変数（疾患）		
	身体健康 (17)	医療サービス利用 (15)	精神健康/薬物使用 (35)
多項目指標・尺度化された測度	3	5	16
尺度化されていない測度	14	10	19
尺度化されていない測度として用いられた項目			
出生地	6	4	4
居住期間・期間比率・何世か・移民当時の年齢	6	7	9
西洋的ライフスタイル（高脂肪食・非活動的ライフスタイル・タイプA行動パターン）	5	0	0
言語（使用・理解力）	1	6	10
文化的活動への参加（食事・メディア嗜好・宗教的活動）	0	0	3
社会的関係（サポート・友人・隣人）	0	0	5
その他（民族的アイデンティティ・物質所有・日常苛立ちごと・教育・信念）	2	3	5

注：( ) および表中の数字は論文件数を示す．
出典：Salant T, Lauderdale DS: Measuring culture: a critical review of acculturation and health in Asian immigrant populations. Soc Sci & Med 57: 71-90, 2003 Table 1 を Elsevier の許可を得て転載．

し，それを受け入れているかということを調べ，それと健康問題の発現との関連性を検討したものである．サラントとローダーデイル（Salant & Lauderdale）[4]のレビューでまとめられた，アジア系移民に対する異文化受容の測定に用いられてきた測度は**表2**のようになる．これらを概観すると，共通する項目は移民の客観的な側面であり，それ以外は，目的変数によって，用いる文化変数に違いがあることが分かる．これはすなわち，影響を想定する文化関連の変数が異なっていることを示唆している．また，文化の3階層（**図1**）に照らしてみると，異なる水準の項目内容が列挙されていることが分かる．

　本稿の主題である身体健康との関連を見た研究では，尺度化された測度を用いた研究は17編中3編と少ない．これらは韓国や日本の民族的アイデンティティ保持の程度に焦点を当てている．残り14編の論文が用いている尺度化されていない測度は，出生地や移住してからの期間，西洋的ライフスタイルに関して，1つまたは数項目で回答を求める形式がほとんどである．なお，尺度化されていないという意味は，たとえ数項目用意したとしても，それらは個別に検討されているだけであり，異文化受容程度の指標としてまと

められてはいないということである．

　異文化受容の進行には物理的（例，家・市街），生物学的（例，食物摂取パターン），狭義の文化（例，言語・宗教），心理学的側面の諸変化が含まれる[18]．しかし，表2に見るこれまで用いられてきた項目は，より客観的に測定できる変数であり，例えば出生地と移住期間のように，その背後に存在し変容してきているであろう文化的要素を極端に間接的に測定しようという代替変数でしかない．その意味で，異文化受容の健康影響を十分に検討した研究は乏しいと言わざるを得ない．

　日本―ホノルル―サンフランシスコ研究（Ni-Hon-San Study）[19,20]は，西洋的ライフスタイル（特に食事）の受容に主な焦点を当てたアジア系移民の循環器疫学研究として広く知られている．これは，冠動脈性心疾患（Coronary Heart Diseases，以下 CHD）発症率が世界で最も高いホスト国（米国）のメインカルチャーに対して，最も低い日本人の移民という社会的集団が異文化受容をしていく過程で，どのように危険因子・健康問題が変容するのかを検討したものである．

　日本―ホノルル―サンフランシスコ研究の観察期間中，移民の食物摂取パターンは大きく変化し，飽和脂肪・動物性タンパク・食物コレステロール摂取が増加した．それに呼応するように，血漿コレステロール・血糖・尿酸値・体重・血圧も増加した．そして CHD 発症率は日本―ホノルル―サンフランシスコの順で高くなった．一方，移住前の日本での生活年数・日本語の使用頻度・日本語の新聞を読む頻度などで見た，日本文化の保有程度では，保有しているほど CHD 発症率が低いという関連が認められた[19,20]．

　この結果は，明らかに日本文化の日常生活上の慣習（メゾ水準の文化的要素）が，CHD という健康問題の発現に抑制的に関与していたことを示唆する．その意味で，文化と健康との関連を示す好例である．現在，日本においても CHD 死亡は増加傾向にあるが，この変化に私たちの生活習慣の欧米化が影響していることはよく知られるところである．

3.3　メゾ・ミクロ水準の文化と健康との関連：宗教とライフスタイルの例

　先の例からも分かるように，メゾ水準の文化的要素はミクロ水準の要素に

影響しているため，両者を明確に切り離して検討することは困難である．そのことは，とりわけマルチレベル分析が普及する前の研究手法ではそうである．この好例が，セブンスデー・アドベンチスト（Seventh-day Adventists, 以下 SDA）の健康状態調査である．

　SDA 信者は世界中にコミュニティを持ち，独自のメゾ水準の文化を構成する．SDA 信者はどの国においても，他より長生きし，健康であることが数多くの研究で明らかにされている[21]．SDA の教義では，人の身体は神聖な魂の寺院であると考えている．そのため，SDA では信者のライフスタイルが厳格に制限されている．SDA の食事は精錬されていない食物・穀類・植物性タンパク・果物・野菜を中心とし，酒・たばこ等嗜好品類の摂取を避けるように規定される．すなわち，SDA というメゾ水準の文化的要素自体が，ミクロ水準（個人のライフスタイル）の直接的な規定因子となっている．

　SDA 信者のコミュニティではがん発症率が低いこと，また SDA のライフスタイルの遵守程度と健康リスクとの間の「量―反応」関係も分かっている．これらは，健康との関連におけるミクロ水準の文化的要素（ライフスタイル）の重要性を示すと共に，それを導き容易にせしめるメゾ水準の文化（宗教的信仰）の影響を完全に分けて検討することの難しさを示している．私たちの中に取り込まれている（より上位の）文化は，ライフスタイル等を通じて観察されるという特徴もあるのである．

3.4　ミクロ水準の文化と健康との関連：青少年のライフスタイルの例

　これまで主に生活習慣病と文化との関連を見てきたが，ここでは感染症との関連で文化的要素を検討する．多くの先進国において新規 HIV 感染者が抑制傾向にある中で，日本は新規 HIV 感染者が増えている数少ない先進国である[22]．この増加を考える時に，今後最も危険なのは青少年（特に女性）である．世代に特有な文化の代表的なものが若者文化（ミクロ水準），すなわち思春期から青年期の世代が，既存のものとは異なる価値観によって構築した文化である．性行動は個々人のライフスタイルであると同時に，"性文化"というものが大きな影響力を持つ[23,24]．この性文化は若者文化の一部をなす．

　現在の日本には，さまざまなメディアを通じて性情報が発せられている．

高々20年前と比較してみても，携帯電話・インターネットの発達によって，青少年はかつてないほど容易く直接情報を入手し，また他者に発信できるようにもなってきた．このテクノロジーの発達は若者文化に大きな変容をもたらした．つまり以前であれば，いわゆるアングラと呼ばれるような，一部のグループ・地域でしか接することができなかったさまざまな情報までもが，瞬時に世界中に伝達され，それこそ都会もそうでない地域も格差なく，その情報を受け取ることができ，それに応答することができるようになったのである．

　このことが最も大きな影響を持つのは，性に関する情報である．青少年たちは社会化の過程で，容易に情報ネットワークを形成すると同時に，非常に多くの性情報に曝露され，自我の形成も未発達なままで安易な性的ネットワークを形成していく．年齢的な段階を経ずに，これらの溢れる情報に接することによって，十分な判断力によって考えてから行動するのではなく，行動してから考えるというような，逆の経路をたどっているケースが増えているのである．

　この性文化は，性に関するライフスタイル（ミクロ水準の文化的要素）を規定し，婚姻・出産・子育てに関する性別役割の認識（メゾ水準）を変え，さらには社会規範・価値システム（マクロ水準）をも変容せしめてきているように思われる．これにはむろん，西欧文化の影響もある．先の異文化受容のところでもいえることだが，文化の変容はまず下位水準の文化的要素で起き，それがより上位の文化的要素へと伝わっていくというダイナミズムがある．そして，このような上位水準の変容をもたらすような性文化が形成されると，それを従来の規律的な文化に戻すのは非常に困難である．性感染症に関わる障壁が高い所以である．いずれにせよ，文化は価値システムや行動様式を促すという特性上，感染症のような病態との関連性は非常に理解しやすいといえる．

4. グローバリゼーションと社会疫学

　社会経済活動やITの爆発的普及に伴う，世界規模でのグローバリゼーシ

ョンの流れの中で，私たちの文化はさまざまな水準で風圧を受けてきている．3.4に見るように，それによる変容はミクロ水準の文化的要素から起こる．つまり，最も細分化したライフスタイルの各要素から始まる．このことは，3.2に記したように，比較的短期間に生活習慣病などの発症リスクに影響を及ぼす可能性を示唆する．

グローバリゼーションは，例えば多国籍企業のような，上位水準の文化的要素が異なる職場環境をもたらす．マクロ水準の文化的要素である「不確実性への回避（含，完全主義 perfectionism）」やメゾ水準の民族，さらにミクロ水準の職業モラル・職場風土などが，混在することになる．そこでは当然メインカルチャーに対するサブカルチャーの存在に関する容認・否定，あるいは異文化受容の状況が発生する．これが心理社会的なストレスを介して，従業員の健康状態に影響を及ぼすことになる．

グローバリゼーションがもたらすこのような変革は，日常生活の諸側面へも影響し得るであろう．マクロ水準の文化的要素にどの程度，この影響が及ぶのかをうかがい知る情報は乏しい．しかし，例えば日本における集団主義的価値観は，すでに以前よりも現在の方が薄まってきており，今後さらにその傾向が維持されるであろうと推測される．

紙面の制約上，本章では扱わなかったが，精神障害（含，薬物使用）や精神・心理的健康状態，偏見や受療行動などでは，より上位水準の文化的要素（例えば，spirituality）の影響が大きいことが伺われる．グローバリゼーションは，世界規模での情報収集も可能にする．その特性をうまく使えば，社会疫学が扱うさまざまな保健医療問題に対して，マクロ・メゾ・ミクロ水準の文化的要素の影響を同時に検討できるかもしれない．一方，得られた所見に基づく介入（保健医療施策）は，まずミクロ水準（すなわち個々の行動要素）の具体的な行動変容から入り，順次上位の水準に向かって進めていくのが効果的であると考えられる．

文　献

1) Tylor, EB : Primitive Culture ; Researches into the Development of Mythology, Philosophy, Religion, Language, Art and Custom. London : John Murray & Co.,

1871.
2) Kroeber AL, Kluckhohn C : Culture ; A Critical Review of Concepts and Definitions. Peabody Museum, Cambridge, Massachusetts, United States, 1952.
3) UNESCO : UNESCO Universal Declaration on Cultural Diversity (http://www.unesco.org/education/imld_2002/unversal_decla.shtml), issued on International Mother Language Day, February 21, 2002.
4) Salant T, Lauderdale DS : Measuring culture ; a critical review of acculturation and health in Asian immigrant populations. Soc Sci & Med **57** : 71-90, 2003.
5) MacLachlan M : Culture and Health ; Chichester, England : John Wiley & Sons Ltd., 1997.
6) Ahdieh L, Hahn RA : Use of terms 'Race', 'Ethnicity' and 'National Origin' ; a review of articles in the American Journal of Public Health, 1980-89. Ethnicity and Health **1** : 95-98, 1996.
7) Schoendorf KC, Hogue CJR, Kleinman JC, et al : Mortality among infants of black as compared with white college-educated parents. New England Journal of Medicine **326** : 1522-1526, 1992.
8) Hofstede G : Culture's Consequences ; International Differences in Work-related Values. Beverly Hills, CA : Sage, 1980.
9) Hofstede G : Cultures and Organizations. London : Harper-Collins Publishers, 1991.
10) Bond MH : Finding universal dimensions of individual variation in multicultural studies of values ; the Rokeach and Chinese values survey. Journal of Personality and Social Psychology **55** : 1009-1015, 1988.
11) Berkman LF, Breslow L : Social networks, host resistance, and mortality ; a nine-year follow-up study of Alameda County residents. Am J Epidemiol **109** : 186-204, 1979.
12) Berkman LF, Breslow L : Health and Ways of Living ; The Alameda County Study. New York, NY : Oxford University Press, 1983.
13) Triandis HC, Bontempo R, Villareal MJ, et al : Individualism and collectivism ; cross-cultural perspectives on self in-group relationships. Journal of Personality and Social Psychology **54** : 323-338, 1988.
14) Bond MH : Chinese values and health ; a cultural-level examination. Psychology and Health **5** : 137-152, 1991.
15) Hofstede G : Cultural differences in teaching and learning. International Journal of Intercultural Relations **10** : 301-320, 1986.
16) Draguns J : Applications of cross-cultural psychology in the field of mental health. In R.W. Brislin ed : Applied Cross-Cultural Psychology. Newbury Park : Sage : 302-324, 1990.
17) Midha A : The need to redefine the practice of health promotion in the United Kingdom. Health Policy **44** : 19-30, 1998.
18) Ilola LM. Culture and health. In R.W. Brislin ed : Applied Cross-Cultural Psychology. Newbury Park : Sage : 278-301, 1990.
19) Kato H, Tillotson J, Nichaman MZ, et al : Epidemiologic studies of coronary heart disease and stroke in Japanese men living in Japan, Hawaii and California.

Am J Epidemiol **97**: 372-384, 1973.
20) Kagan A, Harris BR, Winkelstein W. Jr, et al: Epidemiologic studies of coronary heart disease and stroke in Japanese men living in Japan, Hawaii and California ; demographic, physical, dietary and biochemical characteristics. J Chron Dis **27**: 345-364, 1974.
21) Fraser GE, Beeson WL, Phillips RL: Diet and lung cancer in California Seventh-day Adventists. Am J Epidemiol **133**: 683-693, 1991.
22) 厚生労働省エイズ動向委員会:平成16年エイズ発生動向年報. 厚生労働省エイズ動向委員会報告. 厚生労働省, 2005.
23) Marston C: Gendered communication among young people in Mexico ; implications for sexual health interventions. Soc Sci & Med **59**: 445-456, 2004.
24) Shoveller JA, Johnson JL, Langille DB, et al: Socio-cultural influences on young people's sexual development. Soc Sci & Med **59**: 473-487, 2004.

第9章 社会関係と健康

近藤克則

1. はじめに

　健康に影響する因子は，いくつかのレベルに分けて考えることができる．図1[1)]は健康の決定要因（determinants of health）のうち，ミクロの要因を内側に，マクロの要因を外側において示したものである．最も内側の「生物としての個体」に着目する生物医学モデルでは，健康を個人の内部にある因子やライフスタイルで説明する．それに対し社会疫学では，第2層の「個人の社会経済的因子」や第3層の「環境としての社会」の影響を重視する．本章では，人間関係（第2層）や社会のあり方（第3層）と健康との関係を取り上げる．

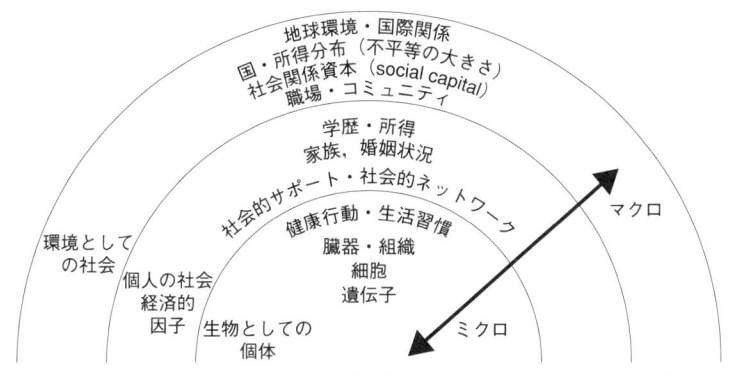

出典）近藤克則：健康格差社会—何が心と健康を蝕むのか．医学書院：150, 2005 に加筆．
図1　健康の決定因子の階層構造

健康に影響する社会関係は，少なくとも2つのレベルに分けて考えられる（図1）．1つは，第2層の「個人レベル」の社会関係で，個人が持つ人間関係に代表されるものである．婚姻状態や同居家族の形態，親族・友人などの社会的サポート（支援）・ネットワークが，このレベルのものである．

もう1つは，第3層の環境としての「社会レベル」における社会関係（のありよう）である．例えば，深刻な不景気になると，失業や企業倒産などが増え雇用関係から排除された人々の中で，うつや自殺者が増える．また，犯罪の多い地域に暮らせば，身の危険や不安にさらされる機会が増え，心理的な健康には良くないであろう．人間は，「個人レベル」の社会関係を超える「社会レベル」の社会環境の影響も受けているのである．

本章では，第2節から第4節で「個人レベル」の社会関係を，第5節で「社会レベル」の社会関係として社会関係資本（Social Capital）を取り上げる．それぞれで関連する概念を整理し，今までの研究の到達点を自験データを交えながら紹介し，「なぜこれらの社会関係が健康に影響するのか」に関わる理論仮説，そして今後乗り越えられるべき批判や研究課題などについて述べる．

2. 個人レベルの社会関係に関連する概念

人間関係と健康に関連する論文は，近年著しく増えている．例えば，医学文献データベース「メドライン（Medline）」で「社会的サポート（social support）」をキーワードに検索すると，1980年にはわずか3本だが，1990年には777本となり，2000年には1421本もヒットする．その理由の1つは，このテーマが学際的な関心を集めることにある．死亡率との関連であれば疫学・公衆衛生学，禁煙や運動習慣など健康行動との関連であれば保健（社会）学・行動科学の研究テーマとなる．その他，産業衛生学，精神医学，心理学，社会学，老年学などから，いろいろなアプローチがなされている[2-4]．

社会的な（人々との）ネットワークが豊かな人に比べると，結婚もせず，家族や親族，友人とのつきあいが乏しく，グループ活動などにも参加しない社会的に孤立した人の健康は，身体的にも心理的・精神的にも良くないことが今までの研究により分かっている[5,6]．

表1　社会的ネットワークと社会サポート

- ●社会的ネットワーク（social network）
  - 対人ネットワークの構造・量的評価
  - 社会サポートの提供者となる
- ●社会的サポート（social support）
  - 対人支援の機能・質的評価
  - 〈サポートの内容〉
    - 情緒的サポート
    - 手段的サポート
    - 情報的サポート
  - 〈サポートの種類〉
    - 客観的サポート
      - 存在しているサポート
      - 利用しているサポート
    - 主観的サポート
      - 認知・期待しているサポート
  - 〈サポートの適切さに着目〉
    - 肯定的な（positive）サポート
    - 否定的な（negative）サポート
  - 〈サポートの授受に着目〉
    - 受領サポート
    - 提供サポート

出典）近藤克則：健康格差社会―何が心と健康を蝕むのか．医学書院：65, 2005．

研究分野により重視するものが異なるため，定義や関連する概念，測定方法などに，完全な合意があるわけではない[2-4]．おおむね合意されてきている概念や分類などを整理すると表1のようになる．

2.1　家族：配偶者・世帯類型

もっとも身近な人間は，家族であり，配偶者である．配偶者の有無に着目して，有配偶と無配偶に分けるだけでは十分でない．無配偶の中にも，未婚・離別・死別があり，有配偶においても，初婚と再婚があり，それらの健康との関連は，後述するように異なることが分かっている．さらには，有配偶でも，夫婦関係満足感の低さも，うつなどと関連していることが分かってきている．

また，世帯類型の影響も考慮すべきである．高齢期に配偶者と死別した後，独居なのか，子供世帯と同居なのかで，違うかもしれないからである．

2.2 社会的ネットワーク

社会的ネットワークでは，人が持っている人間関係の構造面を量的に評価する．いくつかの領域（同居家族，親族，友人，地域，宗教，ボランティア組織など）の人と，どれくらいの頻度で会ったり，電話や手紙でやり取りをしたりしているかなどを評価する．このネットワークが，次の社会的サポートの提供者となる．両者を合わせて，社会的サポート・ネットワーク[3]，あるいは社会的紐帯（social tie）[4]と呼ばれることもある．

2.3 社会的サポート

一方，人間関係の機能的な側面，質的な側面に着目した評価を，社会的サポートと呼んで，社会的ネットワークと区別することが多い．社会的サポートには，**表1**に示したような下位概念がある．まず，サポートの内容に着目して，情緒面におけるサポートの他，（介護や金銭的援助など）手段的サポート，情報的サポートに分ける．また，サポートを実際に利用しているか，今は利用していないが必要となれば利用できると認知しているかなどを区別しうる．さらに，サポートが常に肯定的で望ましい内容とは限らない．時には，「余計なお世話」と感じられるネガティヴサポートもある．加えて，サポートを受ける（受領する）ことでなく，むしろサポートを提供した方が効力感が高くなる可能性も指摘されている[4]．

以下では，まず結婚や世帯類型と健康の関係をみた後，社会的サポート・ネットワークを取り上げる．

3. 結婚と健康

家族社会学者のロス（Ross）らが，家族が健康に与える影響に関して，結婚，育児，女性の就労，家族の社会経済的状態の4つの影響について包括的文献レビューをしている[7]．その中から結婚と健康との関係を紹介する．

それによれば，未婚や離別や別居，死別した人（以下，非婚者）に比べ，結婚している人は，身体的に健康で，心理的に幸福（well-being）で，死亡率は

低い．その恩恵は，男女ともに見られるが，男性でより大きい．

3.1 非婚者の健康

非婚者の死亡率は，結婚している人に比べ，女性においても5割高く，男性においても実に2.5倍も高い．特に多い死因を見ると，（喫煙やアルコールの影響が出やすい）肺ガンや肝硬変，自殺や不慮の事故によるものなどである．不健康な（行動をとる）人ほど結婚しないという選択バイアスがありうるが，それだけでは説明できない[7,8]．

ロス（Ross）が紹介しているのは，未婚者の多くが1人暮らしである海外の知見である．結婚するまで親と同居することが珍しくない日本でも，果たして同じように非婚者には，孤独感や不安，うつ状態などが多いのであろうか．

筆者らは，日本の29～39歳の女性1196人を対象に，結婚歴と心理的健康の関連を検討した[9]．過去1年間に「うつ状態など精神的な問題があった」と答える（起こりやすさを表す）オッズ比を見ると，初婚を1として，未婚で4.9，離婚で8.1，再婚で10.2であった．日本においても，29～39歳の女性では，初婚者に比べやはり未・離・再婚者で約5倍から10倍も，精神的な健康問題を抱えていることが確認された．離婚者よりも再婚者において精神的健康状態が悪い者が多いとする報告は，日本では他にもあるが，アメリカでは見られない傾向である[9]．今後の国際比較研究の1つの課題である．

3.2 配偶者との死別の影響

配偶者との死別後の正常反応として，うつ状態や不安が起きることが知られているが，それだけに留まらず，死亡率も高くなる．それらは，配偶者の死亡直後（6ヶ月以内）に最大となり，死亡率の増加率は死因により異なり5～150%も増加するという[7]．

3.3 婚姻状態・夫婦関係満足感と健康

では，すべての結婚は健康に良いのであろうか．「家庭内別居」状態など，有配偶という意味では同じでも，いわばその機能状態は様々である．それを

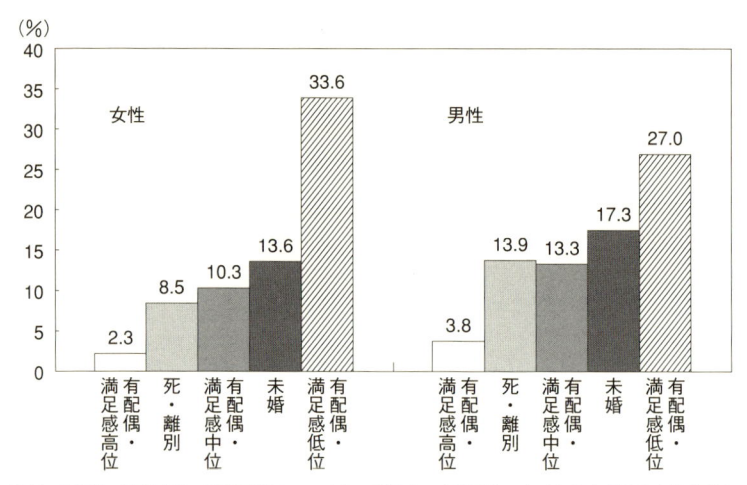

出典）末盛慶・近藤克則・遠藤秀樹ほか：日本の高齢者―介護予防に向けた社会疫学的大規模調査．7．高齢者の健康と家族との関連性―世帯構成・婚姻状態・夫婦関係満足感．公衆衛生 69：583-587，2005 より作成．

図2 配偶状態・夫婦関係満足感と抑うつ（GDS 10 点以上，一般線型モデルにより年齢調整を行った結果）

「夫婦関係満足感」で捉えようと試みた筆者らの愛知老年学的評価研究（AGES：Aichi Gerontological Evaluation Study）プロジェクト[10]のデータを紹介する[11]．

対象は，15 自治体の（要介護認定を受けていない）一般高齢者（65 歳以上）の代表サンプルで，32891 人（回収率 55.2%）である．夫婦関係満足感は，6 段階で回答してもらい 3 段階（高位・中位・低位）にまとめた．

有配偶である者の占める割合は，男性（13295 人）では 89.0%，女性（15634 人）では 56.1%，死・離別が男性 10.4%，女性で 41.7%，残りが未婚であった．有配偶者に限定して，夫婦関係満足感の分布をみると，男性の方が夫婦関係に満足している高位群の割合が 67.1% と女性の 52.2% よりも高い．

妥当性と信頼性の検証された GDS（Geriatric Depression Scale）15 項目版で，うつ状態（10 点以上）を評価したところ，有配偶，死・離別，そして未婚となるにしたがいうつ状態である者は増える傾向がみられた．しかし，夫婦関係満足感で有配偶群を 3 群に分けてみると，興味深い結果が得られた（図 2）．満足感の高位群では，うつがきわめて少なく（男 3.8%，女 2.3%），逆に満

足感低位群では，死・離別や未婚群よりも，うつ状態の者が多い（男27.0％，女33.6％）．満足感中位群におけるうつの割合は，男性では死・離別よりもわずかに少ないが，女性では死・離別よりも多いのである．「夫が死んでから女性は元気になる」と，ちまたでウワサされている．夫婦関係満足感が中位・低位群においては，このウワサが実証されたことになる．

なお，世帯構成とうつ状態との関連をみると，男性の場合，「1人暮らし」でうつ状態の割合が17.7％と他の群の5.5～9.6％より有意に高かった．女性の場合も，男性ほどではないが，9.1％とやや多かった．

3.4 なぜ結婚は健康によいのか

2つの説明が試みられている[7]．①情緒的なサポートを中心とする社会的サポート，②経済的な安定である．

社会的サポート

配偶者による社会的サポートにより，健康がもたらされる機序にも4つある[7]．

第1に，情緒的なサポートである．これは，自分のことを心配し，愛し，人として価値ある存在と見なしてもらっているという認知による効果である．結婚している人は，この情緒的サポートなど社会的サポートを受けていると答えることが，非婚者よりも多い．また，この情緒的サポートには，うつ状態や不安，病気や死亡率を抑制する作用があることが知られている．

第2に，健康的なライフスタイル（生活習慣）になる．禁煙する人やバランスのとれた食事，アルコールの暴飲を避けることなどが，結婚している人には多い．

第3に，結婚している人の方が早期受診や早期治療に結びつきやすい．

第4に，社会的サポートが病気からの回復を促進するからある．家族の存在には，心筋梗塞後や乳ガン後のうつなど感情障害の回復を促進する効果が見られる．

経済的な安定

　第2の作用経路は，経済的安定である．世帯所得を見ると，未婚世帯よりも，夫婦世帯の方が1人当たりでみても多くなっている．経済的な豊かさが健康に良い影響があることは，第2章で述べられているとおりである．

4. 社会的サポート・ネットワーク

　「(周りの人々からの)社会的サポートが健康に有益であり，社会的孤立が不健康に繋がることを示す根拠は今や無視できない」[5]．

4.1　社会的ネットワーク

　カルフォルニア州アラメダ(Alameda)郡の30〜69歳の4775人を追跡した大規模コホート研究がある[12]．1965年の追跡開始時に，4つの社会的なつながり——結婚，親族や友人との接触，教会の活動，他のフォーマルあるいはインフォーマルなグループ活動——の有無について尋ねた．これらから社会的ネットワーク指数を作成したところ，これが低く社会的に孤立している人は，高得点の人に比べ，9年後の死亡率が1.9〜3倍も高かった．病気がちな人や社会階層が低い人たちほど，社会的に孤立しやすかったりする可能性があるので，1965年当時の身体的健康状態や社会経済的状態，人種，喫煙，アルコール摂取，身体活動量，肥満，人生満足度，予防的医療の利用などの交絡因子を統計学的に調整している．それでも，やはり社会的孤立は死亡の予測因子だったのである．

　その後，社会的ネットワークと死亡の関係を追試したコホート研究が多数ある(図3)．アメリカ[6,13-15]だけでなく，日本[16,17]，フィンランド，スウェーデン，イギリス[18]からも同様な結果が報告されている[4-6]．

4.2　社会的サポート

　一方，社会的サポートについて，詳しくみると，その結果は必ずしも一定していない．少なくとも2つの理由が考えられる．まず，サポートを受けている人の中には，すでにサポートを必要とするような何らかの虚弱性を持っ

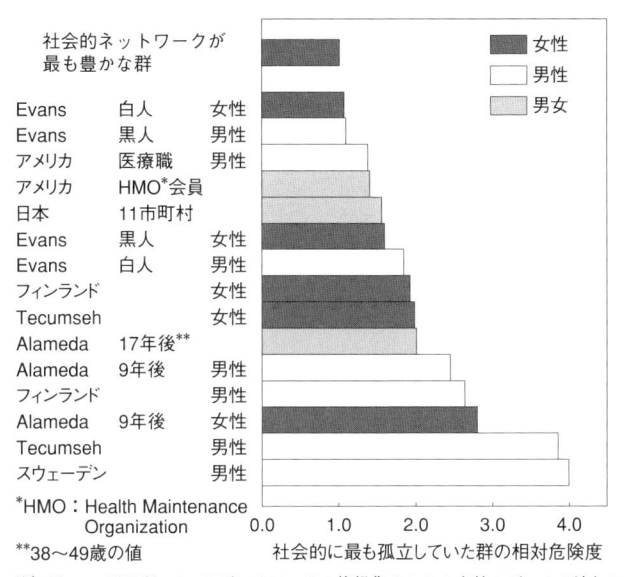

集団	属性1	属性2
社会的ネットワークが最も豊かな群		
Evans	白人	女性
Evans	黒人	男性
アメリカ	医療職	男性
アメリカ	HMO*会員	男女
日本	11市町村	
Evans	黒人	女性
Evans	白人	男性
フィンランド		女性
Tecumseh		女性
Alameda	17年後**	
Alameda	9年後	男性
フィンランド		男性
Alameda	9年後	女性
Tecumseh		男性
スウェーデン		男性

*HMO：Health Maintenance Organization
**38〜49歳の値

社会的に最も孤立していた群の相対危険度

注）Houseが図示しているデータに，その後報告された4文献のデータを追加した．国名でないものは，すべてアメリカの地域名．社会的ネットワークが最も豊かな群の死亡率を1とした時の相対危険度．
出典）近藤克則：健康格差社会—何が心と健康を蝕むのか．医学書院：60, 2005.

図3 社会的ネットワークと死亡率

ている者が含まれている．その人たちの予後が不良であるために，期待に反してサポートを受けているほど予後不良となる可能性である．これを明らかにするには，コホート研究の分析対象から，虚弱性を少しでも持つ者を除いた分析を蓄積する必要がある．もう1つは，サポートにおける二面性——「受けること」と「提供すること」——のバランスが重要である可能性である．

そこでAGESプロジェクトのデータを用いて，これらの可能性を検討した[19,20]．

まず，高齢者がどの程度情緒面および手段的なサポートを受領・提供しているかである．次のような設問への回答によって，(a) 社会的サポートの受領・提供ともあり，(b) 受領のみ，(c) 提供のみ，(d) 両者ともなしの4群に分けた．情緒的側面については，「心配事や愚痴を…聞いてくれる人がい

ますか(＝受領)／聞いていますか(＝提供)」，手段的側面については，「病気で数日間寝込んだときに，看病や世話を…してくれる人がいますか(＝受領)／してあげようと思いますか(＝提供)」である．

全体に占める割合をみると，(a) サポート受領・提供の両方がある人が，情緒面で79.3％，手段面で88.8％と最も多く，次に(b) 受領サポートのみの人，(c) 提供サポートのみの人と続く(情緒面11.0％，4.0％，手段面5.2％，3.3％)．(d) 受領と提供の両方ともサポートがない人は少数(情緒面5.7％，手段面2.7％)である．

次に，これらの社会的サポートの受領・提供の4つのパターンと高齢者のうつ状態(GDS15項目版で10点以上)や主観的健康感との関連をみると，(a) 受領・提供の両方のサポートがある人が最も状態がよいことが分かった．例えば，うつ状態の人の割合(年齢調整後)で見ると，(a) 手段的サポートの受領・提供ありで6.3％に対し，(b) 受領のみ15.0％，(c) 提供のみ22.4％，(d) 両方なし28.0％となっている($p<0.001$)．

ただし，横断的分析では社会的サポートの授受が乏しいから心理的に不健康なのか，逆に心理的に不健康だから社会的サポートの授受が乏しいのかは，区別できない．そこで，2年間追跡し分析した．その結果，社会的サポート提供の乏しさが時間的に先行し，健康に不利な方向に関連していることを確認している[20]．

高齢者の健康には，人間関係においてサポートを「提供するだけ」あるいは「受けるだけ」よりも，まして「どちらもない」よりも，サポートの提供と受領の両方があることが好ましいのである．

さらに高齢者の社会的サポートは，年齢，社会経済的地位とも関係していた．年齢が若く，教育年数が長く所得が多いほど，社会的サポートは豊かになる傾向にあった．これらの多数の交絡因子の影響も，今後の分析にあたっては，注意しなければならない．

4.3 なぜ健康に影響するのか

社会的サポート・ネットワークが，健康に及ぼす効果には，主効果(または直接効果)とストレス緩和効果(または間接効果)の2つの考え方がある[3,4,6]．

主効果とは，ストレスの有無にかかわらず主に社会的サポート・ネットワークが健康度を高め，逆に言えば，欠如（社会的孤立）がそれ自体ストレッサーとなり，健康に悪影響を及ぼすという考え方である．一方，ストレス緩衝効果とは，ストレッサーにさらされている場合に，社会サポートが主にその影響を緩衝する効果を持っているとする．今までの研究で，この両方の効果がともに示されている．

4.4 今後の研究課題

多くの研究課題が指摘されている[4,6)]が，ここでは，4点だけあげておこう．第1は，いろいろな類似概念（**表1**）の理論的・実証的研究にもとづく整理である．社会的サポート・ネットワークには，さまざまな側面があるが，それらすべての面を捉えることが必要なのか，あるいはどの側面が重要なのか，などが整理される必要がある．また，この間の研究からは，構造面と機能面を比べると，構造面で捉えた方が，総じて結果は安定しているようである．しかし，同じ構造（例えば有配偶）であっても，その機能面を（例えば夫婦関係満足感で）うまく捉えることができれば，その方が説明力は高くなるのかもしれない．

第2の課題は，測定方法の洗練化である．第1の課題を解決しようとすると，詳しく聞くために設問が増え，内容も立ち入ったものになる．しかし，そうなるほど無回答率は増えてしまう．結果が安定していて鋭敏で，かつ回答が得やすい設問や変数の処理法など，測定・分析方法が洗練される必要がある．

第3に，個人の社会関係が健康に影響を与える経路の解明である．両者に関連があり，コホート研究で時間的な前後関係が実証されても，それが直接的な因果関係を意味するとは限らない．効果のある介入方法を検討するためにも，影響経路をより詳しく解明する必要がある．

第4は，介入方法の開発とその効果の検証である．個人の持つ社会関係が健康に影響を及ぼすという因果関係を持ち，その影響経路が解明されたとしても，そのことは社会関係への介入で健康水準が上るという「操作可能性」までは必ずしも意味しない．どのような介入があり得るのか，それは現実的

なのか，どの程度の操作が可能なのか，明らかにすべき課題は多い．

5. 環境としての社会のありよう：社会関係資本

今まで述べてきた「個人レベル」の社会関係とは別に，「社会レベル」の社会関係がある．後者は，「環境としての社会のありよう」と言い換えることもできる．現在，社会疫学で関心を集めている「社会のありよう」にも，いくつかある．例えば，社会の所得分布の不平等が大きい社会は，そこに暮らす人々の健康度を下げるという「相対所得仮説」（第2章）や，医療保障制度のあり方による医療アクセスの違いが健康に与える影響（第3章），そして社会関係資本（Social Capital）などである．第5節では，これらの中から社会関係資本を取り上げる．

5.1 社会関係資本に関連する概念

表2に示したように，社会関係資本の定義には，様々なものがある[21,22]．例えば，世界銀行（World Bank）は，「社会関係資本とは，社会的なつながりの量・質を決定する制度・関係・規範である．社会的なつながりは経済の繁栄や経済発展の持続に不可欠である」とし，パットナム（Putnum）は[23]，「社会（関係）資本は，調整された諸活動を活発にすることによって社会の効率性を改善できる，信頼，（互酬性の）規範，ネットワークといった社会組織の特徴」と，「社会レベル」の特徴として定義している．そして困ったときに助け合い，智恵・物・資金や労力を持ち寄り，問題を共に乗り越える結束力のことであり，さらにそのような経験が，高次の社会関係資本を生み，協力を強化すると説明している．

一方，社会学（Coleman）をはじめ経営学（Baker）などの定義には，個人の持っている社会的ネットワークを含んでいるものもある[24]．社会疫学や公衆衛生分野では，個人レベルの社会的・ネットワークや社会的サポートなどと，区別して社会・組織レベルのものだけをさして社会関係資本と呼ぶ立場が多い[22,25-28]．

社会関係資本に類似する概念は多い．例えば，「共通利益のために協力す

表2 社会関係資本 (Social Capital) 研究の定義

	年次	概要
アメリカの教育学者 ハニファン (L. J. Hanifan)	1916	善意,仲間意識,相互の共感,社会的交流などを社会関係資本 (Social Capital) とし,学校へのコミュニティ関与が重要である理由を説明するために,その概念を用いた.
フランスの社会学者 ブルデュー (P. Bourdieu)	1986	個人が権力や資源にアクセスするためのネットワークなどを社会関係資本 (Social Capital) とし,個人の社会関係資本 (Social Capital) が教育機会や雇用機会を規定するとして,社会階層を分化,固定化させる仕組みという観点から,その概念を用いた.
アメリカの社会学者 コールマン (J. S. Coleman)	1988 1990	社会関係資本 (Social Capital) とは個人に協調行動を起こさせる社会の構造や制度とし,合理的な個人が協調行動を起こすメカニズムを,信頼・互酬性の規範・社会的ネットワークで説明した.
アメリカの政治学者 パットナム (R. D. Putnam)	1993	社会関係資本 (Social Capital) 概念を用い,南北イタリアの地方政府の制度パフォーマンスの違いを説明した. 社会関係資本 (Social Capital) とは,「信頼」「規範」「ネットワーク」といった社会制度の特徴であり,人々の協調行動を促すことにより,社会の効率を高めるものとした.

出典) 近藤克則: 健康格差社会―何が心と健康を蝕むのか,医学書院: 139, 2005.

る社会的能力」[23], 組織文化や組織の底力[24], ご近所の底力や共同体の効力感 (collective efficacy [29]), コミュニティ・ソリューション[30], 社会統合・結合 (social integration/cohesion [26]) などである. 本章では, コミュニティレベルに限定するが, その統合力や問題解決力まで含めた, やや広義のものを社会関係資本と呼ぶことにする.

5.2 注目を集める社会関係資本

ここ10年くらいの間に, 社会関係資本が, ヘルスプロモーション[31]などの公衆衛生分野でも注目を集めている[25,28]. 社会関係資本が豊かな地域ほど, 住民の主観的健康感が高く[32,33], 死亡率が低いこと[34,35]などが報告されたからである.

この社会関係資本の概念は, 社会学[36], 政治学[23,26]にその源がある[26,37]. これが豊かな地域ほど, 子供の学校の成績がよく, テレビを見る時間が少なく, 学校の中退率は低い[36]. また, 犯罪が少なく[36,38,39], 地方自治体のパフォーマンスは高く, 保育所の数や家庭医の数が人口に比して多い[23]. さらに, 経営学[24], 社会開発[21,40], 経済学[41]でも組織の生産性が高く, 経済成長率も大きいことなど, 幅広い分野において一種の流行語となっている.

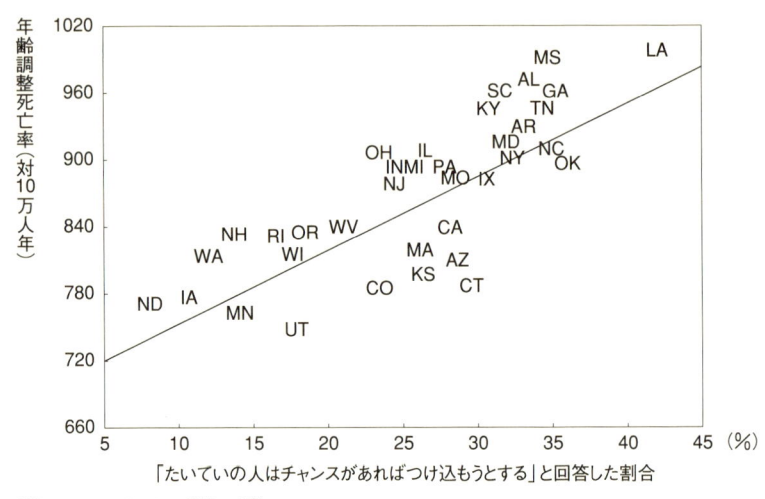

注）アルファベットは州名の略称.
出典）Kawachi I, Kennedy BP, Lochner K, et al : Social capital, income inequality, and mortality. Am J Public Health 87 : 1491-1498, 1997.

図4 年齢調整別死亡率と信頼感の欠如

5.3 社会関係資本と健康関連指標

　まず健康との関連を示すアメリカのデータを紹介する．図4[34]の横軸は，社会関係資本の1つの指標である人々への信頼感に関わる指標である．縦軸は，年齢調整死亡率である．左側に位置する州ほど社会関係資本が豊かで（人を信頼していない人が少なく），死亡率は低い関係が見られる．

　社会関係資本が豊かなほど健康度が高い関係が，カナダにおける死亡率[35]でも，（死亡の予測力を持つことが知られている）主観的健康感[32]でも報告されている．ロックナー（Lochner）[42]によれば，社会関係資本と自殺の関係の研究は，古くは19世紀のデュルケーム（Durkheim）が，社会的な統合度（social integration）の高い地域ほど自殺が少ないことを示したものにまで遡るという．また，アメリカでは，殺人による死亡が，社会関係資本が豊かな社会ほど少ない[38,39]．

　もう1つ，健康との関連で社会関係資本が注目を集める理由がある．社会関係資本と所得格差の大きさとが関連を示すのである．所得の分布の不平等

度が高い（所得格差が大きい）ほど，相互不信が高まり，互助性が低下し，連帯感を持ちにくくなるという関係が示されている[34,36,38]．つまり，社会関係資本は乏しくなる．所得格差が大きい地域や国ほど，そこに暮らす人々の健康度が下がるという「相対所得仮説」（第3章参照）の作用機序である可能性が指摘されているのである[22,25]．

5.4 社会関係資本と高齢者虐待

社会関係資本が，これほど多くの現象と関連しているのは，大変興味深い．そこで，AGESプロジェクトのデータを用いて，地域別の社会関係資本と高齢者虐待の関連を分析した[43]．先行研究で社会関係資本と犯罪に関連があるので，高齢者虐待にも関連があるかもしれないと考えたからである．

対象は，校区データが得られた5自治体の（要介護認定を受けていない65歳以上の）一般高齢者の代表サンプル（回収率50.2％，n＝17269）と在宅サービスを利用していたすべての要介護高齢者（回収率81.4％，n＝5920）である．これを各地域に含まれるサンプル数が同規模になるよう小学校区または中学校区にもとづき，各市町を4〜6つの地域に分けた．全部で24地域それぞれについて以下の値を求めた．

社会関係資本の変数は，一般高齢者調査から得たもので，「一般的信頼感」と「互酬性の規範」，「ネットワーク（組織や会）への参加数」の3つである．具体的には，いずれも先行研究にならい次の設問への回答から変数を作成した．一般的信頼感は「一般的に，人は信頼できると思いますか？」という質問に対して，「はい」「いいえ」「場合による」で答えてもらい，互酬性の規範については，「多くの場合，人は他の人の役に立とうとすると思いますか」という質問に，「はい」「いいえ」「場合による」から選択してもらった．いずれも「いいえ」と答えた人の割合（％）を求めた．ネットワークへの参加については，参加・加入しているボランティアのグループや老人クラブ，趣味の会などを尋ねて，加入している数の1人当たりの平均値を求めた．

一方，「不適切な介護」の割合は，要介護者を担当するケアマネジャーの評価にもとづくものである．「不適切な介護」は，狭義の虐待と介護放棄・放置を合わせたものとした．狭義の虐待については，（身体的・心理的・経済的）

図5 SCと「不適切な介護」（校区別）

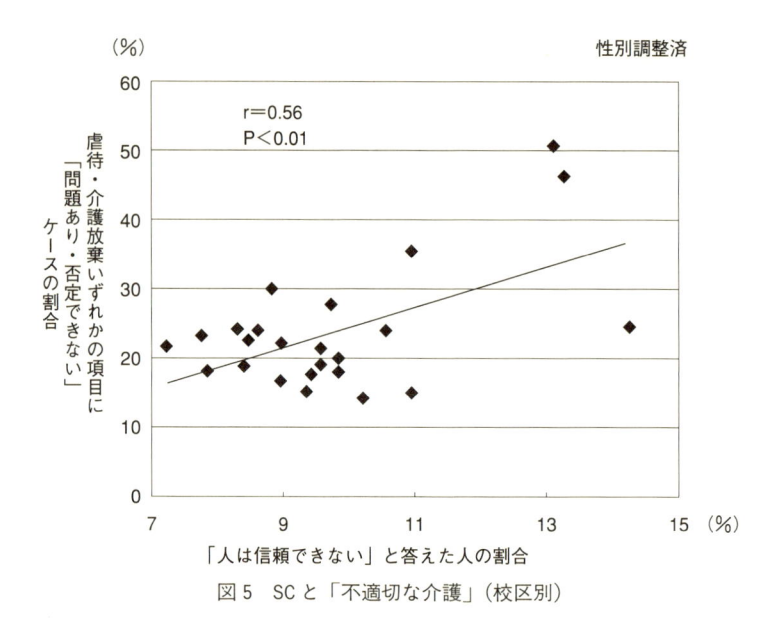

虐待が「あり」または「否定できない」を「あり群」と見なした．介護放棄については「身の回りのお世話」「起居移動動作」「毎日の家事」「週単位の家事」の4つの介護について介護の質を評価してもらい，「問題あり」または「どちらとも言えない」と評価された場合を「問題あり群」とみなした．これらいずれかの「不適切な介護」が1つでも「あり群」「問題あり群」と評価された者を，「不適切な介護あり群」と見なした[44]．

その結果，3つの社会関係資本の指標のすべてにおいて，それが乏しい地域ほど「不適切な介護あり群」が多いという関係が見られた．一例を図5に示す．「人は信頼できない」と答えた人が多い校区ほど「不適切な介護あり群」が多い（$r=0.56, p<0.01$）．同様の相関関係が，互助性の規範（$r=0.49, p<0.05$）でも，ネットワークへの参加（$r=0.43, p<0.05$）でも得られた．

「不適切な介護」と社会関係資本とを，同じ人が評価したのであれば，虐待を見た人が「人間は信用できない」と答える割合が増える影響などを受けて，このような関係が得られやすいであろう．しかし，今回の分析では，2つの変数の評価者が全く独立していることが特徴である．それにもかかわらず，

高齢者虐待の観察割合と社会関係資本との間に関連が見られるというのは，興味深い現象である．

ただし，以下のような限界を指摘できる．地域別に集計された変数間の生態学的（ecological）な関連なので，交絡因子の影響が考慮されていないこと，変数処理の仕方によっては，このような関係は消失してしまうこと，データ数が十分に多いとは言えないことなどである．今後，より大きなデータを用いた異なる地域での再現性の検討や交絡因子を考慮した分析など，さらに研究が必要なことは言うまでもない．

5.5　なぜ社会関係資本が健康に影響するのか

では，なぜ社会関係資本が健康などに関連あるいは影響するのであろうか．その経路には2つある[28]．

1つは，その地域に住む個々人の特性の反映である．社会関係資本が低い地域には，貧困者層が多く住んでいることが知られている．つまり，単に個人レベルの社会経済的因子の影響を見ているだけかもしれない[37]．

例えば，等価所得（世帯所得を世帯人数の平方根で除したもの）を，5区分して参加組織数「2つ以上」の者の割合を見てみると，最高所得層では21.1%だが，最低所得層では9.4%と少なくなる．逆に参加組織「なし」は，最低所得層で多く（74.9%），最高所得層で少ない（53.7%）．「人の役に立とうとする」相互扶助規範で見ても，「はい」は最高所得で多く（33.4%），最低所得層で少ない（21.6%）．逆に「いいえ」は，最低所得層で多く（15.3%），最高所得層で少ない（7.4%）[33]．

したがって，社会関係資本という地域・社会レベルの概念を持ち出して説明しなくても，低所得者で健康度が低いという「個人レベル」の因子で説明できてしまうかもしれない．これが構成効果（compositional effects）と呼ばれるものである．

もう1つは，上述の個人の特性を反映しない脈絡的効果（contextual effects）と呼ばれる経路である．個人の特性を介することなく，住んでいる地域から直接影響を受ける経路であり，これが本来のコミュニティレベルの社会関係資本である．これが健康に影響する経路として，カワチ（Kawachi）

は次の4つの可能性をあげている[28]．

第1は，健康行動の変化である．規範がしっかりしている社会関係資本が豊かな地域の方が，望ましい健康行動をとりやすいであろう．また，ボランタリーな活動が活発なところでは，そこに参加することを通じて身体活動量が多くなりやすいであろう．

第2は，健康に良いサービスやアメニティが増える経路である．住民のまとまりが良いほど，公園やゲートボール場など運動に適した場所の整備や健康教室の実施などの要望が多く出され，実現する機会が多くなりやすい．また，公害反対運動など，健康に良い環境を守る形でも，地域社会のつながりは力を発揮する．

第3は，心理社会的プロセスである．コミュニティが信頼感に支えられていれば，心理社会的ストレスも減り，精神衛生上も良いであろう．ただし，作用経路として，制度的・物質的な側面が軽視され，心理的な側面が強調されすぎているとの指摘も多い[27,37,45]．

第4は，州や自治体レベルの政策の影響である．社会関係資本が高い地域ほど投票率が高く，保育所や保健・医療関連の施策を含む制度のパフォーマンス（達成度）が高いことを，パットナム（Putnum）が示している[23,36]．

5.6　社会関係資本への批判

社会関係資本は，多くの研究分野や世界銀行などの国際機関，内閣府などにも注目される一方で批判も少なくない[27]．主なものには，以下のようなものがある．

レトリックか科学か

社会関係資本が流行となっているのは，それが再発見された時代背景とのコントラストが無視できない[22,25]．貧富の差の拡大，悪化する体感治安，競争や個人主義が強調される一方で衰退する互酬性の規範，コミュニティの崩壊などに，不安や問題を感じ取っている人は多い．それを説明し，コミュニティの問題解決力を高める可能性を感じさせる社会関係資本の概念と理論は，科学的には仮説にとどまるとしてもレトリックとして多くの人の関心を集め

た[37,45]．

　一方，科学的な方法による実証的検証は，始まったばかりであり，いまだ十分に立証されているわけではない．

　「少ししかわかっていないことで，あまりに多くのことを説明しようとしすぎている」というウールコック（Woolcock）の言葉も紹介されている[37]．

概念・定義について

　社会関係資本の概念や定義にも，多くの批判がある．学際性を反映して概念や定義が定まらないまま流行語となっていること[22,27,37]，昔からある「共同体の効力感（collective efficacy）」[29]や「地域力（community competence）」などの他の概念で説明できることを（人により込める意味の異なる）流行語で説明するために混乱を招いていることである[26,37,46]．

多要素性・多面性について

　それらの中には，地域組織の数など客観的で構造的なものと，協調行動など機能的なもの，そして信頼感，互助性など主観的・認知的なものとが混在している．

　また，客観的指標に見える地域組織でも，カソリック教会に代表される権威と階層を重視する（古いタイプの）垂直的な組織では，ボランティア組織に代表される（新しいタイプの）水平的で自発性にもとづく組織と比べ，義務感や息苦しさを伴い，その意味が異なる可能性もある．だから両者を区別すべきであるという指摘もある[23,27]．

　さらに，連帯感の強さが常によい結果をもたらすとは限らない．結束力があるためにおきてしまう会社・組織ぐるみの犯罪などもある．社会関係資本がネガティヴに働く場合があることを意味しており，ポジティヴな面ばかりが強調されるのは適切ではない．

　これらの社会関係資本の諸側面を，どのように区別あるいは組み合わせるべきなのか，定義や概念レベルでも整理されるべき課題は多い．

どのような指標で計測するか

　社会関係資本の定義・概念の多要素性・多面性を反映して，それをどのような指標で測るのかについても，一致を見ていない[22,40]．実証研究で用いられている住民に対する質問や測定尺度には，多くのものがある．

　例えばパットナム（Putnum）は，イタリアにおいては，社会関係資本を捉える市民共同体指数を4つの指標から求めている．そこには，選挙における投票率（2種類），新聞購読率，人口当たりのスポーツ・文化団体数が用いられている[23]．一方，アメリカの州単位の社会関係資本を測定するためには，14の指標群からなる社会関係資本指標（Social Capital Index）を作成している[36]．これには，（ボランタリーなものとそうでないものを含む）地域組織への参加，大統領選挙の投票率，人への信頼感などが含まれている．また，ロックナー（Lochner）は，類似構成概念をレビューし，測定に用いられてきた設問が120余りあると紹介している[26]．

　さらに投票率1つをとっても，社会関係資本「そのもの」なのか，「反映」なのか，それとも社会関係資本によって「もたらされた結果」と捉えるべきなのかなど，整理すべきことは多い．

6. おわりに

　社会関係と健康の関連を「個人（の持つ社会関係）レベル」と「社会（のありようの）レベル」に分けて紹介してきた．筆者もそうであったように，生物医学モデルに慣れきった立場から見ると，社会関係が健康に影響を与えるという関係は，非科学性な俗説であり，両者をつなげるには飛躍が大きすぎると感じるかもしれない．

　一方で，1人の人間として自分の生活を振り返れば，心臓に悪そうなハラハラ・ドキドキ状態（「闘争か逃避か」の交感神経優位の状態）の原因の多くは，人間関係のしがらみや社会関係における役割葛藤から生じている．また，ホッと安心し癒されるのも，親しい人々からの情緒的サポートを受けた時であることは，多くの人が経験しているであろう．そして，それを裏づける実証研究が相当規模で蓄積されてきている．

つまり，社会関係と健康の関連は，「見なかった」から「見えなかった」のであり，しかるべき方法を使えば，その関連は「見える」のである．すでに「個人レベル」における社会関係と健康の関連は，多数のコホート研究により，エビデンスとして確立していると言って良い．一方，社会関係資本に代表される「社会レベル」の因子とそこに属する人々の健康との関連は，直感的には正しそうで，魅力的な仮説ではある．しかし，その実証はまだ不十分な段階である．今後，社会関係資本の理論的研究，測定の方法の洗練化を含む実証的研究，さらに健康に影響を及ぼす作用機序についての理論仮説とそれを大規模なデータで実証することが必要な段階であると思われる．

謝 辞

21世紀COEプログラム「福祉社会開発への政策科学形成」（日本福祉大学）から助成を受けました．記して感謝します．

文 献

1) 近藤克則：健康格差社会―何が心と健康を蝕むのか．医学書院，2005．
2) 野口裕二：高齢者のソーシャルサポート―その概念と測定．社会老年学 34：37-48, 1991.
3) 福西勇夫：ソーシャル・サポート．至文堂，1997．
4) 野口裕二・杉澤秀博：社会的紐帯と健康．折茂肇：新老年学．東京大学出版会：1343-1348, 1998.
5) Stanfeld SA: Social support and social cohesion. Marmot M and Wilkinson RG: Social determinats of Health. Oxford University Press, Oxford: 155-178, 1999.
6) House JS, Landis KR, Umberson D: Social relationships and health. Science 214: 540-545, 1988.
7) Ross CE, Mirowsky J, Goldsteen K: The impact of the family on health; The decade in review. Journal of Marriage and the Family 52: 1059-1078, 1990.
8) Goldman N, Hu Y: Excess mortality among the unmarried; a case study of Japan. Soc Sci Med 36: 533-546, 1993.
9) 馬場康彦・近藤克則・末盛 慶：結婚と心理的健康―背景としての社会経済的地位．季刊家計経済研究 58：77-85, 2003.
10) 近藤克則・平井 寛・吉井清子ほか：日本の高齢者―介護予防に向けた社会疫学的大規模調査1　調査目的と調査対象者・地域の特徴．公衆衛生 69：69-72, 2005.
11) 末盛 慶・近藤克則・遠藤秀紀ほか：日本の高齢者―介護予防に向けた社会疫学的大規模調査．7.高齢者の健康と家族との関連性―世帯構成・婚姻状態・夫婦関係満

足感. 公衆衛生 **69**: 583-587, 2005.
12) Berkman LF, Syme SL: Social networks, host resistence, and mortality; a nine-year follow-up study of Alameda County residents. Am J Epidemiol **109**: 186-203, 1979.
13) Kawachi I, Colditz GA, Ascherio A, et al: A prospective study of social networks in relation to total mortality and cardiovascular disease in men in the USA. J Epidemiol Community Health **50**: 245-251, 1996.
14) Seeman TE, Kaplan GA, Knudsen L, et al: Social network ties and mortality among the elderly in the Alameda County Study. Am J Epidemiol **126**: 714-723, 1987.
15) Vogt TM, Mullooly JP, Ernst D, et al: Social networks as predictors of ischemic heart disease, cancer, stroke and hypertension; incidence, survival and mortality. J Clin Epidemiol **45**: 659-666, 1992.
16) Sugisawa H, Liang J, Liu X: Social networks, social support, and mortality among older people in Japan. J Gerontol **49**: S3-13, 1994.
17) 岡戸順一・星旦二：社会的ネットワークが高齢者の生命予後に及ぼす影響. 厚生の指標 **49**: 19-23, 2002.
18) Bennett KM: Low level social engagement as a precursor of mortality among people in later life. Age Ageing **31**: 165-168, 2002.
19) 斉藤嘉孝, 近藤克則, 吉井清子ほか：日本の高齢者—介護予防に向けた社会疫学的大規模調査. 8. 高齢者の健康とソーシャルサポート—受領サポートと提供サポート. 公衆衛生 **69**: 661-665, 2005.
20) 吉井清子・近藤克則・久世淳子ほか：地域在住高齢者の社会関係の特徴とその後2年間の要介護状態発生との関連性. 日本公衛誌 **52**: 456-467, 2005.
21) 佐藤寛：援助と社会関係資本—ソーシャルキャピタル論の可能性. アジア経済研究所, 2001.
22) Macinko J, Starfield B: The utility of social capital in research on health determinants. Milbank Q **79**: 387-427, IV, 2001.
23) Putnum R: Making Democracy Work. Kawata J. Princeton University Press, 1993.
24) Baker W: Achieving Success Through Social Capital. Jossey-Bass, San Francisco, 2000（中島豊訳：ソーシャル・キャピタル—人と組織の間にある「見えざる資産」を活用する. ダイヤモンド社, 2001）.
25) Hawe P, Shiell A: Social capital and health promotion; a review. Soc Sci Med **51**: 871-885, 2000.
26) Lochner K, Kawachi I, Kennedy BP: Social capital; a guide to its measurement. Health Place **5**: 259-270, 1999.
27) Whitehead M, Diderichsen F: Social capital and health; tip-toeing through the minefield of evidence. Lancet **358**: 165-666, 2001.
28) Kawachi I, Barkman L: Social Cohesion, Social Capital, and Health. Berkman LF and Kawachi I: Social epidemiology, Oxford University Press, New York: 174-190, 2000.
29) Sampson RJ, Raudenbush SW, Earls F: Neighborhoods and violent crime; a multilevel study of collective efficacy. Science **277**: 918-924, 1997.

30) 金子郁容：新版コミュニティソリューション―ボランタリーな問題解決に向けて．岩波書店，2002．
31) Kreuter MW, Lezin NA, Young L, et al：Social capital；evaluation implications for community health promotion. WHO Reg Publ Eur Ser 439-462, 2001.
32) Kawachi I, Kennedy BP, Glass R：Social capital and self-rated health；a contextual analysis. Am J Public Health **89**：1187-1193, 1999.
33) 市田行信・吉川郷主・松田亮三ほか：日本の高齢者―介護予防に向けた社会疫学的大規模調査11 ソーシャル・キャピタルと健康．公衆衛生 **69**：914-919, 2005.
34) Kawachi I, Kennedy BP, Lochner K, et al：Social capital, income inequality, and mortality. Am J Public Health **87**：1491-1498, 1997.
35) Veenstra G：Social capital and health（plus wealth, income inequality and regional health governance）. Soc Sci Med **54**：849-868, 2002.
36) Putnum R：Bowling Alone；The Collapse and Revival of American Community. Simon & Schuster, New York, 2000.
37) Muntaner C, Lynch J, Smith GD：Social capital, disorganized communities, and the third way；understanding the retreat from structural inequalities in epidemiology and public health. Int J Health Serv **31**：213-237, 2001.
38) Kawachi I, Kennedy BP, Wilkinson RG：Crime；social disorganization and relative deprivation. Soc Sci Med **48**：719-739, 1999.
39) Kennedy BP, Kawachi I, Prothrow-Stith D, et al：Social capital, income inequality, and firearm violent crime. Soc Sci Med **47**：7-17, 1998.
40) Grootaert C：Social Capital；The Missing Link? The World Bank, Social Capital Initiative. Working Paper No. 3, 1998.
41) 稲葉陽二：日本経済と信頼の経済学．東洋経済新報社，2002．
42) Lochner K, Pamuk E, Makuc D, et al：State-level income inequality and individual mortality risk；a prospective, multilevel study. Am J Public Health **91**：385-391, 2001.
43) 平井寛・近藤克則：地域レベルのソーシャル・キャピタルと高齢者虐待発生割合の関連．日本保健福祉学会第17回学術集会自由研究報告 要旨集：26-27, 2004.
44) 加藤悦子・近藤克則・樋口京子ほか：虐待が疑われた高齢者の状況改善に関連する要因―介護保険制度導入前後の変化．老年社会科学 **25**：482-493, 2004.
45) Lynch J, Smith GD, Hillemeier M, et al：Income inequality, the psychosocial environment, and health；comparisons of wealthy nations. Lancet **358**：194-200, 2001.
46) Labonte R：Social capital and community development；practitioner emptor. Aust N Z J Public Health **23**：430-433, 1999.

第III部

研究の方法と倫理

第10章 社会経済要因の多重レベル分析

西　信雄

1. はじめに

　健康の決定要因には個人要因のみならず，社会的要因，環境的要因がある．社会疫学では社会的要因，環境的要因を明らかにし，社会環境要因に対する介入方法を開発しようとする．虚血性心疾患の危険因子を例にとると，わが国では喫煙，高血圧，高脂血症，糖尿病，運動不足など，個人の生活習慣ならびに生活習慣病の重要性が強調されているが，欧米では以前より虚血性心疾患に対する社会経済的要因の関与が注目されており，社会経済状態による虚血性心疾患の死亡率の格差が拡大してきていることなどが報告されている[1,2]．

　社会疫学で扱うデータは単に個人レベルのものだけでなく，階層構造を考えた場合の1つ上のレベル，すなわち地域レベルや職域レベルのデータも含む．これら地域レベル（あるいは職域レベル）のデータをグループデータと呼ぶと，グループデータを収集し，それを分析に取り込むことが必要となる．

　グループデータを扱う研究手法としては，生態学的研究（ecological study, 地域相関研究とも言う）がある．これはグループデータ同士の関連をみたい場合には有効な手法で，国ごとの血清総コレステロールの平均値と虚血性心疾患死亡率の関連を検討する場合などに用いられる．ただ生態学的研究ではグループデータをもとに分析を行うため，得られた結果をもとに個人レベルでの関連を考察すると誤った推論を導くことになる．これは古くから生態学的錯誤（ecological fallacy）として知られている[3]．

　疫学研究における錯誤は，生態学的錯誤を含めて4つに分類することがで

表1 疫学研究における錯誤の種類

分析の単位	推論のレベル	錯誤の種類
グループ	個人	生態学的（ecologic）
グループ（個人レベルの変数を除外）	グループ	社会学主義的（sociologistic）
個人	グループ	原子論的（atomistic）
個人（グループレベルの変数を除外）	個人	心理学主義的（psychologistic）

出典）Diez-Roux AV: Bringing context back into epidemiology; variables and fallacies in multilevel analysis. Am J Public Health 88 : 216-222, 1998 の table 2 を American Public Health Association の許可を得て改変し掲載．

きる[4]．分析の単位，推論のレベルとあわせて**表1**に示す．グループレベルの分析をもとに個人レベルの推論を行う場合の錯誤が生態学的錯誤であるが，グループレベルの分析をもとにグループレベルの推論を行う場合でも，分析で除外されている個人レベルの変数の影響を考慮しなければ社会学主義的錯誤（sociologistic fallacy）に陥る危険性がある．また個人レベルの分析をもとにグループレベルの推論を行う場合の錯誤は原子論的錯誤（atomistic fallacy）と呼ばれるが，個人レベルの分析をもとに個人レベルの推論を行う場合でも，分析で除外されているグループレベルの変数の影響を考慮しなければ心理学主義的錯誤（psychologistic fallacy）に陥る危険性がある．

疫学研究では，このような推論の錯誤に陥る危険性に注意して，観察対象とするレベルに応じた分析を用いることが重要であるが，グループレベルと個人レベルの両者を同時に検討したい場合には，別の分析手法を用いなければならない．このような必要性から開発されたのが，多重レベル分析（multilevel analysis）である．

2. 多重レベル分析の基礎

多重レベル分析は，「個人の帰結を，個人変数および環境変数，すなわち集合変数（aggregate variable）の両者で説明する解析手法」である[5]．もともと社会学や教育学の分野で発展してきた手法で，公衆衛生・疫学分野でも1990

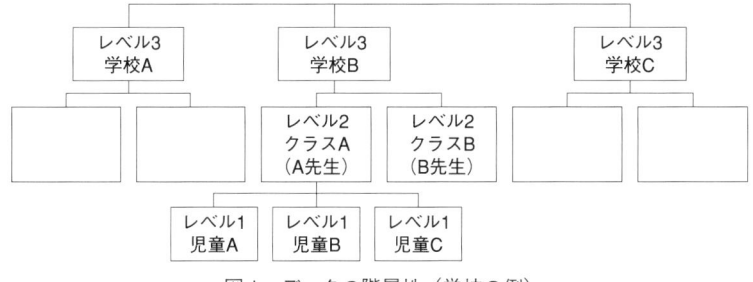

図1 データの階層性（学校の例）

年代以降よく用いられるようになっている．

2.1 階層的レベルの変数のレベル

多重レベル分析はその名の通り，階層的に2つ以上のレベルにおける変数を扱う分析である．教育学で用いられる場合を例にとると，個人としての児童のレベル，その上の集団としてのクラスのレベル，またその上の学校のレベルというように何重ものレベルが考えられる（**図1**）．簡単にレベルが2つの場合を考え，それらをミクロレベルとマクロレベルとすると，疫学研究においては，個人レベル（ミクロレベル）と地域（あるいは職域）レベル（マクロレベル）にある変数について分析を行うのが一般的である．生態学的，個人レベル，多重レベルのそれぞれの分析で用いられる変数のレベルをまとめると**表2**のようになる[6]．

表2 分析の種類別にみた対象のレベル

分析の種類	目的変数のレベル	説明変数のレベル	変動のレベル	備考
生態学的	グループ	グループ	グループ	個人間の変動をみるには不向き
個人レベル	個人	個人	個人	グループ間の変動をみるには不向き
多重レベル	グループと個人	グループと個人	グループと個人	

出典）Diez Roux AV: The examination of neighborhood effects on health; conceptual and methodological issues related to the presence of multiple levels of organization, Kawachi I, Berkman L: Neighborhoods and health, Oxford University Press: Oxford,: 45-64, 2003 の TABLE 3-2 を Oxford Univ Press の許可を得て改変．

2.2 変数の種類

地域レベルの変数は，研究対象や研究デザインによりいくつかの種類に分かれる．ここでは，その成り立ちから次の3つに分類する．

(1) 集合（aggregate）変数

個人レベルの変数の要約統計量を変数にしたものである（例えば喫煙者の割合や世帯所得の中央値など）．なお個人レベルの変数から求めた集合変数では，後述する多重共線性（multicollinearity）の問題が生じやすい．

(2) 環境（environmental）変数

地域レベルの環境について観察されたもの（例えば大気汚染濃度や日照時間）で，個人レベルでの観察から求めたものではない．

(3) 全体（global）変数

地域レベルでしか定義することができないものである（例えば人口密度や特別な条例の有無）．

2.3 脈絡効果と構成効果

多重レベル分析を行う目的の1つに，個人レベルの要因だけではわからない，地域レベルの要因の効果を明らかにすることが挙げられる．ここでは脈絡効果（contextual effect）と構成効果（compositional effect）の違いについて説明する．

脈絡効果は，個人レベルの要因だけでは説明できない効果を地域レベルの要因が有している場合であり，構成効果は，個人レベルの要因の分布が地域レベルにおいて異なり，見かけ上地域レベルの要因に効果があるように思われる場合である．例えば，ある疾病の罹患率が地域によって異なる場合，その疾病に罹りやすい特性を持った者の割合が単に地域によって異なるだけであるのが構成効果がある場合で，その特性を持った者の割合の違いだけでは地域による罹患率の差が説明できず，地域特有の何か別の要因が存在するというのが脈絡効果がある場合である．

多重レベル分析において，個人レベルの要因の影響を補正しても地域レベルの要因がみられる場合が脈絡効果がある場合である．

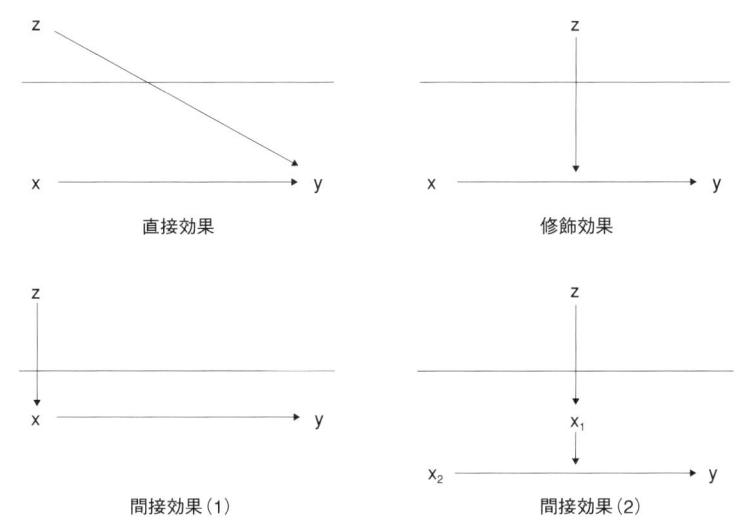

出典）Blakely TA, Woodward AJ : Ecological effects in multilevel studies. J Epidemiol Community Health 54 : 367-374, 2000. figure 1 を BMJ Publishing Group の許可を得て改変.
図2　脈絡効果の種類

2.4　脈絡効果の種類

ブレイクリー（Blakely）らによると，脈絡効果は大きく直接効果，修飾効果，間接効果の3つに分類される（図2）[7]．

(1) 直接効果（direct cross level effect）

地域レベルの曝露変数 z が，個人レベルの曝露変数 x と関係なく個人レベルの結果変数 y に直接影響を与えるものである．

(2) 修飾効果（cross level effect modification）

地域レベルの曝露変数 z が，個人レベルの結果変数 y に対する個人レベルの曝露変数 x の影響を修飾するものである．

(3) 間接効果（indirect cross level effect）

間接効果には2つのパターンがある．1つは地域レベルの曝露変数 z が個人レベルの曝露変数 x に影響を与えるものであり，もう1つは個人レベルの曝露変数 x_1 が，個人レベルの結果変数 y に対する個人レベルの曝露変数 x_2 の影響を修飾しているとき，地域レベルの曝露変数 z が x_1 に影響を与えて

いるものである．

2.5　級内相関係数

社会疫学で注目するのは，個人レベルの1つ上の階層である地域レベルの効果，つまり脈絡効果である．多重レベル分析における脈絡効果の評価においては，関連の指標である回帰係数は多用されるが，変動をもとに脈絡効果を評価する級内相関係数（intraclass correlation）が用いられることは少ない[8]．ここでは多重レベル回帰分析のモデルにもとづいて，級内相関係数について説明する．

級内相関係数は，簡単な数式で示せば，

$$級間分散／（級内分散＋級間分散）$$

となる．社会疫学で一般的な例で言えば，級間分散は地域間の，級内分散は地域内の分散を意味する．個人レベルの目的変数からみて，同じ地域に属する個人同士のほうが，異なる地域に属する個人同士より似ている場合，級内分散は級間分散に比べて小さくなり，級内相関係数は大きくなる．

級内相関係数がいくら以上であれば脈絡効果ありと評価するかについての明確な基準は知られていない．ちなみに，メルロ（Merlo）らの級内相関係数の解説では，収縮期血圧値を目的変数とした仮想データで8%という級内相関係数が示されている[8]．

なお級内相関係数はランダム切片モデルでは紹介した数式で求めることが可能であるが，ランダム傾きモデルや目的変数が正規分布しない場合（目的変数が2値をとる場合など）には，簡単に求めることができない[9,10]．

3. 多重レベル分析の理論

階層的な構造を有するデータに対して，重回帰分析やロジスティック回帰分析などの従来の分析モデルを用いた場合と，多重レベル分析を用いた場合について以下に解説するが，まず多重レベル分析の意義について概念的な説明を行う．

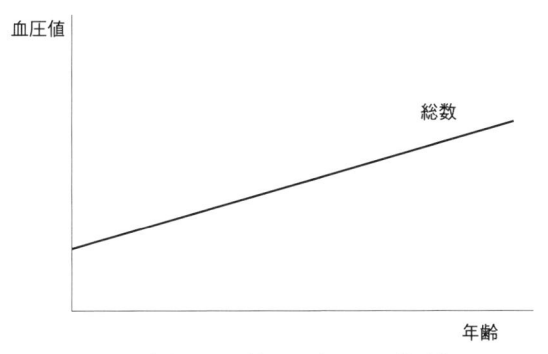

図3 年齢と血圧値の関連の例1（総数）

3.1 多重レベル分析の意義

階層的データに対して個人レベルの分析ではなく多重レベル分析を行う意義を，年齢と血圧値の関連の例を用いて概念的に説明する．ここでは他の要因を考慮せずに，年齢が増加すると単純に血圧値も増加する一次回帰のモデルを考える．

男女の総数について年齢と血圧値との関連を図示すると図3のようになる．血圧値をBP，年齢をageとすると，血圧値BPは，

$$BP = \beta_0 + \beta_1 \, age$$

という数式で求められる．ここでβ_0は切片，β_1は傾きを示す係数である．

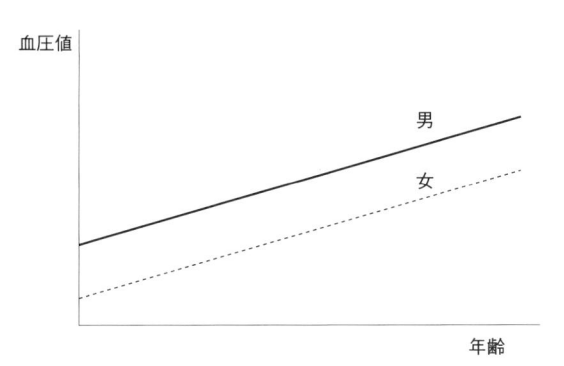

図4-1 年齢と血圧値の関連の例2（男女別）

3. 多重レベル分析の理論

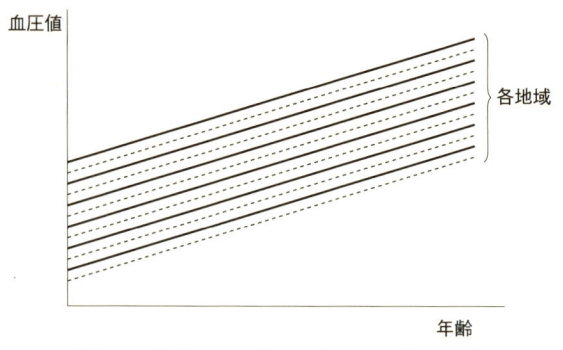

図 4-2　年齢と血圧値の関連の例 2（地域別）

　女より男が一定の差で血圧値が高い場合は，**図 4-1** のようになる．性別を sex とすると血圧値 BP は，

$$BK = \beta_0 + \beta_1 \, age + \beta_2 \, sex$$

という数式で求められる．ここで β_2 は男女の差に関する係数である．

　男女で血圧値が異なるのと同様に地域によっても一定の差で血圧値が異なる場合は，**図 4-2** のようになる．ここで地域を area とすると血圧値 BP は，

$$BP = \beta_0 + \beta_1 \, age + \beta_2 \, area$$

として求められるが（β_2 は地域の差に関する係数），多数の地域が存在する場合，地域の数より 1 少ないだけの数のダミー変数を投入することになり，統計学的検出力が低下する．

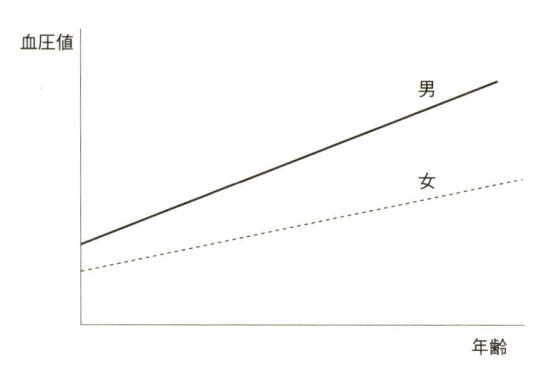

図 5-1　年齢と血圧値の関連の例 3（男女別）

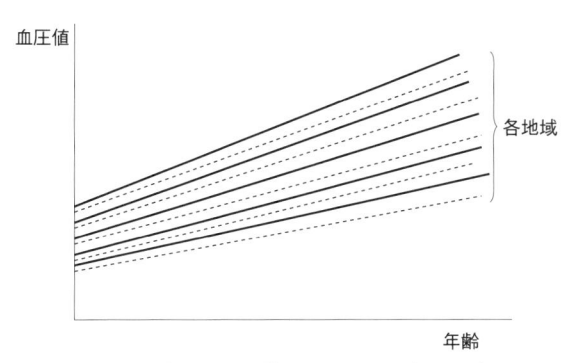

図 5-2　年齢と血圧値の関連の例 3（地域別）

　女より男が一定の割合で血圧値が高い場合は，図 5-1 のようになる．血圧値 BP は，

$$BP = \beta_0 + \beta_1 \text{age} + \beta_2 \text{sex} + \beta_3 \text{age}*\text{sex}$$

という数式で求められる．ここで β_3 は年齢と性別の交互作用に関する係数である．

　男女で血圧値が異なるのと同様に地域によっても一定の割合で血圧値が異なる場合は，図 5-2 のようになる．血圧値 BP は，

$$BP = \beta_0 + \beta_1 \text{age} + \beta_2 \text{area} + \beta_3 \text{age}*\text{area}$$

として求められるが（β_3 は年齢と地域に関する係数），多数の地域が存在する場合，地域の数より1少ないだけの数のダミー変数を主効果と交互作用項に投入することになり，統計学的検出力が極端に低下する．

　図 4-2, 図 5-2 の例で示したように，地域の数が多い場合地域の数より1少ないだけの数のダミー変数を主効果および交互作用項に投入するのは，統計学的検出力を極端に低下させることになる．そこで図 4-2 については切片に，図 5-2 については傾きに注目して，1つの変数で表せるようにしたのが多重レベル分析である．つまり図 4-2 と図 5-2 で示されたモデルが，それぞれ多重レベル分析におけるランダム切片モデル，ランダム傾きモデル（後述）に相当する．

3. 多重レベル分析の理論

3.2 従来の分析モデル

従来の分析モデル，すなわち固定効果（fixed effects）のみを仮定する重回帰分析で，個人レベルと地域レベルの変数を有するデータを分析する場合について考える．ある j 番目のグループの i 番目の個人について，目的変数を Y_{ij}，個人レベルの説明変数を x_{ij}，地域レベルの説明変数を z_j とすると回帰式は，

$$Y_{ij} = \beta_0 + \beta_1 x_{ij} + \beta_2 z_{ij} + P_{ij} \tag{1}$$

となる．ここで β_0 は切片，β_1, β_2 はそれぞれ個人レベルの変数 x，地域レベルの変数 z の係数であり，R は平均が 0 となる残差（あるいは誤差）である．式 (1) では，個人レベルの変数 x と地域レベルの変数 z の主効果のみをみているが，これらの（レベル間の）交互作用項 $z_{ij}x_{ij}$ を，係数 β_3 として投入することも可能である．

さて，この従来のモデルは固定効果にもとづくため，各個人がお互いに独立であることを仮定している．しかし階層的なデータで脈絡効果がある場合，すべての個人をそのグループにかかわらず独立していると仮定することは適当ではない．そこで多重レベル分析のモデルが開発されたのである．

3.3 多重レベルの分析モデル

多重レベル分析には，多重レベルモデル (multilevel model)，ランダム係数モデル (random coefficient model)，階層線型モデル (hierarchical linear model) など，いくつかのモデルがあるが，数学的にはほぼ同じモデルである．いずれも固定効果だけでなく，変量効果 (random effects) を仮定しているところに特徴がある．ここでは，スナイダーズ (Snijders) らの解説[10]にしたがい，階層線型モデルを基本とするランダム切片モデルとランダム傾きモデルについて簡単に説明する．

先に述べたように，階層的なデータで脈絡効果がある場合，すべての個人をそのグループにかかわらず独立していると仮定することは適当ではないため，(1) の式がグループごとに成立するものとする．ここでは j 番目のグループについて次の回帰式を考える．

$$Y_{ij} = \beta_0 + \beta_1 x_{ij} + \beta_2 z_j + R_{ij} \qquad (2)$$

ここで，β_{0j}, β_{1j} は j 番目のグループで固有の係数であり，各グループの係数の分布に固定効果，変量効果の分布をあてはめるわけである．回帰式の切片である β_{0j} がランダムに分布すると仮定するのがランダム切片モデル，傾きである β_{1j} がランダムに分布すると仮定するのがランダム傾きモデルである．なお，ランダム切片モデルは先述の直接効果に，ランダム傾きモデルは修飾効果に対応するとされている[7]．

4. 多重レベル分析の実践

多重レベル分析の理論をふまえた上で，検討すべき事項について以下にまとめる．

4.1 多重レベル分析における留意点

(1) 適切な地域レベルの設定

個人レベルの目的変数に影響を与えるものとして，どの地域レベルに注目すべきかが重要である．例えば個人の生活習慣について世帯単位で調査を行った場合は，その個人の生活習慣を規定する地域レベルとしては，地域より世帯のほうが比重が大きいことが考えられる．

(2) 地域レベルの変数の選択

地域レベルの変数には先に述べた通り，集合変数，環境変数，全体変数などがあるが，適当なデータが得られないことがある．研究計画の段階から，サンプリング方法などとともに，どのような地域レベルのデータを入力するかを検討する必要がある．

(3) 交絡と多重共線性

地域レベルの説明変数と目的変数との関連において，個人レベルの要因が交絡要因となっている場合，その変数がモデルに入れられていなければ，見かけ上強い脈絡効果が得られる場合がある．またその個人レベルの変数がモデルに入れられていても，地域レベルの説明変数が，個人レベルの変数をもとに求めた変数（集合変数）である場合，多重共線性の問題に特に注意を払う

必要がある．

4.2 多重レベル分析の応用

ここまで，個人レベルと地域レベルの2つのレベルを基本として解説してきたが，次のような場合にも応用が可能である．

(1) 交差分類（cross-classification）

多重レベル分析ではマクロレベルとして，地域だけはでなく職域を考えることができる．教育学での多重レベル分析においても，地域によって校区が限定される場合を除き，1つの学校に複数の地域から生徒が集まり，また1つの地域の生徒が複数の学校に通学することが考慮されてきた．多重レベル分析では，このように個人レベルの1人に対して複数のマクロレベルの変数が存在している場合にも，それらを同時に扱って分析することが可能である．

(2) 反復測定（repeated measurements）

個人がミクロレベルだけでなく，マクロレベルとして扱われることもある．ある個人に対して，ある検査を反復して行った場合，その複数回の検査値は，他の個人ではなく，その個人に少なからぬ影響を受ける．そのため，それぞれの検査時期をミクロレベルとし，その個人をマクロレベルとして多重レベル分析を行うのが適当である．データセットとして，すべての時期の検査が行われていなくても分析は可能であるし，さらに個人によって検査の時期がばらばらであっても分析が可能であることが，多重レベル分析の利点である．縦断研究のデータ（longitudinal data）の分析や成長曲線分析（growth curve analysis）などで，この分析が応用されている．

(3) メタアナリシス（meta-analysis）

メタアナリシスは「ある課題に関する過去の研究結果を系統的に収集し，それらの質的評価ならびに数量的合成を行う研究手法であり，個々の研究結果（文献）を研究対象の単位とする」[11]ものであるが，研究対象とした1つの研究が個人データの集合であることから，多重レベル分析の1つと考えることができる．この場合，マクロレベルの文献において，ミクロレベルの個人データから求めた効果サイズとその標準誤差のような統計量しか入手できない場合でも，分析が可能である．

4.3 主要なソフトウェア

多重レベル分析専用に開発されたソフトウェアとして，主要な2つを紹介する．

(1) MLwiN (http://www.ioe.ac.uk/multilevel/)

ロンドン大学教育研究所（Institute of Education）の多重レベルモデルプロジェクト（Multilevel Models Project）のゴールドスタイン（Goldstein）らによって開発されたソフトウェアである[12]．多重レベル分析の目的に非常にフレキシブルに対応している．詳細はインターネットで上記のホームページを参照されたい（マニュアルも入手可能である）．

(2) HLM6 (http://www.ssicentral.com/hlm/hlm.htm)

ブライク（Bryk）らによって開発されたもので，研究者はもちろん，学生にも使いやすいソフトウェアである．ホームページのアドレスは上記の通りである．

汎用統計ソフトウェアの中ではSASが多重レベル分析の種々の目的に最も良く対応しており，目的変数が連続型データの場合はPROC MIXEDを，離散型データの場合はGLIMMAXマクロを使用する．またSTATA 9でもlinear mixed modelとして多重レベル分析に対応している．

5. 多重レベル分析の実例：フィンランドでの研究例

多重レベル分析を用いた研究の実例を紹介する．本研究は，先行研究で健康に関する客観的な指標より，健康度自己評価など主観的な指標で地域レベルの変数の効果が認められやすいことを指摘したうえで，死亡率を指標とする研究を行おうとしたものである[13]．原文では，アルコール関連疾患などに注目して死因別の分析も行われているが，ここでは全死因についての分析に限定して，多重レベル分析の実用例として方法と結果を中心に紹介する．

5.1 対象と方法

(1) 研究集団と死亡調査

1990年の国勢調査においてヘルシンキ首都圏に在住していた25歳以上の男性251509人を対象とした．このうち，65歳以上の者の割合は11.5%，初等教育のみを受けた者の割合は36.5%，非熟練肉体労働者の割合は14.1%であった．

本集団について，個人IDをもとにフィンランド統計局で1991年から1995年の死亡データとレコードリンケージさせた．死亡データのうち，1990年国勢調査に該当者がなかったのは，わずか0.5%であった．観察人年は122万人年で，死亡者数は14878人であった．

(2) 個人レベルの変数

個人レベルの社会人口学的変数として，国勢調査のデータから以下の5つの変数を用いた．

a. 学歴

最終学歴について初等教育，中等教育，高等教育に分け，さらに中等教育を低中等教育，高中等教育の2つに分けて，合わせて4つに分類した．

b. 職業別社会階層

上位ホワイトカラー，下位ホワイトカラー，熟練肉体労働者，非熟練肉体労働者，その他（農業，他の自営業，分類不能を含む）の5つに分類した．失業者および退職者は過去の職業により分類し，家事に従事している者については世帯主の職業により分類した．

c. 持ち家の有無

持ち家かその他かの2つに分類した．

d. 居住密度

1人当たり居住面積をもとに，居住密度を低い，中程度，高いの3つに分類した．

e. パートナーとの同居

パートナー（結婚または同棲）と同居しているかいないかの2つに分類した．

対象者の2～3%で，これらのいくつかの変数に欠損値（不明）がみられた．職業別社会階層と持ち家の有無では，不明をその他に分類し，居住密度では不明を中程度に分類した．不明の割合は小さかったため，不明データの

扱い方を変えても結果に差はみられなかった．
(3) 地域レベルの変数

　ヘルシンキ首都圏の地域分けは，市町村の行政区域を用いた．いくつかの小さな地域は，他の地域と面積や死亡者数で比較可能なように統合した．地理的あるいは物理的に異なる地域や，社会人口学的構造が多様な地域は統合しなかった．小さな地域で統合可能な隣接地域を有さない地域や軍事地域，大学キャンパスは除外した（5地域が相当）．最終的に分析対象とした地域数は55で，地域別の人口は3669人から26401人の範囲（平均14635人）にあった．

　地域レベルの変数には，社会経済構造，人口学的構造，社会的結束の3つの要素を取り上げた．それぞれの要素について，いくつかの変数の中から，地域別の年齢調整死亡率と最も強い関連を示す変数を選択した．これらの変数については，あらたに変数を追加しても地域別の死亡率とは統計学的に有意な関連を示さないことを確認した．分析に用いた変数は以下の通りである．

a. 肉体労働者の割合

　社会経済構造の変数として選択された．各地域の15～64歳の男性における肉体労働者の割合を用いた．

b. 60歳以上の者の割合

　人口学的構造の変数として選択された．各地域の60歳以上の者（男女とも）の割合を用いた．

c. 社会的結束

　次の3つの指標をそれぞれ標準化したスコアを用いた．

- 1990年の国勢調査においてパートナーと同居していた15歳以上の男性の割合
- 1988年の市町村選挙での投票率
- 1990年の国勢調査における15歳以上の男性のうち，1985年の国勢調査とは異なる地域に居住していた者の割合

これら3つの指標は，それぞれ伝統的な居住形態の支持，政治への参加，居住の安定性を測定しており，探索的因子分析において同一の因子に強い負荷を示した．

地域レベルの変数はいずれも4分位の変数として測定し，社会的結束については中間の2つの4分位を1つのカテゴリーとした．これらのデータは，市町村の統計部局と地域別に統合した国勢調査のデータから得た．

(4) 統計手法

SASのマクロGLIMMIXを用いてランダム切片モデルによる多重レベル分析を行った．モデルではポアソン回帰を仮定し，リンク関数には対数変換した値を投入し，観察人年の対数値をオフセットとした．パラメーターの推定値と信頼区間は，最尤法と制限付き最尤法のいずれを用いてもほぼ同様の値が得られたため，固定効果のデビアンス検定を行うことのできる最尤法を用いた．対象者のうち25～64歳と65歳以上では職業の有無や死因構造が大きく異なるため，分析は別々に行い，それぞれ5歳ごとの年齢階級を補正に用いた．

モデルのパラメーターは，基準グループを1とする死亡リスク比で示した．この死亡リスク比は，例えば1.25だった場合，基準群より死亡率が25%高いというようにパーセンテージを使って直感的に大きさを理解できるという利点がある．また55地域の死亡率のばらつきを統計量として表す平均相対偏差も求めた．平均相対偏差は，全体について求めた死亡率から各地域の死亡率が平均でどれだけ異なっているかをパーセンテージで示したものである．

5.2 結果

(1) 死亡リスク比

死亡率が最も低い地域に対する最も高い地域の死亡リスク比は，25～64歳の男性で2.88であった．全死因に対する地域レベルと個人レベルの変数の影響について，25～64歳と65歳以上に分けて表3-1と表3-2に示す．25～64歳の者についてみると，60歳以上の者の割合が高い地域，肉体労働者の割合が高い地域，社会的結束が低い地域で死亡率が高かった．地域レベルの変数では，学歴が低い，職業別社会階層が低い，持ち家でない，居住密度が過密，パートナーと同居していない場合，死亡率が高かった．全体に，地域レベルの変数より個人レベルの変数のほうが全死因との関連が強かった．

地域レベルのすべての変数を同時にモデルに投入したところ（モデル2），

表 3-1 地域レベル・個人レベルの変数別にみた年齢調整死亡率および死亡リスク比（25-64歳）

	死亡数の割合	年齢調整死亡率*	死亡リスク比				
			モデル1	モデル2	モデル3	モデル4	95%信頼区間
死亡数	6461	589					
地域レベルの変数							
肉体労働者の割合(%)							
10.2-26.5	20.9	478.2	1.00	1.00		1.00	
26.6-38.9	23.0	521.6	1.14	1.25		1.08	0.99-1.17
39.0-45.3	30.6	657.1	1.39	1.38		1.12	1.03-1.23
45.4-64.0	25.4	723.7	1.58	1.58		1.19	1.10-1.30
60歳以上の者の割合(%)							
6.0-9.3	21.3	529.8	1.00	1.00		1.00	
9.4-13.4	23.6	559.1	1.05	0.98		0.98	0.91-1.06
13.5-22.1	24.9	556.1	1.05	1.15		1.06	0.98-1.14
22.2-31.2	30.1	725.5	1.35	1.28		1.08	1.00-1.17
社会的結束							
高い	19.5	456.5	0.77	0.94		1.04	0.96-1.13
中程度	49.0	576.1	1.00	1.00		1.00	
低い	31.5	754.2	1.31	1.24		1.11	1.04-1.19
個人レベルの変数							
学歴							
高等教育	12.0	395.1	1.00		1.00	1.00	
高中等教育	12.6	447.4	1.46		1.24	1.24	1.01-1.38
低中等教育	18.6	661.8	2.19		1.48	1.47	1.32-1.65
初等教育	56.9	797.1	2.54		1.59	1.58	1.43-1.75
職業別社会階層							
上位ホワイトカラー	16.3	329.6	1.00		1.00	1.00	
下位ホワイトカラー	18.2	501.3	1.52		1.12	1.11	1.01-1.22
熟練肉体労働者	30.9	765.5	2.28		1.36	1.35	1.23-1.49
非熟練肉体労働者	23.0	936.3	2.72		1.46	1.45	1.31-1.61
その他	11.6	649.3	1.97		1.39	1.38	1.25-1.54
持ち家の有無							
持ち家	53.4	437.1	1.00		1.00	1.00	
その他	46.6	985.2	2.17		1.59	1.58	1.49-1.66
居住密度							
低い	34.2	503.5	1.00		1.00	1.00	
中程度	56.4	672.6	1.32		1.12	1.12	1.05-1.18
高い	9.4	809.4	1.45		1.25	1.22	1.11-1.34
パートナーとの同居							
あり	58.1	445.1	1.00		1.00	1.00	
なし	41.9	1064.9	2.30		1.94	1.92	1.82-2.03

注）＊10万人当たり．

出典）Martikainen P, Kauppinen TM, Valkonen T : Effects of the characteristics of neighbourhoods and the characteristics of people on cause specific mortality ; a register based follow up study of 252000 men. J Epidemiol Community Health 57 : 210-217, 2003. table 1 を BMJ Publishing Group の許可を得て改変．

表 3-2 地域レベル・個人レベルの変数別にみた年齢調整死亡率および死亡リスク比（65 歳以上）

	死亡数の割合	年齢調整死亡率*	死亡リスク比				
			モデル1	モデル2	モデル3	モデル4	95%信頼区間
死亡数	8417	6865					
地域レベルの変数							
肉体労働者の割合(%)							
10.2-26.5	29.3	6018.8	1.00	1.00		1.00	
26.6-38.9	23.0	6767.8	1.11	1.13		1.04	0.97-1.11
39.0-45.3	27.7	7313.2	1.20	1.24		1.09	1.01-1.17
45.4-64.0	20.0	7827.9	1.29	1.30		1.10	1.02-1.19
60歳以上の者の割合(%)							
6.0-9.3	12.5	7063.8	1.00	1.00		1.00	
9.4-13.4	18.0	6769.8	0.95	0.93		0.94	0.86-1.02
13.5-22.1	29.1	6811.2	0.96	1.03		1.01	0.93-1.09
22.2-31.2	40.4	6893.5	0.98	1.01		0.99	0.92-1.07
社会的結束							
高い	22.6	6248.3	0.88	0.98		0.98	0.93-1.07
中程度	46.6	7146.5	1.00	1.00		1.00	
低い	30.8	7020.4	1.00	1.00		0.95	0.90-1.01
個人レベルの変数							
学歴							
高等教育	17.0	5325.2	1.00		1.00	1.00	
高中等教育	10.3	6351.7	1.17		1.09	1.08	0.99-1.19
低中等教育	9.5	6802.1	1.26		1.10	1.09	0.99-1.21
初等教育	63.2	7583.9	1.39		1.15	1.14	1.05-1.23
職業別社会階層							
上位ホワイトカラー	20.8	5556.2	1.00		1.00	1.00	
下位ホワイトカラー	21.5	6736.8	1.19		1.03	1.02	0.95-1.11
熟練肉体労働者	35.2	7474.7	1.30		1.02	1.01	0.93-1.10
非熟練肉体労働者	11.4	8115.9	1.44		1.05	1.04	0.95-1.15
その他	11.1	7332.5	1.30		1.08	1.07	0.98-1.17
持ち家の有無							
持ち家	73.1	6339.3	1.00		1.00	1.00	
それ以外	26.9	8765.3	1.37		1.18	1.18	1.12-1.24
居住密度							
低い	49.0	5811.5	1.00		1.00	1.00	
中程度	44.4	8184.4	1.39		1.29	1.28	1.22-1.35
高い	6.6	9459.9	1.60		1.55	1.55	1.42-1.70
パートナーとの同居							
あり	64.2	6301.5	1.00		1.00	1.00	
なし	35.8	8437.7	1.31		1.28	1.28	1.22-1.34

注）＊10万人当たり．

出典）Martikainen P, Kauppinen TM, Valkonen T：Effects of the characteristics of neighbourhoods and the characteristics of people on cause specific mortality ; a register based follow up study of 252000 men. J Epidemiol Community Health 57：210-217, 2003. table 1 を BMJ Publishing Group の許可を得て改変．

表4　平均相対偏差からみた地域別の死亡率における地域レベルと個人レベルの変数の調整の効果

年齢 (歳)	平均相対偏差（%）			
	年齢で補正	年齢と地域レベルの変数で補正	年齢と個人レベルの変数で補正	すべての変数で補正
25-64	16.6	3.7	4.1	0.3
65-	8.1	1.6	2.6	0.8

出典）Martikainen P, Kauppinen TM, Valkonen T : Effects of the characteristics of neighbourhoods and the characteristics of people on cause specific mortality ; a register baesed follow up study of 252000 men. J Epidemiol Community Health 57 : 210-217, 2003. table 2 を BMJ Publishing Group の許可を得て改変.

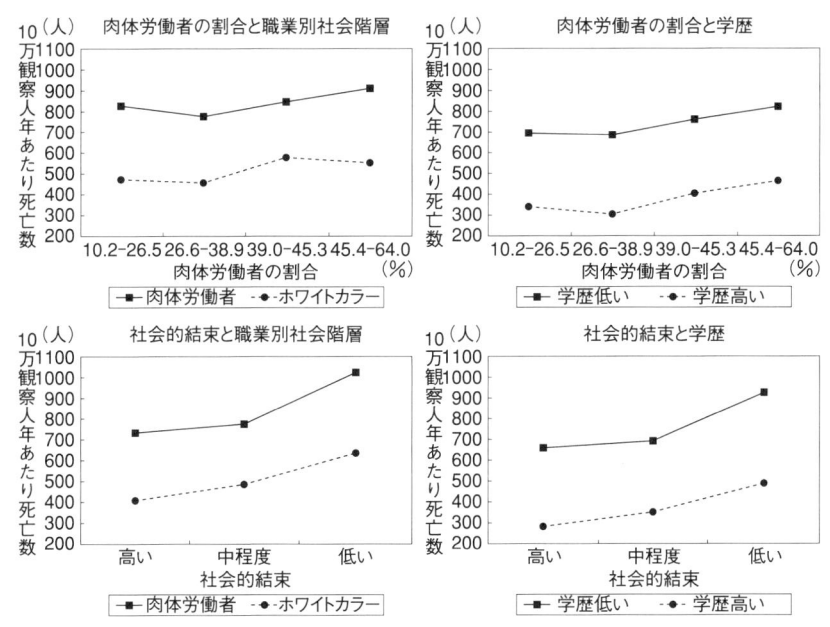

出典）Martikainen P, Kauppinen TM, Valkonen T : Effects of the characteristics of neighbourhoods and the characteristics of people on cause specific mortality ; a register based follow up study of 252000 men. J Epidemiol Community Health 57 : 210-217, 2003. Figure 1 を BMJ Publishing Group の許可を得て改変.

図6　地域レベルの変数と個人レベルの変数別にみた年齢調整死亡率（25-64歳）

5. 多重レベル分析の実例

肉体労働者の割合が死亡率と最も強い関連を示す一方，社会的結束の死亡リスク比が大きく減少した．個人レベルの変数を同時にモデルに投入したところ（モデル3），地域レベルの変数すべての効果が減少したが，学歴が低い，職業別社会階層が低い，持ち家でない場合の死亡リスク比が約1.5，パートナーと同居していない場合の死亡リスク比は2に近かった．

地域レベルの変数と個人レベルの変数を同時に投入した多重レベルモデルでは，地域レベルの変数の効果はさらに減少したが，個人レベルの変数の効果はほとんど変化しなかった．地域レベルの変数のうち，全死因の死亡率と最も強い関連を示したのは，肉体労働者の割合であった（死亡リスク比は1.19）．

65歳以上の者についてみると，地域レベルの変数と個人レベルの変数のうち，個人レベルの居住密度を除いて25～64歳の者より死亡率の効果は小さかった．さらに地域レベルの変数と個人レベルの変数を同時に投入した多重レベルモデルでは，地域レベルの変数の効果は，肉体労働者の割合が弱い効果を示した以外はいずれも有意ではなかった．個人レベルの変数では，居住密度とパートナーとの同居が強い効果を示した．

(2) 平均相対偏差からみた地域間の変動

25～64歳の者における地域別の年齢調整死亡率の変動を，55地域すべてについての平均相対偏差でみると16.6%であった．つまり地域別の年齢調整死亡率は，全体について求めた年齢調整死亡率から平均して16.6%異なっていた．65歳以上の者についての，これと同様の数値は8.1%であった（**表4**）．いずれの年齢群についても，平均相対偏差の約80%が地域レベルの3つの変数で，約70%が個人レベルのすべての変数で，90%以上が多重レベルモデルに同時に投入した地域レベルと個人レベルの変数で説明された．

(3) 地域レベルの変数と個人レベルの変数の交互作用

死亡率に対する個人レベルの社会経済的要因の効果が，地域の社会経済的構造や社会的結束の程度により異なるかどうかを調べるため，地域レベルの変数と個人レベルの変数の交互作用について分析を行った．交互作用は年齢調整死亡率により示したが，死亡リスク比を用いても同様の結果が得られた．個人レベルの職業別社会階層と学歴は，交互作用におけるそれぞれの組み合

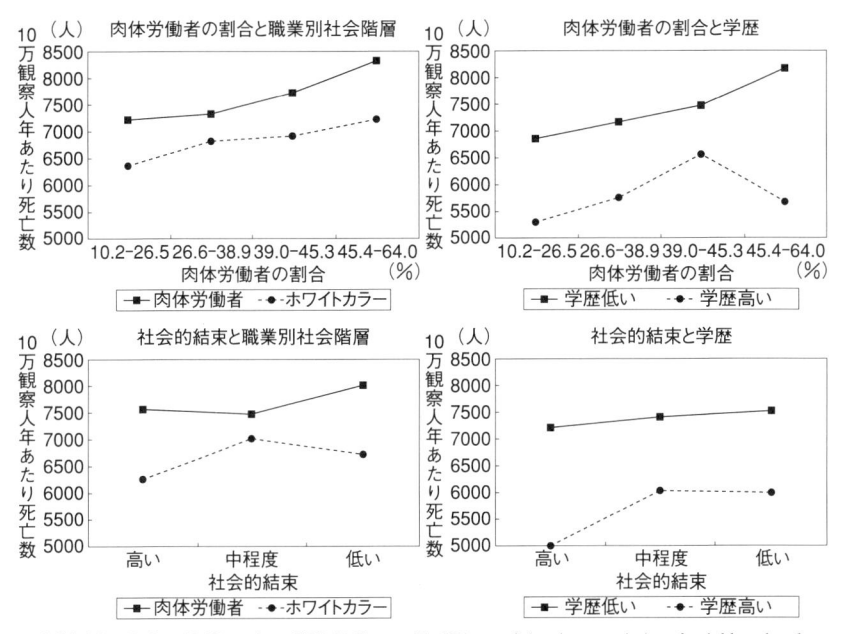

出典) Martikainen P, Kauppinen TM, Valkonen T : Effects of the characteristics of neighbourhoods and the characteristics of people on cause specific mortality ; a register based follow up study of 252000 men. J Epidemiol Community Health 57 : 210-217, 2003. Figure 2 を BMJ Publishing Group の許可を得て改変.

図7 地域レベルの変数と個人レベルの変数別にみた年齢調整死亡率（65歳以上）

わせで十分な死亡者数が確保されるよう2つのグループに分類した．すなわち職業別社会階層はその他を除外して，肉体労働者とホワイトカラーに分類し，学歴は初等教育・低中等教育と高中等教育と高等教育に分類した．25〜64歳の者においては，ランダムな変動に制約はあるものの，2本の年齢調整死亡率のカーブは平行で，地域レベルの変数と個人レベルの変数の間に相加的な交互作用がほとんどないことが示された（図6）．一方65歳以上の者では，地域レベルの変数と学歴の間にきわめて強い交互作用を認めたが，肉体労働者の割合について一貫した結果は得られなかった（図7）．つまり，肉体労働者の割合が低い地域と高い地域では，学歴が低い者は学歴が高い者に比較して高い死亡率を示したが，肉体労働者の割合が平均に近い地域では学歴による差は小さかった．また社会的結束が高い地域では，学歴が低い者は学歴が高い者に比較して死亡率が高かったが，社会的結束が低い地域では学

歴による差は小さかった．

5.3 方法論的考察

　死亡率や健康状態について地域レベルの変数と個人レベルの変数の相対的な寄与を分析する場合，それぞれのレベルでの測定方法が不適切であると結果が歪められてしまうことがある．また，たとえ地域レベルの変数の効果が認められたとしても，研究に用いた変数だけでは個人レベルの変動に説明されない部分があったり，選択的に転居が起きたりしている可能性が否定できない．特にこの可能性は，個人レベルの変数として単一の社会経済的要因しか用いることができなかった研究の場合につきまとうものである．しかし，本研究では個人レベルの社会人口学的をいくつか用いることができたため，地域レベルの変数でみられた効果は，地域レベルの要因が死亡に弱い関連を有していることの良いエビデンスといえるだろう．

　地域レベルの変数の測定方法が不適切である場合，地域レベルの変数について強い効果を認めることは難しいという議論がなされることがある．本研究では，統合変数（地域レベルでのみ測定可能で個人レベルには相当する変数がないもの．例えば道路の状態など）ではなく，集合変数（個人レベルの変数を地域ごとに集約することにより得られた地域レベルの変数）しか用いなかった．しかし，本研究では集合変数は研究集団だけから求められたのではなく，対象地域の人口全体または15歳以上の男性全員から求められたものである．そのため，本研究では不適切な測定により結果が歪められている可能性は低いと考えられる．これは55地域についての変動全体のうち80％が地域レベルの変数で説明された（また90％は地域レベルと個人レベルの変数により説明された）ことからも明らかである．このように地域についての変動のうち研究に用いた変数で説明できなかった部分は小さかった．

　また本研究の問題点として，というより究極的には健康に関して地域レベルの変数の効果を研究する場合いつでも起きる問題点として，地域レベルの効果を取り上げるに際して，適切な地域レベルを設定していない可能性を考えなければならない．今後，本研究で用いた地域より大きい，あるいは小さい地域を設定して，地域レベルの変数の効果を分析する研究が必要である．

そのような分析を行うことにより，例えば今回より大きな地域における公共施設や行政サービスや，今回より小さな地域における逸脱行動の規制など，健康に影響を与えるプロセスに何らかの手がかりを与えるかもしれない．

6. 多重レベル分析の実例：日本での研究例

　日本においても多重レベル分析を用いた研究がいくつか行われている．国民生活基礎調査のデータを用いたシブヤ（Shibuya）らの論文[14]は第 3 章で詳述されているので，ここでは同じく国民生活基礎調査のデータを用いたフクダ（Fukuda）らの研究[15]について，要約を中心に結果を紹介する．

(1) 背景

　社会経済状態により健康関連行動に違いがみられるかどうかについて，日本ではよく知られていない．本研究は日本人成人を対象に，個人あるいは地域の社会経済的要因が健康関連行動に与える影響を，特に地域間の変動に注目して明らかにすることを目的とした．

(2) 方法

　25 歳から 59 歳の国民の代表的標本（男 20030 人，女 21076 人）において，健康関連行動（喫煙，多量飲酒，食習慣，運動不足，ストレス，健診非受診）と個人の社会経済的要因（年齢，婚姻状態，職業，世帯所得）および地域（$N=60$）の社会経済的要因（1 人当たり所得，失業率）の関連を多重レベル分析により調べた．

(3) 結果

　個人の社会経済的要因として，離婚，女性における就労（主婦との比較），低い職業階層，低い世帯所得を有する者は，概して危険な健康関連行動をとることが多かった．危険な健康関連行動の地域間の変動と地域の変数の影響は男性より女性で大きかった．高い 1 人当たり所得は個人の要因を補正しても，女性の喫煙，多量飲酒，ストレス，健診非受診と有意に関連していた．

(4) 結論

　個人レベルの低い社会経済状態は男女とも危険な健康関連行動の予知因子であった．一方地域レベルの社会経済状態は女性のみで影響が大きかった．

個人において低い社会経済状態にあることと女性では地域において所得が高いこと，つまり都市部に居住していることが危険な健康関連行動を招き，さらに結果として高い死亡率を招くと考えられた．

(5) 補足

結果で述べられているように地域間の変動は，男性より女性で大きかった．級内相関係数をみると，喫煙，多量飲酒，運動不足，食習慣，ストレス，健診非受診で，男性がそれぞれ8.0％，7.7％，0.0％，1.1％，1.6％，8.0％，女性がそれぞれ26.1％，11.4％，2.6％，8.8％，2.1％，11.8％で，いずれの健康関連行動でも男より女で大きかった．またこの級内相関係数からわかるように，健康関連行動により地域間の変動に大きな差がみられることが示された．

7. おわりに

これまでの疫学研究では，個人の性，年齢などの特性や生活習慣，あるいは最近では遺伝子型など，いずれも個人レベルのデータを用いることが主で，地域レベルのデータを用いるにしても，従来の分析モデルにあてはめることが多かった．本来人間の集団を対象とする学問である疫学が，あまりに個人のみに注目してきたきらいがある．

生活習慣病の対策においては，個人だけでなく集団・環境に対する介入が必要である．今後の公衆衛生施策を考える上でも，多重レベル分析を用いて，地域レベルの要因の影響を的確に把握していく必要がある．

文 献

1) Kaplan GA, Keil JE: Socioeconomic factors and cardiovascular disease; a review of the literature. Circulation **88**: 1973-1998, 1993.
2) Kunst AE, et al: Occupational class and ischemic heart disease mortality in the United States and 11 European countries. Am J Public Health **89**: 47-53, 1999.
3) Robinson W: Ecological correlations and the behavior of individuals. Am Sociol Rev **15**: 351-357, 1950.
4) Diez-Roux AV: Bringing context back into epidemiology; variables and fallacies in multilevel analysis. Am J Public Health **88**: 216-222, 1998.
5) Last JM: A dictionary of epidemiology. Oxford University Press, 1995 ［日本疫

学会訳：疫学事典，第 3 版，東京，日本公衆衛生協会，2000].
6) Diez Roux AV: The examination of neighborhood effects on health; conceptual and methodological issues related to the presence of multiple levels of organization, Kawachi I, Berkman LF: Neighborhoods and health. Oxford University Press: Oxford: 45-64, 2003.
7) Blakely TA, Woodward AJ: Ecological effects in multilevel studies. J Epidemiol Community Health **54**: 367-374, 2000.
8) Merlo J, et al: A brief conceptual tutorial of multilevel analysis in social epidemiology; linking the statistical concept of clustering to the idea of contextual phenomenon. J Epidemiol Community Health **59**: 443-449, 2005.
9) Diez Roux AV: A glossary for multilevel analysis. J Epidemiol Community Health **56**: 588-594, 2002.
10) Snijders TAB, Bosker RJ. Multilevel analysis; an introduction to basic and advanced multilevel modeling. London, United Kingdom: Sage, 1999.
11) 西 信雄；メタアナリシスの理論と実際．日循協誌 **30**：192-200, 1996.
12) Rasbash J, Steele F, Browne W, Posser B: A user's guide to MLwiN. London, United Kingdom: Institute of Education, University of London, 2004.
13) Martikainen P, Kauppinen TM, Valkonen T: Effects of the characteristics of neighbourhoods and the characteristics of people on cause specific mortality; a register based follow up study of 252000 men. J Epidemiol Community Health **57**: 210-217, 2003.
14) Shibuya K, Hashimoto H, Yano E: Individual income, income distribution, and self-rated health in Japan; cross sectional analysis of nationally representative sample. BMJ **324**: 16-19, 2002.
15) Fukuda Y, Nakamura K, Takano T: Accumulation of health risk behaviours is associated with lower socioeconomic status and women's urban residence: a multilevel analysis in Japan. BMC Public Health, 2005. 5: 53 doi: 10.1186/1471-2458/5/53.

第11章 社会疫学と個人，社会，倫理

中山健夫

1. はじめに

　2002年6月，疫学者，臨床医学研究者，生命倫理学者，法学者，一般市民の代表としてのマスメディア関係者らの共同作業の結果，厚生労働省と文部科学技術省から「疫学研究に関する倫理指針」(以下，疫学倫理指針)が公表された[1]．

　疫学倫理指針は，人間を対象とした医学研究の1つである疫学研究が，その責務を果たすためには社会においてどのような手続きを以って行われるべきか明文化したものである．その策定過程には，疫学研究を実施する立場，研究対象として参加を求められる立場，疫学研究の成果を活用する立場といった関心の異なる人々(stakeholders)が関与し，多くの議論とコミュニケーションを経て合意形成が行われた[2]．その過程で疫学関係者は，所属する研究者コミュニティの外部からその存在意義を問われ，外部に向ってその方法論や得られる成果を分りやすく伝えるという新たな課題に向き合った．

　伝統的な疫学は生活習慣や血圧・血清脂質など生理学・生化学的な指標を中心に扱っている．一方，社会疫学は所得や学歴といった個人情報をその中核に含む．これらは従来の疫学研究では主たる関心とされてこなかった課題であり，身体的侵襲を伴うわけではないが，プライバシー侵害の視点では看過できない問題を抱えている．これは疫学研究一般が直面している問題であるが，特に社会疫学研究で先鋭化している．

　本章ではこれまで議論されてきた倫理指針や個人情報保護の流れを整理したあとで，社会疫学研究を適切な形で発展させていく上での問題点や注意点

を整理したい．

2. CIOMS 指針から日本疫学会倫理問題検討（小）委員会へ（1991〜1996 年）

　1991 年は疫学，特に日本の疫学にとって重要な意味のある年であった．第 1 に 1990 年に誕生した日本疫学会の第 1 回学術総会（国立がんセンター）の開催，そして国際医療科学評議会（CIOMS：Council for International Organization of the Medical Sciences）による「疫学研究の倫理審査に関する国際指針」（以下，CIOMS 指針）の発表である[3,4]．

　CIOMS の国際指針作成の背景は次に引用したその前文の一部に読み取れる．

　　「疫学研究の範囲と方法は，個人や地域社会についてのデータの収集・蓄積・使用可能性の絶え間ない拡大の故に，そしてまた，個人の権利・自由と社会のニーズとの間の不可避の緊張の故に，その濫用の危険について社会の懸念が表明され，含まれている倫理問題の検討が要請されるという結果をもたらした．疫学研究のための特別の倫理指針が必要であることは，ヒト免疫不全ウイルス／後天性免疫不全症候群 HIV/AIDS の蔓延と，世界中の多くの地域で多くの研究対象者についての HIV ワクチン候補や治療薬の臨床試験の開始とによって，強調されている．」

　当時，人間を対象とした医学研究で常に問題とされていた，弱い立場にある研究対象者（参加者）の保護に対する関心が，途上国における HIV 感染症という深刻な epidemic を通じて世界的に増大していたと言える．特に CIOMS 指針が強調した研究参加者のインフォームド・コンセントに関しては，それまで国内の疫学研究では十分に考慮されておらず，疫学研究を推進しようとする研究者にある種の衝撃を与えたとも言える．

　これを受けて 1990 年代の前半には疫学研究におけるインフォームド・コンセントの実施状況を明らかにしようとする試みがいくつか見られるようになった[5]．文部省科学研究補助金・がん特別研究によって 1988 年に開始された多施設共同コホート研究（Japan collaborative cohort study for evaluation of cancer risk sponsored by Monbusho：JACC Study)[6]では，1993年に各フィールドで住民に研究への参加を依頼する際のインフォームド・コンセントの実施状況に関して，研究者を対象とした質問票調査が実施された．調査主体は日本疫学会の倫理問題検討（小）委員会であり，その結果は1996年に名古屋で開催された国際疫学会で報告された[7,8]．主な知見は，(1) 健康に関する質問票調査に関するインフォームド・コンセントは，ほぼすべてのコホートで実施されていたが，その方法は一定していなかった，(2) 保存用血液の提供については34コホートのうち28コホートでインフォームド・コンセントが行われていた，(3) 同意が得られていない検体は利用しないことを決定した，などであった．

以上のように，この時点では疫学者の研究倫理に対する関心の中心はインフォームド・コンセントであり，後年，急速に問題化する個人情報保護の視点はほとんど見られなかったと言える．また，当時は疫学研究に対する研究者コミュニティの外部から，研究倫理の明確化を求める明らかな働きかけは見られず，CIOMS指針に触発された研究者の自主的な取り組みが中心だったと考えられる．

3. 初期の研究倫理指針策定の取り組み（1997〜2000年）

3.1 疫学研究倫理指針の萌芽と個人情報保護問題

1990年代後半，日本疫学会では若手研究者を中心にインフォームド・コンセントのあり方と研究倫理に関する議論が活性化した[9]．1998年4月には，厚生科学研究班として「疫学研究におけるインフォームド・コンセントに関する研究と倫理ガイドライン策定研究」（主任研究者・玉腰暁子，以下玉腰班）が発足し，倫理ガイドライン（指針）作成の動きが本格化した．玉腰班の構成メンバーは日本疫学会に所属する若手・中堅の疫学者を中心に，生命倫理学・法学の若手研究者が参加し，コホート研究などの観察研究におけるインフォームド・コンセントのあり方を中心に議論が進められた．筆者も疫学者の1人として玉腰班に参加した．

個人情報保護法制化に向けた動きが急速に活発化したのもこの時期である．1999年7月には総理大臣を本部長とする高度情報通信社会推進本部に個人情報保護検討部会が設置された．同11月には「我が国における個人情報保護システムの在り方について」の中間報告がなされ，そこで「個人情報保護基本法」制定の必要性が指摘された．

国内における個人情報保護の法制化を巡る動きは1980年に経済協力開発機構（Organization for Economic Cooperation and Development：OECD）が採択した「プライバシー保護と個人データの国際流通についての勧告」（OECD 8原則）に遡る．1995年にはEUが「個人情報の保護と自由な移動に関するEU指令 95/46/EC」を採択し，EU加盟国は1998年までに個人情報保護に関する法制化を行うこと，加盟国以外の第三国への個人情報の移転は当該第三国が十分なレベルの保護措置を講じている場合に限ることが定められた．EU加盟国との交流を維持するため，日本においても個人情報保護に関する法制化を行う必要性が高まった．前述の中間報告では，個人情報の取得にあたっての「本人同意の原則」をはじめOECD 8原則の直接的な影響が強く，そのままでは疾病登録やコホート研究など公衆衛生の基盤となる疫学研究が著しく制限される危険性を厚生省と一部の疫学者は指摘した[10,11]．

3.2　個人情報保護問題の公衆衛生に対する影響

個人情報保護問題の影響が最も顕著に現れる公衆衛生的課題ががん登録である．がん発生・予後に関する偏りの少ない情報を得るためには，全数調査の基盤に立つがん登録の確立が政策上は望まれるが，患者に対する病名告知が100％ではないことから，個人情報の取得に際する「本人同意の原則」に立つとがん登録の基盤が大きく揺らぐ．1980年に旧西ドイツのハンブルグで発生したがん登録制度の崩壊は教訓的である[10]．ハンブルグでは1977年，OECD 8原則類似の「データ処理における個人データの濫用防止に関する法律」が制定され，患者情報の届出に対し「本人同意の原則」が適用された．その結果，年間1万件あった届出が，1980〜81年はわずか2件となり，事実上この制度は崩壊した．その後，1986年に旧ロシアにおいてチェルノブイリ原発事故が発生し，がん発生状況に関する情報ニーズが高まったが，被爆可

能性と発がんへの影響を集団レベルで科学的に評価できるシステムはもはや存在しなかった[11]．

米国では 1979 年にはジョンズ・ホプキンス大学教授・ゴルディス (Gordis) が米国議会「行政情報と個人の権利」小委員会において社会的に必要な疫学研究の実施可能性を擁護するため，疫学の方法論と意義の証言を行っている[12]．ゴルディスは後に国際がん研究機関 (International Agency for Research on Cancer: IARC) の発がん分類で Class I (carcinogenic) とされた DES (ジエチルスチルベストロール) の有害性を実証した症例対照研究の例をあげ[13]，過去の診療記録の閲覧にあたり患者の同意を得ることが必須とされることで，健康に対する脅威の迅速な解明が阻害される危険性を警告した．

このように個人情報保護問題が疫学に深刻な影響を与えるという危惧は欧米では日本より 20 年先んじていた．これらの事例を念頭に疫学者や厚生省の目指した方向性は，個人情報保護の流れには抗するものではないが，その大きな枠の中で，疫学研究がいくつかの原則について除外規定の適用を受けることであった．EU 指令や米国保健社会福祉省の「個人特定可能医療情報のプライバシー基準」(1999 年) においても，公衆衛生活動や医学研究は同様の位置づけが明示されていた．

3.3 社会的アカウンタビリティと研究倫理指針の萌芽

1999 年後半から国内で問題化したのが，疫学研究の場で行われた「遺伝子無断解析」ケースのマスメディア報道であった．著名な全国紙がその一面で，集団検診時の採血検体を用いた「遺伝子無断解析」のいくつかの事例を連続して取り上げた[14-16]．これらの出来事と報道によって，疫学の存在を知ることのなかった人々の，疫学に対する第一印象がネガティブなものとなったことが推測される．

そのような情勢の中で，筆者は厚生科学特別研究の 1 つとして 2000 年 1 月に急遽立ち上げられた「疫学研究の行政的評価に関する研究」を担当し，社会へのアカウンタビリティの視点で疫学研究の成果と政策への展開を遡及的に検証した[17]．またカナダのスパソフ (Spasoff) が提案する「病因疫学 (etiologic epidemiology)」と「政策疫学 (policy epidemiology)」の紹介を通し

表1 21世紀における疫学の在り方〈提言〉

1. 個人情報保護を始めとする関連法規と実施ガイドラインに準拠し
2. 社会との緊密な連携のもとに
3. 情報の適切な利活用を図り
4. 社会の信頼・期待に答える成果を
5. 疫学者としての責任を明示して,
6. 社会に見える形で還元していくこと

(1999年度厚生科学・疫学研究の行政的側面からの評価に関する研究)

て[18],病因究明を目指す伝統的な疫学に対し,政策貢献を主眼とする疫学の可能性を検討した.それらを踏まえ,今後の疫学の姿として6項目の提案を行った(**表1**).

2000年3月には厚生科学審議会先端医療技術評価部会が「疫学的手法を用いた研究等における個人情報の保護等のあり方に関する専門委員会」(以下旧専門委員会)を設置した.また日本疫学会は一般の人々に向けて疫学と個人情報の関係を説明し,個人情報保護基本法ならびに関連法規においては疫学研究における個人情報取り扱いについて除外扱いとするよう求める声明をホームページに掲載した[19].同4月には厚生科学・玉腰班が2年間の活動の成果として「疫学研究におけるインフォームド・コンセントに関するガイドライン ver.1.0」を発表した[20].玉腰班ガイドラインでは,CIOMS指針を尊重して日本の実情を反映させたインフォームド・コンセントのプロセスに力点を置いていたが,作成過程の後半から急速に重要性を増した個人情報保護の視点も取り込んだ内容となった.続いて厚生科学「疫学的手法を用いた研究等における生命倫理問題及び個人情報保護の在り方に関する調査研究班(主任研究者:丸山英二神戸大学教授,以下丸山班)が発足した.玉腰班が観察研究におけるインフォームド・コンセント問題に重点を置いたのに対して,丸山班は介入研究も含めて広く疫学的手法全般における倫理的課題を検討対象とした.また研究者の自律性が特徴であった前者に対して,丸山班は個人情報保護問題に対応するため,同法案の考え方に即した指針を作ることを主眼とした.

2000年10月,政府・個人情報保護法制化専門委員会は,官民すべてにおよぶ基本5原則と事業者の義務からなる個人情報保護法の大綱を示した.それに対し2001年3月,日本学術会議第7部会(医学・歯学・薬学)は「医学研

究からみた個人情報の保護に関する法制の在り方について」を発表し，医学研究機関や個人が「個人情報取扱事業者」の義務を負うことは医学研究の発展に重大な影響が及ぶとし，医学研究には「基本原則」及び「個人情報取扱事業者の義務等」諸規定の適用を除外するように訴えた[21]．その他にも日本公衆衛生学会，日本産業衛生学会[22]，衛生学公衆衛生学教育協議会などが，同様の声明を発表した．

以上のように，この数年は海外からの要請に端を発した個人情報保護の法制化への大きな流れと，疫学研究における検体無断解析を報じるマスメディア報道のいわば「挟撃」の中，日本疫学会や厚生省・文部省（当時）は疫学の社会的意義の再確認を進め，対外的な声明の発表に取り組んだ時期であった．疫学が研究者コミュニティの外部からその存在意義を問われ，それに答える課題に向き合い始めた重要な時期であったと言えよう．

4. 丸山班から二省合同委員会，そして倫理指針成立へ（2001～2002年）

4.1 文部科学省・厚生労働省合同委員会の成立

2001年3月，文部科学省・厚生労働省・経済産業省から「ヒトゲノム・遺伝子解析研究に関する倫理指針」が公表された．一方，丸山班は10回以上の会合を経て2001年4月，「疫学の研究等における生命倫理問題及び個人情報保護の在り方に関する指針」（丸山班ガイドライン）を発表した[23]．当初，丸山班ガイドラインは，厚生労働科学研究に広く適用されることが予定されていたが，臨床系研究者から自施設における診療記録など既存資料の利用に際する倫理審査の要否など見直しの要求があり，その結果，丸山班ガイドラインは実効を持つには至らなかった．また疫学倫理指針と，臨床研究に関する倫理指針を区別して検討する方針が決められた．

丸山班の成果を踏まえて，2001年5月には新たに厚生労働省に「疫学的手法を用いた研究等の適正な推進の在り方に関する専門委員会」（以下厚労省委員会）が設置された．文部科学省関係では2001年3月，全国医学部長・病院長会議が独自の倫理指針作成に向けた小委員会を開始した．同小委員会は科

学技術・学術審議会生命倫理・安全部会の「疫学的手法を用いた研究の在り方に関する小委員会」に継承され，さらにその初回審議後，厚労省委員会との合同審議の方針が決定された．この合同委員会は「疫学的手法を用いた研究等の適正な推進の在り方に関する専門委員会」（以下二省合同委員会）と呼称され，疫学倫理指針の実現に向けて最終的な役割を担うこととなった[24,25]．

二省合同委員会は両省担当者が事務局を務め，疫学（3名），臨床医学（8名），看護学（1名），法学（5名），マスメディア（2名）の委員で構成され，審議が進められた．プライバシー権や個人情報保護に対する社会意識の向上に対応する指針が必要であることが確認され，指針は「疫学研究に関する倫理指針」と呼称することとなった．

指針の適用範囲は「人の疾病の成因及び病態の解明並びに予防及び治療の方法の確立を目的とする疫学研究を対象とし，これに携わるすべての関係者に遵守を求めるもの」とされ，次のいずれかに該当する疫学研究は，この指針の対象から除外された．

(1) 法律の規定に基づき実施される調査
(2) ヒトゲノム・遺伝子解析研究に関する倫理指針（平成16年文部科学省・厚生労働省・経済産業省告示第1号）に基づき実施される研究
(3) 資料として既に連結不可能匿名化されている情報のみを用いる研究
(4) 手術，投薬等の医療行為を伴う介入研究

4.2 疫学研究倫理指針の概要

二省合同委員会における審議の結果，すべての疫学研究でインフォームド・コンセントを受けることが原則であるが，一定の要件を満たせばそれが緩和・免除される場合のあることが明記された．その場合，研究方法に応じて，説明と同意の記録を文書に残すこと，情報を公開すること，参加拒否の機会を提供すること等が求められること，既存試料を用いる観察研究では，インフォームド・コンセントを受けることを必ずしも要しないこと，その場合研究者は，研究の実施に関する情報を公開しなければならないこと，などが記載された．

個人情報保護法案との関連については，同法案の義務規定は大学や研究機

関に適用されないが,本指針は同法案第13条の「大学その他学術研究機関が個人情報保護を有効に実施することを支援するために,国が策定する指針」の1つとして位置づけられることが確認された.匿名化は,「個人情報から個人識別情報の全部又は一部を取り除き,代わりにその人と関わりのない符号又は番号を付すこと」と定義されたが,匿名化を誰が行うか,個人情報保護管理者に関する規定は置かれなかった.また特定あるいは不特定の患者の治療方法を検討することを一次的な目的として診療録を調べる行為には,本指針が適用されないこと,がん登録事業は医療機関からデータを収集して整理する保健事業と定義され,本指針の適用除外とされた.ただし,がん登録事業のデータを分析・仮説検証する疫学研究には,本指針が適用されることとなった.

倫理審査委員会に関しては,審査手続き,委員構成と,既存の倫理委員会が抱えている問題点,多施設共同研究における審査のあり方について議論された.最終的には倫理審査の申請に際して,研究者が所属機関の長に研究計画を提出し,所属機関の長が倫理委員会に申請することが定められ,委員会は医学と人文・社会科学の専門家,一般市民の立場を代表する者,外部委員を含み,男女両性で構成されることが規定された.研究機関の長には倫理委員会を設置することが義務づけられたが,多施設共同研究で施設内に委員会を設置できない場合,共同機関が合同で設置した倫理委員会に審査を依頼できることが細則で明記された.

以上を経て2002年6月,「疫学研究に関する倫理指針」が完成した.疫学指針は,文部科学・厚生労働科学をはじめとする公的研究費で実施される疫学的研究については,その適用を強く求められる.しかし,その適用範囲は,これらの公的研究費で進められる研究に限らず,「疫学研究が,社会の理解と信頼を得て,一層社会に貢献するために,すべての疫学研究の関係者が,この指針に従って研究に携わることが求められている」とした.

5. 疫学研究倫理指針の成立後の動き

疫学倫理指針の完成を受け,各大学,研究機関では急速に倫理審査体制の

表2 疫学研究を実施するにあたっての倫理宣言

1. 真理の追究を目的とした研究であること
2. 対象者の人権を尊重した研究であること
3. 目的を達成するために最も適切な方法を用いた研究であること
4. 社会規範に反しない研究であること
5. 常に社会に開かれた研究であること

出典）日本疫学会ホームページより

整備が進められた．日本疫学会は疫学倫理指針との整合性を持つ形で，2002年10月に「疫学研究を実施するにあたっての倫理指針」を公開し，学会に倫理審査委員会を設置することを決定した（**表2**）．これにより倫理審査体制が整っていない組織に所属する研究者も，疫学会員であれば審査を受けることが可能となった．

「個人情報の保護に関する法律案」，すなわち個人情報保護基本法案は，取材の自由に対する影響を懸念するマスメディアの反対などによって2002年の第155回国会では審議未了廃案となった．その後，「利用目的による制限」「適正な取得」など5つの「基本原則」をすべて削除し，「個人情報の適正な取扱い」を図ることを「基本理念」とした法案修正が行われた．修正法案は翌年3月の第156回国会に再提出され，5月に「個人情報の保護に関する法律」として成立した．この「個人情報の保護に関する法律」において，学術研究は，報道，著述，宗教，政治活動と共に「個人情報取り扱い事業者」の義務などの規定の適用は除外され，必要な措置を自ら講じ，内容を公表する努力義務が明記された．日本の疫学にとって，研究倫理指針の策定が，まさにそのための取り組みであったと言える．疫学倫理指針は2005年4月の個人情報保護法の全面施行に合わせ，法律の文言との整合をとるため，2007年に予定されていた改定が2004年12月に前倒しで行われた．

自らの行動規範としての研究倫理の明確化を求められたのは，疫学だけではなくすべての医学領域であることは言うまでもない．従来はヘルシンキ宣言という基本原則と，治験に関する薬事法や新GCP (Good Clinical Practice) 省令以外に明確な規範・基準が整備されていなかったが，疫学研究倫理指針，続いて策定された臨床研究に関する倫理指針によって，人間を対象とした医学研究の領域，手法が，研究者コミュニティの内部だけでなく外部にも見え

る形で整理が進められた．前述のがん登録や実地臨床に基づいた医療評価研究など区別が難しい課題もあるが，このような枠組の構築は，社会に対する医学研究の透明性，説明性を高めるという意味で，その成熟を示すものとも言える．今後，疫学研究の課題として，病因追求という伝統的命題に加えて，疫学研究の社会的位置づけや，その成果を還元すべき対象（政策決定者や一般市民）とのコミュニケーションという新しい領域の重要性が増大することが予想される[26]．

6. 社会疫学研究における倫理的課題の特性

6.1 公的統計資料を利用する場合

これまで述べてきたように，個人情報保護を中心とする疫学研究全般に対する倫理的要件は，一定の見解が示された課題，引き続き議論を要する課題など，問題点は明確化されつつある．個人情報の「生存する個人に関する情報であって，当該情報に含まれる氏名，生年月日その他の記述等により特定の個人を識別することができるもの（他の情報と容易に照合することができ，それにより特定の個人を識別することができることとなるものを含む）」という定義は法律と研究倫理指針で共通である．本項では健康に対する社会経済因子の影響の解明を目指す社会疫学の視点から，これらの課題を整理したい．

社会疫学に限らず疫学研究は，複数の集団間で，それぞれの代表値の相関（例：集団の平均食塩摂取量と高血圧者割合または平均血圧値，魚類消費量とうつ病の頻度など）から疫学的仮説を設定する生態学的研究と，個人レベルで曝露情報と予後情報をリンクして疫学的仮説を検証する分析疫学研究（コホート研究と症例対照研究），そして介入研究に大別される．生態学的研究で既存の公的統計資料を活用して集団レベルのデータが分析される場合，個人は遡及できない．したがって，これらの情報は定義上，個人情報には当たらず，研究倫理指針の対象外の項目3「資料として既に連結不可能匿名化されている情報のみを用いる研究」となるため，倫理審査は不要となる．しかし，研究の前段階で，これらの情報を系統的に収集しようとする取り組み自体には，

個人情報保護法や社会のプライバシー意識の高まりが大きく影響する．例えば国勢調査，国民生活基礎調査，国民栄養調査などへの協力・参加率の低下などである．これらの調査は指定統計（国・地方公共団体が作成する統計のうち，国の基本政策決定に必須なものを総務大臣が指定）である国勢調査をはじめ，研究倫理指針の対象外の項目1「法律の規定に基づき実施される調査」にあたる．それらの実施，得られた情報の研究への利用の方法は法的・倫理指針上も担保されているが，プライバシーに関する社会的意識自体が，このような統計調査の円滑な実施を難しくさせつつある．社会疫学研究，医学研究に限らず，国・自治体の政策決定に対しても脅威と言えるものであり，社会的な議論が必要とされる課題である．

6.2 個人情報を結合する場合

個人レベルで曝露情報とアウトカム（結果，予後）情報をリンクする分析疫学については，それぞれの情報の収集に際して作業が大きく2つに区分される．一般的に曝露情報は直接，対象者個人から質問票の形で収集することが多く，結果情報は疾病罹患や死亡であるため医療施設の診療記録やレセプト情報，死亡小票の閲覧などに拠る．個人レベルの曝露情報は対象者の同意によって収集する以外に方法はなく，また反対に正当な同意が得られればこのような情報を収集して，それを用いた研究を実施することに障害はない．研究方法・目的に応じた説明・同意の形式については疫学倫理指針に詳しく規定されている．社会疫学の主題は，経済，教育，労働状況などであるため，これらを他人に開示したくないプライバシー情報として回答が忌避されるケースは少なくない．国内でも社会学的要因の健康影響の解明を主眼とする疫学研究では，これらの曝露要因情報の収集に取り組んでいるが，生活習慣を中心とする疫学研究や遺伝子多型に重点を置いた分子疫学では収集されている場合は非常に限られている．

「プライバシー情報を疫学研究で収集しようとすること自体，倫理的に問題」という考え方が一部で見られるがそれは極論であろう．プライバシーは「(1) 私事．私生活．また，秘密．(2) 私生活上の秘密と名誉を第三者におかされない法的権利」，または「誰にもじゃまされず，公衆の注目を浴びない状

態」などとされるが，疫学研究は人々の個人情報，そしてある意味では他人に知られたくないプライバシー情報から成り立っている．収入や学歴はおろか，肥満度，喫煙・飲酒歴，運動習慣などはすべてプライバシー情報に含まれ得る．これらがすべてプライバシーとして，その接近が不可能になれば，これらの問題を解決するための疫学研究はじめ医学研究は成立しない．さらに，それまで社会の目から隠されてきたが実際に多くの人々を苦しめている問題を同定し，その実態を描出するためには，プライバシー性の高い課題にもアプローチしなければいけない場合もある．例えば20年余り前には，一般社会ではまだ「高齢者の痴呆（認知障害）」や「介護者の負担」は隠されていた．これらは，他人から触れられたくない，それぞれの家族・家庭の問題であり深刻なプライバシー情報であった．それらが見えないままであれば，いつまでも社会的な対策は進まない．1980年代以降，国や都道府県・市町村で広く実施された疫学研究（実際には研究者が関与せず，自治体主導の行政調査として行われたものが多い）により，高齢者の痴呆（認知障害）や介護負担問題の社会的インパクトが広く共有され，その後の医療制度への影響や介護保険の成立などに展開された．今後，ドメスティック・バイオレンスや児童虐待などの問題で同様の過程が進むかもしれない．これらの問題が社会的に認知され，その対策が推進されていくためには，その足場となる記述疫学，分析疫学の充実が必要である．

　もちろん，プライバシー情報にアプローチする場合には，その公衆衛生的必要性の十分な説明，その収集・管理の十分な配慮，すなわち守秘義務（コンフィデンシャリティ）の徹底は不可欠である．また調査票への回答はあくまで自発的なものであり，回答したくない項目への回答は行わなくても良い旨（しかし趣旨を理解して頂き，できるだけ回答して頂く，という形になる）を調査票に記載することが望まれる．一昔前の調査票では全項目への回答を強く求める指示が一般的であったのと対照的である．これは大きなバイアスを導入する危険を高めるものであり，回収された質問票に無回答の項目がある場合，それだけでは回答しないと判断した上での無回答か，単純な記載漏れか判断ができない．記載漏れであれば，改めて本人に尋ねるなどの確認作業が必要になる場合もある．このようなケースに対応するために，意図的な無回答の

場合は，回答者に解答欄に×を記入してもらうなどの工夫も考えられる．いずれにせよ，どのような情報の収集方法が研究の目的と対象者の状況に応じて適切か，社会疫学の領域では一層の配慮と検討が願われる．

社会疫学の主題は，経済，教育，労働状況などであり，これらの接近は個人情報保護が喧伝される今日，そのデータの収集から結果の社会的還元まで新しい倫理的課題を生む可能性がある．2005年4月の個人情報保護法施行以後，同法への過剰対応が社会生活の様々な部分で軋みを生じさせている問題も指摘されており[27]，必要な研究活動への影響も懸念される．各領域で新たな問題の発生と同時に，時には事前に備えて対応策を講じていく用意が研究者には求められる．そして社会疫学的な研究の発展によって，どのような知見を社会に返すことができるか，どのような貢献が可能なのかという研究者自身の問いかけと，対象となる人々，社会に対する分りやすい説明が求められている．

研究倫理指針を基点とし，その策定・修正作業，運用の経験を通じて，疫学の意義を問い直し，社会に対して研究活動の内容・意味を伝えていく継続的な努力を，研究者は今後一層，必要とされていくであろう．

謝辞

本章のもとになったJ Epidemiology誌掲載論文に関して，高石昌弘先生，稲葉裕先生，瀬上清貴先生，丸山英二先生，玉腰暁子先生に貴重なご助言頂きました．また「疫学的手法を用いた研究等の適正な推進の在り方に関する専門委員会」（以下二省合同委員会）議事録の整理・検討に際して酒井未知さん（本学医療疫学分野博士課程），ブライアン・スリングスビーさん（東京大学大学院医学研究科医療倫理学分野博士課程）に多大なご協力を頂きました．ここに記して感謝致します．

文献

1) 厚生労働省・文部科学省：疫学研究に関する倫理指針, 2002.
2) Nakayama T, Sakai M, Slingsby BT: Japan's ethical guidelines for epidemiologic research ; a history of their development. J Epidemiol 2005 15 (4): 107-112, 2005.
3) International Guidelines for Ethical Review of Epidemiologic Studies. Geneva : CIOMS (the Council for International Organizations of the Medical Sciences),

1991.
4) 光石忠敬（訳）．CIOMS 疫学研究の倫理審査のための国際的指針．臨床評価 **20**(3): 563-578, 1992.
5) Nakayama T, Muto K, Yoshiike N, Yokoyama T : Awareness and motivation of Japanese donors of blood for research. Am J Public Health **89** : 1433-1434, 1999.
6) Ohno Y, Tamakoshi A : JACC Study Group ; Japan collaborative cohort study for evaluation of cancer risk sponsored by the Monbusho (JACC study). J Epidemiol **11**(4): 144-150, 2001.
7) Subcommittee of Ethical Issues : What ethical issues are Japanese epidemiologists facing ?; Results of a questionnaire study for members of the Monbusho Research Committee on evaluation of risk factors for cancer by large-scale cohort study. J Epidemiol **6** (3 Suppl): S141-146, 1996.
8) Inaba Y : Recent topics in Japan. J Epidemiol **6** (3 Suppl): S137-129, 1996.
9) Kobashi G, Hoshuyama T, Sugimori H, et al : What expectations do young Japanese epidemiologists have for the future of epidemiology ?; A questionnaire survey of members of the young epidemiologists society for discussing the future of epidemiology. J Epidemiol **14**(2): 69-71, 2004.
10) 瀬上清貴・佐藤敏行・一瀬 篤・大竹輝臣：公衆衛生と個人情報保護の沿革と今後のあり方．公衆衛生 **64**(8): 532-540, 2000.
11) 水嶋春朔：個人情報とデータの利活用に関する国際的動向．公衆衛生 **64**: 548-556, 2000.
12) Gordis L, Gold E : Privacy, confidentiality, and the use of medical records in research. Science **207**(4427): 153-156, 1980.
13) Herbst AL, Ulfelder H, Poskanzer DC : Adenocarcinoma of the vagina ; Association of maternal stilbestrol therapy with tumor appearance in young women. N Engl J Med **284**(15): 878-881, 1971 Apr 15.
14) 朝日新聞：住民の遺伝子無断解析；高血圧の研究に検診の採血使う．1999年10月26日．
15) 毎日新聞：国立循環器病センターが遺伝子5000人分を無断解析．2000年2月3日．
16) 共同通信：カルテを無断で閲覧；循環器疾患の疫学調査．2000年3月8日．
17) 1999年度厚生科学特別研究：行政的側面から見た疫学研究の評価に関する研究（主任研究者・中山健夫）．
18) ロバート・スパソフ（上畑鉄之丞 監訳．水嶋春朔, 望月友美子, 中山健夫 訳者代表）：根拠に基づく健康政策のすすめ方；政策疫学の理論と実際．医学書院：東京, 2003．
19) 日本疫学会：個人情報保護に関連する法整備に関する声明, 2000 (http://wwwsoc.nii.ac.jp/jea/main/seimei.html, accessed 2005/10/27)．
20) 疫学研究におけるインフォームド・コンセントに関する研究と倫理ガイドライン策定研究班：疫学研究におけるインフォームド・コンセントに関するガイドライン ver1.0, 日本医事新報社：東京, 2000．
21) 日本学術会議第7部会：医学研究から見た個人情報の保護に関する法制のあり方について, 2001年3月 (http://www.scj.go.jp/kennkyuusyasaronnr/18pdf/1865.pdf, accessed 2005/10/27)．

22) 日本産業衛生学会：個人情報保護基本法制定についての要望書 2000, (http://www.sanei.or.jp/topics/topicdocument.html, accessed 2005/10/27).
23) 疫学的手法を用いた研究等における生命倫理問題及び個人情報保護の在り方に関する調査研究班：疫学の研究等における生命倫理問題及び個人情報保護の在り方に関する指針（案）010410 版, 2001.
24) 全国医学部長病院長会議・研究倫理に関する小委員会：疫学研究等に関するガイドライン試案. 公衆衛生研究 52(3): 224-227, 2003.
25) 稲葉裕：疫学研究に関する倫理指針；作成の経緯. 公衆衛生研究 52(3): 183-186, 2003.
26) Naito M, Nakayama T, Ojima T, et al: Creating a brochure to promote understanding of epidemiological research. J Epidemiol 14(5): 174-175, 2004.
27) 読売新聞：個人情報保護　過剰反応！？相次ぐ. 2005 年 8 月 20 日.

付表　日本における疫学研究の倫理指針成立に関連する内外の主な出来事

1947年	ナチスの非人道的人体実験に対する反省から，ニュルンベルク綱領が被験者保護を強調．
1954年	ウィローブルック事件（ニューヨーク州の州立精神遅滞児施設で障害児に対する肝炎ウィルスの人為的感染実験が行われる）．
1963年	国立ユダヤ人慢性疾患病院事件（ニューヨーク州・ブルックリン地区の「ユダヤ人慢性疾患病院」で起こった末期患者に対するがん細胞注射実験）．
1964年	世界医師会・ヘルシンキ宣言によりインフォームド・コンセントの重要性を強調．
1960年代後半	ドイツ，スウェーデン，オランダを中心に，電子的個人管理へ懸念から個人情報保護問題が提起．
1972年	タスキギー梅毒事件（米国・アラバマ州で発生．ニューヨーク・タイムズ紙の一面トップに「連邦政府による研究の梅毒犠牲者，40年間も治療されず」と題する記事が掲載）．
1979年4月	ジョンズ・ホプキンス大学のゴルディスが米国議会「行政情報と個人の権利」小委員会で疫学の方法論と意義を証言．
	米国保健教育福祉省長官官房がタスキギー梅毒事件の検証から，「研究対象となる人間の保護に関する倫理原則のガイドライン」（ベルモント・レポート）を発表．
1980年9月	欧州においてOECDが「プライバシー保護と個人データの国際流通についての勧告」を採択．
1982年	CIOMSが「被験者に対する生物医学研究についての国際的倫理指針」を発表．
1989年	文部科学研究・予防医学における倫理的課題（主任研究者・山本俊一）．
1990年	日本疫学会創設．
	労働省，循環器病をはじめとする作業関連疾患の予防に関する研究を開始．
1991年1月	日本疫学会，第1回学術総会開かれる（東京・国立がんセンター）．
1991年	CIOMS「疫学研究の倫理審査のための国際的指針」を発表．
	ガヤット（カナダ）がACP (American College of Physician) Journal Clubに"Evidence-based Medicine"を発表．
1993年	"厚生省がん特コホート研究（後のJACC Study）"の参加コホートに対して，インフォームド・コンセントの実施状況に関するサーベイ実施．
	CIOMSが「被験者に対する生物医学研究についての国際的倫理指針」を改定．
1995年11月	個人情報の保護と自由な移動に関するEU指令95/46/ECが成立．
1996年1月	日本疫学会若手の集いが第6回日本疫学会学術集会（名古屋）において「疫学研究におけるインフォームド・コンセント」を主題に1回目の研究会を開催．
1996年8月	世界疫学会が名古屋で開催．1993年のサーベイ結果が発表される．
1997年1月	日本疫学会若手の集いが第7回日本疫学会学術集会（東京）において「疫学研究におけるインフォームド・コンセント」を主題に2回目の研究会を開催．
1998年1月	第2回国際疫学会アジア・太平洋部会・第8回日本疫学会学術集会が東京で開催．「疫学研究におけるインフォームド・コンセント」を主題とした第3回・若手の集いが開催．
1998年4月	厚生科学研究「疫学研究におけるインフォームド・コンセントに関する研究と倫理ガイドライン策定研究」が発足．
1998年8月	自民・自由・公明連立政権下で「改正住民基本台帳法」成立．
1999年5月	厚生科学審議会，「21世紀に向けた今後の厚生科学研究の在り方について」．
1999年6月	高度情報通信社会推進本部，個人情報保護検討部会（座長：堀部政男・中大教授）設置．
1999年11月	同上　中間報告．
	朝日新聞，「住民の遺伝子無断解析：高血圧の研究用に検診の採血使う」以後，全

	国紙で疫学研究における遺伝子無断解析の事例がたびたび報道される.
1999年12月	小渕恵三総理大臣（当時），情報化，高齢化，環境対応の3分野を柱とする「ミレニアム・プロジェクト」を開始.
2000年1月	日本疫学会，倫理問題検討委員会（委員長・稲葉裕）を設置. 厚生科学研究「疫学研究の行政的側面からの評価に関する研究」発足.
2000年3月	「がん登録等の疫学研究における個人情報保護に関するシンポジウム」開催（国立がんセンター）. 厚生科学審議会先端医療技術評価部会に「疫学的手法を用いた研究等における個人情報の保護等のあり方に関する専門委員会」を設置. 日本疫学会倫理問題検討（小）委員会（委員長・稲葉裕），「個人情報保護に関連する法整備に関する声明」を提案，理事会で承認.
2000年4月	疫学研究におけるインフォームド・コンセントに関する研究と倫理ガイドライン策定研究班，「疫学研究におけるインフォームド・コンセントに関するガイドライン（第1版）」を公表 厚生科学研究班「疫学的手法を用いた研究等における生命倫理問題及び個人情報保護の在り方に関する調査研究」発足.
2000年6月	科学技術会議生命倫理委員会，「ヒトゲノム研究に関する基本原則について」発表.
2000年10月	政府・個人情報保護法制化専門委員会（委員長：園部逸夫前最高裁判事），個人情報保護法・大綱を発表. ヘルシンキ宣言第5次改定（エジンバラ）.
2001年3月	日本学術会議の第7部会（医学・歯学・薬学）は「医学研究からみた個人情報の保護に関する法制の在り方について」を発表 全国医学部長病院長会議，研究倫理に関する小委員会を設置. 文部科学省・厚生労働省・経済産業省の3省合同で審議が続けられてきた「ヒトゲノム・遺伝子解析研究に関する倫理指針」を発表.
2001年4月	疫学的手法を用いた研究等における生命倫理問題及び個人情報保護の在り方に関する調査研究班，「疫学の研究等における生命倫理問題及び個人情報保護の在り方に関する指針（案）」（丸山班ガイドライン）を発表. 文部科学省・厚生労働省・経済産業省，ヒトゲノム・遺伝子解析研究に関する倫理指針. 通常国会での個人情報保護法，成立せず，2002年4月の施行は見送り.
2001年5月	厚生科学審議会科学技術部会「疫学的手法を用いた研究等の適正な推進の在り方に関する専門委員会」発足.
2001年8月	全国医学部長病院長会議・研究倫理に関する小委員会「疫学研究等に関するガイドライン試案」を発表. 文部科学省，「疫学的手法を用いた研究等の在り方に関する小委員会」設置. 初回の審議後，厚生労働省・文部科学省の両委員会は「疫学的手法を用いた研究等の適正な推進の在り方に関する専門委員会」として合同で審議を継続.
2001年9月	文部科学省，「ヒトES細胞の樹立及び使用に関する指針」を発表.
2002年1月	日本疫学会，「疫学研究を実施するにあたっての倫理宣言」を発表.
2002年6月	二省合同委員会，「疫学研究に関する倫理指針」を発表.
2002年10月	日本疫学会，「疫学研究を実施するにあたっての倫理指針」および「日本疫学会倫理審査委員会設置要項」を発表.
2002年	CIOMS，「被験者に対する生物医学研究についての国際的倫理指針」を改定.
2002年10-12月	「個人情報の保護に関する法律案」，第155回国会で廃案となる.
2003年5月	個人情報保護法（修正），成立.
2003年7月	厚生労働省，「臨床研究の倫理指針」を発表.

2004年12月	二省合同委員会,「疫学研究に関する倫理指針」を改定（2005年4月に施行）.
2005年1月	厚生労働省,「臨床研究に関する倫理指針」を改定（2005年4月に施行）.
2005年4月	個人情報保護法,全面施行.

あとがき

　本書の編纂を企画しはじめたのは 2003 年の 10 月であった．結局出版にこぎつけるのに 3 年かかってしまったことになる．さらにさかのぼること 2 年，2001 年の 8 月に，ハーバード大学公衆衛生大学院の Ichiro Kawachi 教授が，第 5 回国際循環器病予防会議（於：大阪）の講演招請を受け来日したのをきっかけに，本書共同執筆者である川上，西らが，社会疫学に関心を持つ国内研究者有志に呼びかけて，クローズドの研究会を立ち上げた．この会はその後，「社会疫学研究会」と称し，理論的にも手法論的にもまだ萌芽的な研究領域である社会疫学について，それぞれが試行錯誤しているものを互いに披露しあい，建設的かつ批判的な議論に供することを通じて，互いの研究の向上，発展を図る場となった．以来，年 4 回ほどのペースでクローズドの発表討論会を行うとともに，社会疫学の国内における発展に資することを目的として，さまざまな対外的活動も展開してきた．まず日本衛生学会の支援を受けて 2002 年 8 月に Kawachi 教授を招き，国立保健医療科学院において簑輪眞澄疫学部長（当時）のご協力の下，国内初の社会疫学シンポジウムを開催した．さらに 2003 年 3 月，第 74 回日本衛生学会総会（於：順天堂大学，東京）のワークショップとして社会疫学を取り上げることができた．続く 2004 年度には Kawachi 教授と同僚の Kennedy 博士が一般向けに著された著書（Health of Nations, The New Press, 2002）の日本語訳を出版，それを受けて同年 10 月，第 63 回日本公衆衛生学会総会（於：島根県松江市）において，学会長招待講演に招かれた Kawachi 教授とともに，自由集会を催したところ，たいへん盛況であった．この場を借りて，ご支援をいただいた方々に御礼を申し上げたい．

近年,「格差社会」というキーワードが, マスコミはじめ一般にも取り上げられるようになった. 学術的にも社会疫学への関心は高まりを見せる一方, 根拠もないまま短絡的に格差を是正するためにどうしたらよいかという主張に社会疫学が安易に利用される恐れも高まっている. 海外, 特に米国や英国など社会階層格差が政治問題化している国での実証研究・理論研究の蓄積を前にしたとき, 日本での学術的蓄積は圧倒的に不足しており, また体系的にそれをまとめた資料にも乏しい. そのようななか, 社会疫学研究会内部において積んできた議論をもとに, 自分たちの理解と研究の到達点をとどめておく必要性があるのではないか, という意識から本書編纂の企画が始まった.

　残念ながら, 社会疫学の体系的教科書を著すだけの蓄積は我々にもまだない. したがって本書は, 社会疫学という学術分野が今日取り組んでいるテーマを網羅的に扱ったものではなく, 現在の研究会メンバーのそれぞれの関心領域についての「研究ノート」としての性格を持ったものであることを釈明しておかなくてはならない. 実際, 本書で扱えていないテーマとしては, よりマクロな視点によるもの (経済発展や教育・福祉政策レジームと集団健康指標の関連など), 人種・民族問題 (在留外国人の健康), 性的嗜好と感染症 (特にHIVなどの問題), 都市化や社会環境の影響, 小児期曝露 (社会的・物理的ライフコースだけでなく経済, 世帯機能など), 失業, 仲介因子ないし修飾因子としての食事や生活習慣など, 枚挙すればいとまがない. このうち, 都市化の問題 (いわゆる Urban penalty) やライフコースアプローチについては, 海外ではすでに成書が編纂され, 国内での研究蓄積が図られつつある領域であるにも関わらず, 我々の力量が及ばなかったものである.

　この間, 国内外では社会疫学とその関心領域である「社会格差と健康」の関連について, 学術的・科学的「知見」を踏まえた, 政策への応用を図る動きも見られ始めた. 世界保健機関 (WHO) では 2005 年 3 月に Commission for Social Determinants of Health (社会的健康決定要因に関する委員会) が発足し, その議長には, 社会疫学研究の第一人者である University College London の Sir Marmot 教授が就任している. 社会疫学的知見の啓蒙, 体系化を進めつつ, 主に発展途上国を対象に, 健康セクターだけでなく, 産業振興・財務・教育など幅広い政府セクターとの共同的政策活動を模索している.

今後日本においても，健康・医療の垣根を越えた，社会的健康政策モデルの必要性が高まってくると予想されるが，政策的議論を進める前に，まずは社会経済構造要因と健康の関連を日本の文化・風土・社会特性のもとで実証的に把握することが必要だろう．序章で述べたように「社会構造が個人および集団の健康に及ぼす影響に特に関心を持ち，そのメカニズムを社会構造—個人の行動—健康あるいは疾病の重層構造の中で解明しようとする」学問として社会疫学を定義してきたことも，そうした意図に沿ったものである．本書をひとつの節目として，執筆者一同，さらに実証的・理論的な探求を深化させていくことができれば本望である．

　本書編纂にあたっては東京大学出版会編集部の池田知弘氏にお世話になったことを最後に記して，感謝の念を表すこととしたい．

2006年5月
編者一同

索　引

あ　行

愛知老年学的評価研究（AGES）　120, 168, 171, 177
アジア系移民　156
アノミー　4
アラメダ郡研究（Alameda County Study）　152, 170
アルファ・インデックス　29
安全　142
医師の偏在　69
一般的信頼感　177
異文化受容　155
移民コミュニティ　155
医療制度改革　122
医療評価研究　225
医療へのアクセス　61
因果の綾　5
インフォームド・コンセント　111, 216
ウィルヒョウ（Virchow）　4, 25
ヴィレルメ（Villerme）　3
疫学　2
疫学研究におけるインフォームド・コンセントに関するガイドライン（玉腰班ガイドライン）　220
疫学研究に関する倫理指針　215, 223
疫学研究を実施するにあたっての倫理指針　224
疫学の研究等における生命倫理問題及び個人情報保護の在り方に関する指針（丸山班ガイドライン）　221
エンパワーメント　107
凹効果（concavity effects）　46
横断研究　45
汚染効果（pollution effects）　46

か　行

階層線型モデル　198
介入研究　225
価格感度　70
家族　165
価値観調査　150
価値システム　149, 150
過眠　139
環境としての社会　174
環境変数　192
間接効果　193
冠動脈性心疾患　81
がん登録　218
企業活動の国際化　14
既存試料　222
級間分散　194
級内相関係数　194
級内分散　194
教育格差　105
教育年数　108
教育歴　120
勤労者　139
暮らし向き　34
グループデータ　189
グループレベル　190
グローバリゼーション　160
ケアの反比例則　65
経済協力開発機構　→ OECD
結婚と健康　166
言語　148
健康　142
　──の社会的決定要因　18
　──の決定要因　163
健康格差　121

健康リスク回避行動　111
高血圧　139
交互作用項　197
交差分類　200
構成効果　179, 192
公平性
　垂直的な——　79
　水平的な——　79
高齢者虐待　177
国際医療科学評議会（CIOMS）　216
国勢調査　226
国民栄養調査　226
国民生活基礎調査　44, 211, 226
国民総生産（GNP）　11, 153
国連ミレニアム開発目標　27
互酬性の規範　177
個人主義－集団主義（individualism-collectivism）　150
個人主義的文化圏　155
個人情報取扱事業者　221
個人情報の保護と自由な移動に関するEU指令95/46/EC　218
個人情報の保護に関する法律　224
個人情報保護　218
　——管理者　223
個人の生活史　13
個人レベル　190
固定効果　198
コホート研究　225
コミュニティ　151

さ 行

錯誤
　原子論的——　190
　社会学主義的——　190
　心理学主義的——　190
　生態学的——　189
差別　14
ジェンダー　127
　——・アイデンティ　129
仕事の要求度—コントロールモデル　14, 84
自己負担率　73

失業　14
指定統計　226
ジニ係数　16, 39, 41, 48, 50, 52, 69
社会関係資本（Social Capital）　13, 17, 56, 120, 174
　——指標　182
　——への批判　180
社会構造　1
社会政策の選択における意思決定手続き　19
社会的サポート　13, 164, 166, 169, 170
　——の受領・提供　172
　手段的——　166
　情緒的——　169
　情報的——　166
社会的集団　151
社会的統合　151, 152
社会的道徳性　151, 152
社会的ネットワーク　13, 166, 170
社会的紐帯　166
借家支援プログラム　18
若年　139
集合変数　192
修飾効果　193
修飾メカニズム　86
縦断研究　47
集団主義的文化圏　155
集団戦略　107
主観的不健康感　139
主効果　197
守秘義務（コンフィデンシャリティ）　227
小児期の経験　12
障壁
　経済的——　62
　個人的——　62
　組織的——　62
　地理的——　62
情報技術（IT）　121
情報公開　222
症例対照研究　225
職業階層　14, 81
食物摂取パターン　157
女子差別撤廃条約　131

女性らしさ（femininity） 130, 144
所得階層間の移動 8
所得格差 39, 48-50
所得中央値 39, 41, 52, 53
所得分布 12, 37
新 GCP（Good Clinical Practice） 224
人種・民族（race/ethnicity） 148
新唯物論（Neo-materialism） 55
信頼，（互酬性の）規範 174
数量的思考評価 118
スクリーニング 65
ストレス 6, 139
　　──緩衝効果 173
性 127
　社会的な── 127
　生物学的な── 127
性差
　絶対的── 132
　相対的── 132
政策疫学 219
生産性 142
生態学的疫学 5
生態学的研究 189, 225
成長曲線分析 200
性別を理由とした取り扱いの差別 132
世界開発報告 30
世帯類型 165
セブンスデー・アドベンチスト（Seventh-day Adventists） 158
セルフケア 111
全体変数 192
相関研究 42
操作可能性 173

た 行

タウンゼンド貧困指標（Townsend Deprivation Index） 66
多施設共同研究 223
多重共線性 199
多重レベル（分析） 1, 10, 46, 190
ダミー変数 196
単語読解力テスト 118
単語認識力テスト 118, 119

男女共同参画社会基本法 142
男性らしさ（masculinity） 130, 144
地域予防医療サービス研究班（米国） 18
チャドウィック（Chadwick） 4, 28
中途覚醒 135
直接効果 193
地理情報システム 62
つきあい 120
デジタル格差 121
デュルケム/デュルケーム（Durkheim） 4, 176
統計学的検出力 196
匿名化 223
努力─報酬不均衡モデル 14, 85

な 行

日本疫学会 216
日本─ホノルル─サンフランシスコ研究（Ni-Hon-San Study） → NI-HON-SAN 研究
入学準備プログラム 18
乳児死亡 30
入眠困難 135
人間関係 166
　　──上のトラブル 139
ネガティヴサポート 166
ネットワークへの参加 177

は 行

媒介メカニズム 85
配偶者 165
　　──との死別 167
パットナム（Putnum） 174
パラダイム
　社会医学的── 133, 143
　社会疫学的── 134, 143
　身体的・心理的・社会的── 8
　生物医学的── 133
反復測定 200
非婚者 167
ヒスパニック系住民 110
ピッツバーグ睡眠質問票（PSQI） 135

索引　241

ヒトゲノム・遺伝子解析研究に関する倫
　　理指針　221
人のつながり　120
病因疫学　219
病欠　139
貧困　11, 16, 26
　　──の定義　26, 27
　　絶対的──　26, 32, 38
　　相対的──　26, 38
夫婦関係満足感　168
父性・母性　144
不眠　135
ブラック報告　28
文化　147
　　──に即した医療システム　18
　　──の階層的理解　149
文化圏　147
文化的内面性　151, 152
文化的要素　150
文化変容　15
分析疫学研究　225
ペティ（Petty）　25
ヘルシンキ宣言　224
ヘルスプロモーション　7
ヘルスリテラシー（health literacy）　105
変量効果　198
ホーリングスヘッド（Hollingshead）　16
母性保護　132
ポピュレーションアプローチ　6, 9
ポピュレーション・ストラテジー（集団
　　戦略）　107
ホフステッド（Hofstede）　150
ボンド（Bond）　151

ま 行

マイノリティグループ　110
マクロ水準　150
マクロレベル　191
ミクロ水準　151, 158
ミクロレベル　191
脈絡的変数　10
脈絡効果　179, 192
名声　151, 152

メゾ水準　151
メタアナリシス　200

や 行

薬事法　224

ら 行

ライフコース　9
ランダム傾きモデル　199
ランダム係数モデル　198
ランダム切片モデル　199
ランド医療保険研究　73
倫理審査委員会　223
ロビンフッドインデックス　12
ローレンツ曲線　69

わ 行

若者文化　158

アルファベット

AGES（Aichi Gerontological Evaluation Study）　120, 168, 171, 177
AIDS　77
Alameda County Study　152, 170
BRFSS（Behavioral Risk Factor Surveillance System）　44
CIOMS（Council for International Organization of the Medical Science）　216
collective efficacy　175
compositional effects　179
concavity effects　46
conditional approach　49
contextual effects　179
CPS（Current Population Survey）　44
deprivation
　　absolute──　26, 38
　　relative──　26, 38
determinants of health　163
digital divide　121

Epworth Sleepiness Scale　139
equity
　horizontal──　79
　vertical──　79
ethnicity　148
femininity　130
GNP (Gross National Product)　11, 153
health divide　121
health literacy　105
Healthy People 2010　105
HIV　77, 158
individualism-collectivism　150
IT　121
JACC (Japan Collaborative Cohort Study)　217
marginal approach　49
masculinity　130
NALS (National Adult Literacy Survey)　108
NHIS (National Health Interview Survey)　44
NI-HON-SAN 研究　15, 157
OECD (Organization for Economic Co-operation and Development)　218

──8原則　218
Phoneme-grapheme correspondance　122
pollution effects　46
PSQI (Pittsburgh Sleep Quality Index)　135
QOL　142
race　148
REALM (Rapid Estimate of Adult Literacy in Medicine)　118
Saving Lives: Our Healthier Nation　105
Seventh-day Adventists　158
Sex & Gender Specific Medicine　142
social capital　13, 17, 56, 120, 174
Social Capital Index　182
social cohesion　175
social integration　175
TOFHLA (Test of Functional Health Literacy in Adults)　108, 118
Townsend Deprivation Index　66
UNESCO　107, 147
WHO　7

執筆者一覧（執筆順. *は編者）

川上憲人（かわかみ　のりと）*	東京大学大学院医学系研究科教授
小林廉毅（こばやし　やすき）*	東京大学大学院医学系研究科教授
橋本英樹（はしもと　ひでき）*	東京大学大学院医学系研究科教授
豊川智之（とよかわ　さとし）	東京大学大学院医学系研究科准教授
堤　明純（つつみ　あきずみ）	北里大学医学部教授
杉森裕樹（すぎもり　ひろき）	大東文化大学大学院スポーツ・健康科学研究科教授
土井由利子（どい　ゆりこ）	国立保健医療科学院統括研究官
岩田　昇（いわた　のぼる）	広島国際大学心理学部教授
近藤克則（こんどう　かつのり）	千葉大学予防医学センター教授
西　信雄（にし　のぶお）	国立健康・栄養研究所国際産学連携センター長
中山健夫（なかやま　たけお）	京都大学大学院医学研究科教授

社会格差と健康
社会疫学からのアプローチ

2006 年 8 月 25 日　初　版
2015 年 4 月 27 日　第 3 刷

［検印廃止］

編　者　川上憲人・小林廉毅・橋本英樹

発行所　一般財団法人　東京大学出版会

代表者　古田元夫

153-0041 東京都目黒区駒場 4-5-29
電話 03-6407-1069・振替 00160-6-59964

印刷所　株式会社精興社
製本所　誠製本株式会社

© 2006 Norito Kawakami et al.
ISBN 978-4-13-060406-2　Printed in Japan

JCOPY〈(社)出版者著作権管理機構　委託出版物〉
本書の無断複写は著作権法上での例外を除き禁じられています．複写される場合は，そのつど事前に，(社)出版者著作権管理機構（電話 03-3513-6969, FAX 03-3513-6979, e-mail: info@jcopy.or.jp）の許諾を得てください．

川上憲人・橋本英樹・近藤尚己 編
社会と健康　　　　　　　　　　　　　　　　　　　A5・3800 円

橋本英樹・泉田信行 編
医療経済学講義　　　　　　　　　　　　　　　　　A5・3200 円

島崎謙治
日本の医療　　　　　　　　　　　　　　　　　　　A5・4800 円

山崎幹夫 監修／望月眞弓・武立啓子 編集代表
医薬品情報学［第3版補訂版］　　　　　　　　　　B5・4200 円

田中滋・小林篤・松田晋哉 編
ヘルスサポートの方法と実践　　　　　　　　　　　A5・3800 円

東京大学高齢社会総合研究機構 編
地域包括ケアのすすめ　　　　　　　　　　　　　　A5・3500 円

金川克子・田髙悦子 編
地域看護診断［第2版］　　　　　　　　　　　　　A5・2800 円

大内尉義・秋山弘子 編集代表／折茂肇 編集顧問
新老年学［第3版］　　　　　　　　　　　　　　　B5・40000 円

ここに表示された価格は本体価格です．御購入の
際には消費税が加算されますので御了承ください．